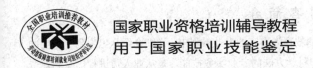

国家职业资格培训辅导教程
用于国家职业技能鉴定

育婴员

（基础知识、五级、四级、三级）

修订版

人力资源和社会保障部
中国就业培训技术指导中心　组织编写

海洋出版社

2021年·北京

内 容 简 介

　　本书是一本以 0～3 岁婴幼儿照料、护理和教育为内容的专业教科书。详细介绍从出生到 3 岁婴幼儿的成长特点以及育婴员运用现代教育理念和科学方法的专业实务技能，是从业人员进行国家职业资格证书认定培训和技能鉴定的指定培训用书。

　　本书按照《育婴员国家职业技能标准（2010 年修订）》修订，在结构上按照模块化的方式，分为初级、中级、高级三个等级。本书特色是加强理论框架的系统性、通俗性，内容深入浅出、通俗易懂；通过大量的案例，提高教学的针对性；搭配各种图片和表格，增强实操的直观性。

　　本书适用于育婴员、育婴师、高级育婴师等专业人才及对育婴技术有所需求的人士。

图书在版编目（CIP）数据

育婴员/人力资源和社会保障部中国就业培训技术指导中心组织编写. —2 版（修订本）. —北京：海洋出版社，2013.4（2023.5 重印）

ISBN 978-7-5027-8437-9

Ⅰ. ①育… Ⅱ. ①人… Ⅲ. ①婴幼儿—哺育—职业技能—鉴定—自学参考资料 Ⅳ. ①R174

中国版本图书馆 CIP 数据核字（2012）第 254099 号

总　策　划：邹华跃	网　　址：www.oceanpress.com.cn
责任编辑：于乃疆	承　　印：鸿博昊天科技有限公司
责任校对：肖新民	版　　次：2009 年 4 月第 1 版　2013 年 4 月第 2 版
责任印制：安　淼	2023 年 5 月第 60 次印刷
排　　版：海洋计算机图书输出中心　晓阳	开　　本：787mm×1092mm　1/16
出　　版：海洋出版社	印　　张：20
发　　行：北京华鉴资料服务中心	字　　数：350 千字
（010）84661203，84661205，	定　　价：38.00 元
84661206，84661207，84661208	发 行 部：（010）62100090
地　　址：北京市海淀区大慧寺路 8 号（100081）	总 编 室：（010）62100034

《国家职业资格培训辅导教程——育婴员》
编审委员会

主 任
刘 康 丁宗一

副主任
宋 建 张亚男 吴凤岗

委 员
陈 蕾 万 燕 王丽瑛
张立中 胡红星

《国家职业资格培训辅导教程——育婴员》
编写委员会

总主编

王书荃　　陈　英

主　编

兰贯虹

副主编

欧　萍　　徐玉英

编写人员

兰贯虹　　欧　萍　　徐玉英　　李国波
卢国斌　　高　提　　杨闽燕　　李燕芳
黄艳春　　王　华　　陈丽娟　　谢燕钦
张梅玉

每个儿童都应该

　　有一个尽可能好的人生开端；

每个儿童都应该

　　接受良好的教育；

每个儿童都应该

　　有机会充分发掘自身潜能，

成为一名有益于社会的人。

——前任联合国秘书长　K. A. 安南

序言：让每个儿童都享有最佳的人生开端

21世纪是生态文明构建和发展的世纪，今天的婴幼儿将是承担这一任务的主力军。所以，培养教育高素质的优秀人才是全社会义不容辞的责任。

0～3岁是人一生中身体和大脑发育最迅速的时期，需要在生理、营养、护理、保健、心理及行为培养方面给予科学的指导，而父母的观念和育婴工作人员的素质、专业知识、服务技能将直接决定和影响婴幼儿的身心健康、行为模式、智力发展和未来成就。

育婴员是适应我国社会发展需要应运而生的一种新型职业，其主要任务是进入社区、家庭和早期教育机构，为0～3岁的婴幼儿和家长提供科学的指导和服务，具有较好的发展前景和旺盛的生命力。

为了推进国家职业资格制度，进一步提高育婴工作者的素质，加强从业人员的规范化管理，自2003年开始，国家人力资源和社会保障部根据社会发展需要和育婴职业特点，组织专家制定了《育婴员国家职业技能标准》（以下简称《标准》），编写了《国家职业资格培训辅导教程——育婴员》（以下简称《教程》），使从事育婴职业的人员经过专业培训，掌握科学方法和工作技能，为家长和婴幼儿提供指导和服务，逐步走上职业化的轨道。

《标准》的颁布和实施，《教程》的出版，对促进我国婴幼儿教育事业的发展，推动国家育婴职业发展具有十分重要的意义。经过十年的实践，接受专业培训的人员已达十余万人，对推动其职业化、专业化发挥了重要的作用。

根据2010年国家修订的《标准》，2013年我们又组织专家对《教程》进行了重新修订，围绕0～3岁婴幼儿在不同阶段的生长发育特点，借鉴和吸纳国内外科学育儿的新观点、新知识、新成果，详细叙述了婴幼儿生理、心理、营养、护理、保健、教育等不同领域的知识方法和技能，具有较强的科学性，通过插图、表格、案例等形式，增加了《教程》的实用性和可操作性，便于育婴工作者和广大家长学习知识和掌握技能。

本《教程》是专门为从事0～3岁婴幼儿照料、护理和教育的人员提供的专业性培训教材，随着社会的发展和实践，还有待于不断总结和加以完善。

让我们携手并肩，为培养一支高素质、高水平的育婴工作者队伍而努力奋斗！

作者：人力资源和社会保障部职业技能鉴定中心 主任
中国就业培训技术指导中心 主任

让每个孩子都能成为有用之才
——写给育婴工作者的话

党的十八大提出了"以德树人"和"让每个孩子都能成为有用之才"的思想，既是对教育人才观、质量观的科学阐释，也丰富了人才培养的深刻内涵，进一步明确了教育要"培养什么人、怎样培养人"的根本使命。 当今我国正处于开放的国际环境与多元文化的背景之中，充满了希望和挑战！实现中华民族伟大复兴的梦想，需要成千上万德、智、体、美、劳全面发展的高素质人才！从娃娃抓起，是教育核心价值观的重中之重，并且贯穿于学校教育、家庭教育和社会教育的各个方面。

2012年国家颁布了《国家中长期教育改革和发展规划纲要》，也提出了要独立发展学前教育的明确任务。0～3岁是婴幼儿成长的巅峰时期，也是人的脑部发育"黄金期"，早期教育的主要任务是促进婴幼儿在健康、情绪与社会性、语言、智力等方面的协调发展。每个家庭都希望自己的孩子聪明、健康，每个父母都肩负着义不容辞的责任。家长是孩子的第一任教师，家庭教育（特别是母亲）对孩子素质的形成和发展起着至关重要的作用。

2003年国家人力资源和社会保障部根据社会发展需要和育婴职业特点，组织专家制定了《育婴员国家职业技能标准》（以下简称《标准》），编写了《国家职业资格培训辅导教程——育婴员》（以下简称《教程》），把育婴员作为一种新型职业，正式列入中国职业大典。要求从事0～3岁婴幼儿照料、护理和教育的人员必须经过系统的专业培训，掌握科学育儿知识和基本技能。目前已经有十余万人接受专业培训并取得国家职业资格等级证书，做到持证上岗，为家长和婴幼儿提供专业指导和服务，建立了比较规范的培训与认证体系。2013年又组织专家对《教程》进行了重新修订。这对于推动和促进0～3岁早期教育事业发展具有重要意义，也为妇女再就业提供了新的职业领域和机会。

著名教育家陶行知说："生活即教育、教育即生活"。《教程》以传播现代科学育婴理念为核心，以婴幼儿综合发展提供全方位指导和服务为宗旨，以培养育婴专业人才为目标，内容丰富，专业规范，突出了科学性、实用性和可操作性，体现了教养合一。它将成为家庭教育、妇女就业的好帮手、好参谋、好老师。必将为推进0～3岁婴幼儿教育迈向科学化、职业化、规范化、系统化作出积极的贡献。

育婴事业是一个"关注明天、拥抱未来"的伟大事业。各级妇联承担着指导、抚育、培养、教育儿童的重要职责。母亲是孩子的第一任老师，也是发展家庭服务业的主力军，妇联组织将在推动和发展家庭服务业方面发挥举足轻重的作用。

李启民

作者：原国务院妇女儿童工作委员会办公室常务副主任
中国关心下一代工作委员会副秘书长
中国下一代教育基金会学前教育工作者联谊会会长

修订版前言

为了推动育婴职业培训和职业技能鉴定工作的开展，在从事0～3岁婴幼儿照料、护理和教育的从业人员中推行国家职业资格证书制度，人力资源和社会保障部职业技能鉴定中心在完成制定《育婴员国家职业技能标准》（以下简称《标准》）的基础上，组织部分参加《标准》编写和审定的专家及有关人员，编写了《国家职业资格培训辅导教程——育婴员》（以下简称《教程》）。

《教程》在内容上，紧贴《标准》，力求体现"以职业活动为导向，以职业技能为核心"的指导思想，突出培训特色。

《教程》在结构上，针对育婴职业活动的领域，按照模块化的方式，分为初级、中级、高级三个等级。

《教程》的章对应于《标准》的"职业功能"，节对应于《标准》的"工作内容"。每一节包括了学习目标、相关知识和工作内容与方法。另外，针对《标准》的"基本要求"，还专门编写了包括职业道德、婴幼儿生理、心理、教育以及法律、法规等方面各等级育婴人员必备的基础知识。

本套《教程》适用于育婴员、育婴师、高级育婴师的培训，是育婴职业技能鉴定的推荐用书。

2013年，根据新颁布的《育婴员国家职业技能标准》，对本书进行了重新修订。

本套《教程》由王书荃、陈英担任总主编，本册《教程》包括基础知识、初级、中级、高级、附录五个部分，由兰贯虹主编，欧萍、徐玉英副主编。在编辑过程中，难免有遗漏及不足，敬请见谅。

人力资源和社会保障部
中国就业培训技术指导中心

第一版前言

为了推动育婴职业培训和职业技能鉴定工作的开展，在从事0~3岁婴儿生活照料、护理和教育的从业人员中推行国家职业资格证书制度，人力资源和社会保障部职业技能鉴定中心在完成制定《育婴员国家职业技能标准》（以下简称《标准》）的基础上，组织部分参加《标准》编写和审定的专家及有关人员，编写了《国家职业资格培训辅导教程——育婴员》（以下简称《教程》）。

《教程》在内容上，紧贴《标准》，力求体现"以职业活动为导向，以职业技能为核心"的指导思想，突出培训特色。

《教程》在结构上，针对育婴职业活动的领域，按照模块化的方式，分为初级、中级、高级三个等级。

《教程》的章对应于《标准》的"职业功能"，节对应于《标准》的"工作内容"。每一节包括了学习目标、工作内容和注意事项。另外，针对《标准》的"基本要求"，还专门编写了包括职业道德、婴儿生理、心理、教育和法律、法规等方面的基础知识，是各等级育婴人员的必备知识。

本《教程》适用于育婴员、育婴师、高级育婴师的培训，是育婴职业技能鉴定的指定辅导用书。

本《教程》由王练、王书荃、陈英、陈学锋、杜丽蓉、吴凤岗、郭建国等人参与编写，王书荃、陈英负责统稿。在编辑过程中，难免有遗漏及不足，敬请见谅。

2009年，根据需要对本书进行了重新修订。

人力资源和社会保障部
中国就业培训技术指导中心

网址：http://www.cettbook.org.cn   http://shop.cettbook.org.cn

目　录

第一部分　基础知识

第二部分　育婴员（五级）

第五部分 附 录

第一部分　基础知识

第一章　职业道德

道德是调整人与人之间以及个人与社会之间关系的一种特殊行为规范的总和。道德的构成有两个方面：道德观念和行为规范。正确的道德观念对于协调人与人之间、人与社会之间的关系，维持社会生活的稳定和促进人类文明的发展具有重要的作用。

《育婴员国家职业技能标准（2010 年修订）》（以下简称《标准》）以《中华人民共和国职业分类大典》为依据，以客观反映现阶段本职业的水平和对从业人员的要求为目标，在充分考虑经济发展、科技进步和产业结构变化对本职业影响的基础上，对职业的活动范围、工作内容、技能要求和知识水平都作了明确规定。从事育婴职业的人员必须经过专业培训，掌握相关的知识和技能，并取得国家职业资格证书。

育婴员是主要从事 0～3 岁婴幼儿照料、护理和教育，指导家长科学育儿的人员，是适应我国社会发展需要而产生的一种新的职业。《标准》对育婴员的"基本要求"第一项就是职业道德，是每个人必须懂得和具备的素质，是育婴员、育婴师、高级育婴师必须掌握的基本知识。

从事育婴职业必须有较好的职业道德和品德修养。学习和掌握社会主义道德和职业道德的基本知识，不仅对社会主义精神文明和物质文明建设具有重要作用，而且对提高从业人员自身素质、增强从业人员服务质量意识也具有重要意义。

第一节　职业道德基本知识

一、职业道德的含义及意义

1. 职业道德的含义

职业道德是指从事一定职业的人，在工作或劳动过程中，应该遵循的与其职业活动紧密联系的道德规范的总和。为了确保职业活动的正常进行，必须建立调整职业活动中发生的各种关系的职业道德规范。

2. 职业道德的意义

职业道德是做好工作的基础和前提，各行各业的从业人员，都要从本职业的特点出发，针对服务态度、服务意识、服务质量、服务水平等各方面，提出与职业道德相关的要求。职业道德的内容十分丰富，可以通过人们的职业活动、职业关系、职业态度、职业作风以及社会效果表现出来。它既是对本职业人员在职业活动中的行为的要求，也是职业对社会所负的道德责任与义务。从事某种特定职业的人，有着共同的劳动方式，接受共同的职业训练，因而形成与职业活动和职业特点密切相关的观念、兴趣、爱好、传统心理和行为习惯，结成某种特殊的关系，形成独特的职业责任和职业纪律，从而产生特殊的行为规范和道德要求。因而对行业具有规范性、约束性和提高信誉度的作用。

（1）职业道德具有纪律的规范性：职业道德规范对从业人员的劳动态度、职业责任、服务标准、操作规范、职业纪律等方面都有明确的规定，如有违反，要受到行业纪律处分。

（2）职业道德具有行为的约束性：职业道德运用职业道德规范约束行业内部人员的行为，一方面促进行业内部人员的团结与合作，另一方面又可以调整从业人员与服务对象之间的关系。

（3）职业道德可以提高行业的信誉度：从业人员职业道德水平是产品质量和服务质量的有效保证，高质量的产品和服务是提高行业信誉度的有力保障。

二、职业道德的基本原则及特点

1. 职业道德的基本原则

1）职业道德要体现"为人民服务"这个核心

"为人民服务"是社会主义职业道德的集中表现，是职业道德的核心。在社会主义社会，人民是国家的主人，国家的命运和个人的前途是联系在一起的，人与人之间有共同的利益和共同的理想。人与人之间的关系是平等和相互服务的，每个劳动者既为别人服务，同时也能享受到别人为自己的服务，形成"人人为我，我为人人"的关系。每个从业人员在自己的工作或劳动中，都要把人民的利益作为考虑问题的出发点和落脚点，实践为人民服务的原则必须从"我"做起。

2）职业道德要体现集体主义原则

集体是相对个人而言的，集体由互相依存、有共同目的、共同利益、共同组织的个人构成社会集体。个人是构成这个有机整体的一员，集体和个人的关系是对立统一的辩证关系。社会主义职业道德是以协调个人、集体和个人关系为核心的，离开集体主义，这三者之间的矛盾是无法协调的。

3）职业道德要体现社会责任感

职业道德的重点是解决劳动态度问题。每个从业人员都必须牢固树立主人翁责任意识，增强社会责任感。要求从事各种不同职业的人，能够爱岗敬业，勇挑重担，出色完成本职工作。

2. 职业道德的特点

1）职业性

职业道德是与职业生活密切联系在一起的，由于职业的不同特点，在职业活动中形成特定的交往关系，形成不同的行为规范。在调节的范围上只适用于本职业的成员。比如救死扶伤是医务工作的职业要求，为人师表是教师工作的职业要求。

2）强制性

职业道德规范是从业人员必须遵循的守则，不得违反，如有违反，必须受到纪律处分和经济制裁，必须与行政管理、规章制度和行政纪律等结合起来，表现出一定的强制性。

3）稳定性

职业道德的内容表现为某一职业所形成的特有的职业心理、职业品质、职业传统和习惯。这种职业的特殊利益和要求，是在长期的反复的特定职业社会实践中形成的，这种独具特色、代代相传的职业的特殊利益和要求，反映了相对稳定的职业心理和道德观念。如军人的作风、农民的意识、商人的习气等都是对职业道德稳定性的比较形象的描绘。

4）实践性

职业道德原则和规范是在职业活动实践中总结和概括出来的，考虑到本行业人员的接受能力，所以采用工作守则、规章制度等简明适用的形式来指导从业人员的工作或劳动行为。

5）具体性

职业道德是依据本职业的业务内容、活动条件、交往范围以及从业人员的承受能力而制定的行为规范和道德准则，所以种类是多样的，表达形式具有简明具体的特点，如制度、章程、公约、须知、誓词、条例等，这样便于职工记忆、接受和执行。

第二节　育婴员职业守则

育婴员是以"育人"为工作的特殊职业，其工作质量的优劣、工作水平的高低，直接关系到家庭的幸福、国家的前途和民族的命运。只有具有高尚品质的人才能从事这一崇高而神圣的职业。

一、育婴员职业性质

《标准》中对育婴员的职业定义为："主要从事0～3岁婴幼儿照料、护理和教育，指导家长科学育儿的人员。"所以育婴工作既不同于家庭保姆，也有别于托幼机构中的保育员，是在家庭、社区和早教机构中为0～3岁婴幼儿综合发展提供全方位指导和服务的专业人员，承担着一种社会责任。

《标准》中对育婴员职业能力特征的要求是："有爱心、耐心和责任心；身体健康；口齿清楚，会讲普通话；观察敏锐，操作灵活，具有学以致用的能力。"育婴员是通过对0～3岁婴幼儿的生活照料、护理和教育的服务，辅助和指导家长完成科学育儿工作的人员，将对婴幼儿的照料、保健、教育结合起来，通过日常生活中的活动或游戏来开发婴幼儿的潜能，促进婴幼儿的全面发展。

育婴职业共设三个等级：初级育婴员（国家职业资格五级）、中级育婴师（国家职业资格四级）、高级育婴师（国家职业资格三级）。

二、育婴员职业的教养理念

1. 热爱儿童、满足需要

0～3岁婴幼儿是对周围的人建立信任感的关键期，是一种直接的情绪交往活动。由于婴幼儿生理、心理的满足容易建立起信任感，因而容易形成积极的个性特征。

2. 以养为主、教养融合

0～3岁婴幼儿从吃奶到吃普通食物；从躺卧状态、完全没有随意动作到用手操纵物体和直立行走；从完全不能说话到能用语言交流；从软弱的个体到相对独立的个体，非常需要成人的精心养护，并在养护过程中融合教育，如多和婴幼儿说话，培养愉快情绪，按照婴幼儿成长需要及时提供学习机会和条件。

3. 关注发育、顺应发展

由于婴幼儿的生长速度很快，正确的教养能促进婴幼儿的发育，每个阶段的发育状况，体现着教养的恰当与否，所以关注婴幼儿的发育状况，可以了解到教养的水平。婴幼儿的发展遵循着自身的发展规律，不可揠苗助长。

4. 因人而异、开启潜能

婴幼儿的成长受遗传、环境、教育三个因素的影响，而表现出个体差异，各有所长、各有所短，这是正常的，要根据个体的差异，有针对性地教育引导，发挥各自的优势，开发各自的潜能，切不可进行横向的比较。

三、育婴员职业守则

1. 热爱儿童、爱岗敬业

爱岗敬业是社会主义职业道德的最重要的体现，热爱儿童是爱岗敬业的基础。热爱儿童必须了解儿童，掌握儿童在不同年龄阶段的生理、心理和行为特点，根据儿童的生长发育规律给予科学的教育和指导；热爱儿童必须有爱心、耐心、诚心和责任心，学会站在儿童的角度考虑问题；热爱儿童必须尊重儿童，尊重儿童生存和发展的权利，尊重儿童的人格和自尊心，用平等和民主的态度对待每个儿童，满足每个儿童的合理要求。

育婴员面对的是0～3岁尚未发育成熟的婴幼儿，他们的行为、情绪反复多变，语言表达能力、情绪控制能力都处于发展过程中，他们有时天真可爱，有时吵闹任性。育婴员要用爱心去体谅他们，理解他们是尚未成熟的孩子；用耐心安抚他们，给予更多的呵护；用责任心引导他们，帮助他们解决困难。

2. 诚信服务、善于沟通

诚实守信是做人的根本，是中华民族的传统美德，也是优良的职业作风。育婴员是直接为婴幼儿、为家长、为社会提供服务的一种"窗口行业"，所以必须用真诚的态度对待工作。不论对婴幼儿还是对家长都要以诚相待，用诚实守信的道德品质赢得社会和家长的信任。

育婴员的工作不仅要善于与婴幼儿沟通，还要指导家长，将科学育儿的理念和方法用通俗易懂的语言传递给家长，提高家长科学育儿的水平和能力。所以，有较强的沟通表达能力是胜任育婴员工作必备的条件。

3. 勤奋好学、钻研业务

育婴工作需要具有比较宽泛的理论知识和实际应用的基础知识，涉及婴幼儿身心发展的理论、教育理论、婴幼儿保健知识等。每个婴幼儿都是一个独立的个体，相同的个体在不同阶段的特点不同，所采用的教育方法不同；即使是相同年龄，不同的个体由于他们的遗传因素、家庭环境的因素、接受教育的时间和程度的因素，个体差异较大。育婴员要根据每个个体不同阶段的要求和不同个体的差异，合理运用理论来解决不同时期的不同问题，这都需要育婴员能够善于学习，不断钻研，提高自己的业务水平。

本章小结

1. 育婴员是主要从事 0~3 岁婴幼儿照料、护理和教育，指导家长科学育儿的人员。

2. 职业道德具有职业性、强制性、稳定性、实践性、具体性的特点。

3. 育婴员职业的教养理念：热爱儿童、满足需要，以养为主、教养融合，关注发育、顺应发展，因人而异、开启潜能。

4. 育婴员职业守则包含热爱儿童、爱岗敬业，诚信服务、善于沟通，勤奋好学、钻研业务的内容。

练 习 题

一、选择题

1. 育婴员主要从事的工作是（　　　）。
   A. 0~3 岁婴幼儿照料、护理和教育，指导家长科学育儿
   B. 0~3 岁婴幼儿照料、护理和教育
   C. 0~3 岁婴幼儿照料

2. 职业道德的作用是（　　　）。
   A. 对行业具有示范性、约束性和提高诚信度的作用
   B. 对行业具有规范性、约束性和提高信誉度的作用
   C. 对行业具有示范性、惩罚性和提高信誉度的作用

二、简答题

1. 职业道德的基本原则是什么？

2. 育婴员职业守则是什么？

第二章 基础知识

第一节 婴幼儿生长发育的基本规律和特点

一、学习目标

了解婴幼儿生长发育的过程，掌握婴幼儿年龄分期及各期特点。

二、相关知识

1. 婴幼儿生长发育的过程

1）定义

生长发育是指个体从有生命开始，受遗传、环境、学习等因素影响，进行有顺序的、连续的、阶段性的、渐进的、有方向性的、由分化到完整的生理、心理变化的过程。

2）婴幼儿生长发育的特征

（1）大小的变化

生理方面：身高、体重、器官的增长。

心理方面：语言词汇、记忆力、认知、推理和社会交往的能力不断提高。

（2）比例的变化

婴幼儿的身心发展有其独立的特征，并不是一个缩小的成人，所以在比例上也有明显的变化。例如：胎儿头占身长的1/2，婴幼儿头占身长1/4，成人头占身长1/8，如图2-1所示。

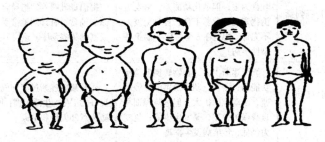

图 2-1

（3）旧特征的消失

在个体发展过程中，会因为成熟出现旧特征消失的现象。如幼儿期乳牙的脱落。

（4）新特征的获得

在学习过程中，婴幼儿会逐渐拥有一些新的能力。如好奇、好问及生理上出现恒齿等。

3）生长发育的任务

婴幼儿在成长的过程中，需要在社会环境中有不同的表现行为，在不同的发展阶段寻找合适的角色，为实现这个过程，就要完成如下"发展"任务：①学习走路。②学习食用固体食物。③学习说话。④学习控制排泄机能。⑤学习认识自身器官和有关性别的行为。⑥学习与人交往和控制情绪。⑦学习判断是非。⑧完成生理机能的稳定。⑨形成社会与个体的简单概念。

2. 婴幼儿年龄分期及各期特点

婴幼儿时期处于不停的生长发育阶段，呈现动态的变化过程，各系统组织器官逐渐长大和发育完善，功能渐趋成熟。根据婴幼儿生长发育不同阶段的特点将婴幼儿期细分为：新生儿期、婴儿期、幼儿期。婴幼儿年龄分期及各期特点见表2-1。

表 2-1　婴幼儿年龄分期及各期特点

名称	分期	特点	护理要点
新生儿期	从出生到生后28天	机体柔嫩，生理调节和适应能力不成熟，平均每天睡眠长达20小时。易发生窒息、溶血、感染等，死亡率高	加强保暖、喂养、清洁卫生、消毒隔离
婴儿期	出生后到满1周岁	生长发育迅速，营养要求高，以乳食为主，但消化功能差，易发生消化紊乱和营养不良；自身免疫力不完善（特别在6个月后），易患感染性疾病	提倡母乳喂养，指导合理营养，及时添加辅食；有计划地接受预防接种，完成基础免疫程序；重视卫生习惯的培养
幼儿期	1周岁后到3周岁	乳牙逐渐出齐，食物转换但消化功能弱；语言、动作及思维发展迅速，活动范围扩大，但危险识别和自身保护力差，易发生事故；免疫力仍低，传染病发生率高	注意喂养逐渐过渡到成人饮食，培养良好的卫生、生活习惯；加强户外活动，防止意外创伤和中毒

3. 婴幼儿生长发育的规律

（1）婴幼儿生长发育有连续性和阶段性，年龄越小体格增长越快。生后 6 个月内生长最快，尤其在出生 3 个月内。

（2）各系统器官发育不平衡。各系统发育快慢与不同年龄生理功能有关。如神经系统发育先快后慢，生殖系统先慢后快。

（3）婴幼儿生长发育一般遵循由上到下、由近到远、由粗到细、由低级到高级、由简单到复杂发展的规律。如运动是先抬头，后挺胸，再会坐、站和走；先抬肩和伸臂，后控制双手的活动；先控制腿，再控制脚的活动等。

（4）生长发育在一定范围内受先天和后天因素的影响而存在差异。因此婴幼儿生长发育是否正常应考虑各种因素对个体的影响。

第二节　婴幼儿心理发展的基本规律和特点

0～3 岁是一个人身心发展的关键期，是智力发展和个性品质形成的关键期，育婴员、育婴师只有了解和掌握婴幼儿身心发展的特点和规律，才能用科学的方法帮助和指导家长做好科学育儿的工作。

一、婴幼儿心理发展过程

婴幼儿心理发展既是一个连续的过程，又是一个可以划分出年龄阶段的过程。

1. 发展的连续性及年龄阶段性

发展的连续性是指婴幼儿心理发展是一个不可中断的过程，而且这一过程有其自身的逻辑发展顺序。年龄阶段性是指在婴幼儿心理发展的全过程中，表现出一些在质量上不同的年龄阶段特点，每一年龄阶段都有其最一般、最典型的特征，以区别于其他阶段。

2. 婴幼儿心理发展年龄阶段的稳定性和可塑性

婴幼儿心理发展的每一年龄阶段特点，都具有相对的稳定性。由于所处的时代不同，社会和教育条件不同，身心成熟状态不同，心理发展的变化也表现出一定的可塑性。从前一阶段向后一阶段过渡的时间可能略有早晚，但阶段不能跳跃，顺序是一致的；在每一阶段，各种心理发展变化的过程或速度也会有个体差异，但差异是在量的水平上，而不是在质的水平上。

3. 婴幼儿心理发展是整个儿童心理发展的早期阶段

婴幼儿心理发展是整个儿童心理发展的早期阶段，其发展的好坏对以后的发展有重要作用。婴幼儿心理发展和生长发育是最快的时期。如婴幼儿出生时还不会说话，到 3 岁左右，已经可以说出和理解 1000 多个词汇；新生儿脑重只有 350～400g，3 岁时已达 1000g 左右，是出生时脑重的 2.5 倍左右；新生儿主要靠感官（眼、耳、口、手、鼻、体肤）认识周围世界，3 岁时不仅有了相当的观察、记忆、思维能力，而且情绪和情感也大大丰富了。它们的发展为儿童成熟期的心理发展奠定了基础，人的基本语言能力，人的典型动作和行为方式与能力，人的各种心理能力，人的基本情绪和情感获得等，都是在这一阶段初步形成的。

二、婴幼儿心理发展的特点

0～3 岁婴幼儿心理发展包含许多方面，其中感知觉能力、记忆能力、思维能力、想象能力、交往能力、注意特性、情绪和情感特点、意志特征、气质特点、自我意识水平等都是发展的重要方面。与上述诸多方面密切相关的语言发展状况、动作和行为发展状况对儿童心理的发展有重要作用。

1. 感知觉能力的发展

感觉能力和知觉能力是两种不同的能力，但又密切相关。感觉是反映当前客观事物的个别属性的认识过程，如物体的声、色、冷、热、软、硬等。而知觉是反映当前客观事物整体特性的认识过程，它是在感觉的基础上形成的。任何一个客观事物，都包含多方面的属性，单纯靠某一种感觉是不能把握的。

1) 感觉能力的发展

新生儿凭借完好的感觉器官最先发展起各种感觉。最早出现的是皮肤感觉（触觉、痛觉、温度感觉），其后逐步表现出敏锐的嗅觉、味觉、视觉和听觉。

2) 知觉能力的发展

婴儿半岁左右能够坐起来的时候，可以较好地完成眼手协调的活动。在视觉的调节下，手在视野范围内完成操纵、摆弄物品的活动，这是利用知觉能力综合认识物品的特性。一直到 3 周岁左右，都是各种知觉能力飞快发展的时期。

2. 记忆能力的发展

1 岁以前的婴儿记忆能力比较差,5～6 个月时可以认识并记住自己的妈妈,但保持的时间很短。在反复出现的情况下,可以逐步认识周围所熟悉的事物,保持对事物的记忆。

1 岁以后,随着年龄的增长,活动范围的扩大,认识事物的增多,会记住越来越多的东西。但是,这时的记忆无意识性很大,主要凭借兴趣认识并记住自己喜欢的事物,记忆过程缺乏明确的目的。随着言语的发展、认识事物表象的积累及稳定性增强,开始形成主动提取眼前不存在的客体的意向。

2 岁左右,可以有意识地回忆以前的事件,不过这种能力还很弱。这种能力的出现和发展与言语的发展密切相关。

3. 思维能力的发展

人的思维有几种不同的方式,在成人头脑中是并存的。但是从发生、发展的程序看,它们有先后顺序,并不是同时发生的。它们从发生到发展、成熟,大约要经历 18～20 年的时间。

0～1 岁是婴幼儿思维方式的准备时期。凭借手摸、体触、口尝、鼻闻、耳听、眼看,发展起感觉、知觉能力,并在复杂的综合知觉的基础上,产生萌芽状态的表象。正是这种表象的产生,并在语言的参与下,开始产生萌芽状态的思维现象。

1～3 岁阶段主要产生的是人类的低级思维形式,即感知动作思维,又称直觉行动思维。感知动作思维是指思维过程离不开直接感知的事物和操纵事物的动作的思维方式,婴幼儿只有在直接摆弄具体事物的过程中才能思考问题。

具体形象思维是一种依靠事物或情景的表象及表象的联想进行的思维活动。如婴幼儿在游戏中扮演不同的角色,并且依角色的身份进行表演,在泥工、绘画中,依据事先想好的形象去塑造、绘画。3 岁左右在感知动作思维的基础上,逐步发展起具体形象思维,并在 3～6 岁的思维活动中逐步占有主导地位。

4. 想象能力的发展

想象是对已有的表象进行加工改造,建立新形象的心理过程。人类的想象活动总是借助于词汇实现的,是对已有的表象所进行的带有一定创造性的分析综合活动。

新生儿没有想象能力。周岁之前的婴幼儿虽然可以重现记忆中的某些事物，但还不能算是想象活动。

1～2岁的婴幼儿，由于个体生活经验不足，头脑中已存的表象有限，而表象的联想活动也比较差，再加上言语发展程度较低，所以只有萌芽状态的想象活动。他们能够把日常生活中某些简单的行动，反映在自己的游戏中。如把一块饼干放到娃娃嘴里，或者抱娃娃睡觉等。

3岁左右的婴幼儿，随着经验和言语的发展，可以产生带有简单主题和角色的游戏，能够反映婴幼儿模仿成人社会生活情节的想象活动。如戴上一个"听诊器"，装扮成大夫给"病人"看病；拿上一件小衣服，装扮成"妈妈"给"孩子"穿衣服等。

3岁以前的婴幼儿想象的内容也比较简单，一般是他所看到成人或其他大孩子的某个简单行为的重复，属于再造想象的范围，缺乏创造性。这个年龄阶段的想象经常缺乏自觉的、确定的目的，只是零散、片段的东西。

5. 注意特性的变化

注意是一种心理特性，而非独立的心理过程。通常总是伴随着感觉、知觉、记忆、思维、想象等活动表现出来，如注意听、看，全神贯注地想或记等。

注意可分为无意注意和有意注意两种。无意注意是一种事先没有预定的目的，也不需要意志努力的注意；有意注意是一种主动地服从于一定活动任务的注意，为了保持这种注意，需要一定的意志努力。

3个月左右的婴幼儿可以比较集中注意某个感兴趣的新鲜事物，5～6个月时能够比较稳定地注视某一物体，但持续的时间很短。

1～3岁时，随着活动能力的发展，活动范围的扩大，接触的事物及感兴趣的东西越来越多，无意注意迅速发展。如2岁多时对周围的事物及其变化，对别人的谈话都会表现出浓厚的兴趣。据天津和平保育院的调查，对有兴趣的事物，1岁半的婴幼儿能集中注意5～8分钟；1岁9个月的婴幼儿能集中注意8～10分钟；2岁的婴幼儿能集中注意10～12分钟；2岁半的婴幼儿能集中注意10～20分钟。

3岁前的婴幼儿有意注意刚刚开始发展，水平较差。由于言语的发展和成人的引导，开始把注意集中于某些活动目标。如注意看少儿电视节目，如果节目引不起他们的兴趣，其注意便会转移。在整个0～3岁阶段，无意注意占有主导的地位，有意注意还处于萌芽状态。

6. 人际交往关系的发展变化

婴幼儿的人际交往关系有一个发生、发展和变化的过程。首先发生的是亲子关系，其次是玩伴关系，再次是逐渐发展起来的群体关系。0～3岁阶段主要发生的是前两种交往关系。

0～1岁阶段主要建立的是亲子关系，即婴幼儿同父母的交往关系。父母是婴幼儿最亲近的人，也是接触最多的人。在关怀、照顾的过程中，与婴幼儿有充分的体肤接触、感情展示、行为表现和语言刺激，这些都会对婴幼儿的成长产生深刻的影响。

1岁以后的婴幼儿，随着动作能力、言语能力的发展，活动范围的扩大，开始表现出强烈的追求小玩伴的愿望，于是出现玩伴交往关系。玩伴交往关系在人一生的发展中起着至关重要的作用。它不排斥亲子关系，也不能由亲子关系来代替。一个人没有玩伴或朋友，就不会有健康的心理。

3岁前建立的玩伴关系，常常是一对一的活动，要建立群体的玩伴交往关系还有一定的困难。

7. 自我意识的发展

自我意识是意识的一个方面。包括自我感觉、自我评价、自我监督、自尊心、自信心、自制力、独立性等。它的发展是人的个性特征的重要标志之一。

婴幼儿1岁左右，在活动过程中，通过自我感觉逐步认识作为生物实体的自我。从第二年到满3岁，婴幼儿在不断扩大生活范围、不断增长社会经验和能力，不断发展言语的过程中，逐步把握作为一个社会人的自我。

8. 情绪和情感的发展

0～3岁婴幼儿的情绪和情感，对其生存与发展起着至关重要的作用。另外，情绪和情感也是激活心理活动和行为的驱动力。良好的情绪和情感体验会激发婴幼儿积极探求的欲望与行动，寻求更多的刺激，获得更多的经验。

人类在进化过程中所获得的基本情绪，大约有8～10种。它们不是同时出现的，而是随着个体的成熟、生长而逐步出现的，其诱发因素也各不相同，见表2-2。

表 2-2　婴幼儿情绪发生时间

情绪类别	最早出现时间	诱　　因	经常出现时间	诱　　因
痛苦	出生后 1～2 天	机体生理刺激	出生后 1～2 天	机体生理刺激
厌恶	出生后 1～2 天	不良味刺激	出生后 3～7 天	不良味刺激
微笑反应	出生后 1～2 天	睡眠中机体过程节律反应	1～3 周	睡眠中机体过程节律反应或触及面颊
兴趣	出生后 7 天	适宜光、声刺激	3～5 周	适宜光、声或运动物体
愉快（社会性微笑）	3～6 周	高频语声和人的面孔刺激	2.5～3 个月	人面孔刺激或面对面玩耍
愤怒	4～8 周	持续痛刺激	4～6 个月	持续痛刺激以及身体活动持续受限制
悲伤	8～12 周	持续痛刺激	5～7 个月	与熟人分离
惧怕	3～4 个月	身体从高处突然降落	7～9 个月	陌生人或新异性较大物体刺激
惊奇	6～9 个月	新异刺激突然出现	12～15 个月	新异刺激突然出现
害羞	11～13 个月	熟悉环境中有陌生人接近	12～15 个月	熟悉环境中有陌生人接近

0～3 岁婴幼儿的情绪和情感的最大特点是：冲动、易变、外露，年龄越小特点越突出。婴幼儿的情绪更多受外在环境变化的影响，而不是被稳定的主观心态来左右。

9. 意志力的发展

新生儿的行为主要受本能的反射支配，没有意志力，饿了就要吃，困了就立即睡。在 1～12 个月阶段，开始产生一些不随意运动，进而有随意运动，即学会的运动。如玩弄玩具，摆弄物品，奔向某个目标的爬行和走路等。初步的运动能力的掌握和运动的目的性，为婴幼儿意志力的产生准备了条件。

1～3 岁阶段，随着言语能力的飞速发展，各种典型动作能力的形成以及自我意识的萌芽，婴幼儿带有目的性的、受言语调节的随意运动越来越多。开始是由成人用言语调节婴幼儿的行为，诱导婴幼儿做某些事情，禁止做某些事情。以后是婴幼儿自己用言语来调节自己的行为，"我要"干什么，"我不要"干什么，这种具有明显独立性的行为更多的是在 2～3 岁阶段发生的。当婴幼儿开始能在自己的言语调节下有意地行动或抑制某些行动的时候，这就出现了意志的最初形态。这时的意志力水平极差，只处于萌芽状态。虽然可以控制自己的某些行为，但时间极短，如坐下等待开饭，等热水稍凉一些再喝等。他们的行动更多地受当前的事物和行为欲望的支配，有很大的冲动性。

10. 气质特征

气质是儿童神经反应的特征。既涉及个人的先天特性，也受环境、人际关系、接受刺激和活动条件的影响。气质既是稳定的，又是可变的，在出生后的最初一段时间表现得最充分。

经过观察，可以发现新生儿的睡眠规律、活动水平、是否爱哭、哭声大小等有明显的个体差异。婴幼儿表现出的情绪性、活动性不同。对陌生人是接近还是回避，对入托的新环境是否适应，也各有不同。这些在婴幼儿早期已经表现出来的个人特点，就是气质。气质只表现个人特点，并无好坏之分。

婴幼儿的气质有不同的表现，根据这些不同的表现特征，可以将其归纳分为若干类型，不同的学者有不同的归类方法。

婴幼儿气质特征是儿童个性发展的最原始的基础，其特点具有先天的性质，父母是无法选择的。但在气质基础上，儿童个性的形成受后天环境、教育条件的影响极大。充分了解婴幼儿的气质特征，并有针对性地采取良好的、适宜的环境刺激，施加相应的教育影响，会促进婴幼儿的良好气质特征的发展。

11. 言语的发展

言语是人类特有的机能活动，它在人的意识起源和发展上起着重要作用。由于有了言语，人不但能直接感知具体的事物，形成感觉、知觉和表象，而且还能间接认识事物的本质和规律，形成抽象逻辑思维，从而使人的认识可能由感性水平上升到理性水平。

言语是引导儿童认识世界的基本手段之一。它不是生来就有的，而是后天学会的。0～3岁阶段，是言语发展的早期阶段，大体可以分为两个时期。

（1）0～1岁为言语的发生期。包括咿呀学语，开始听懂别人说的话和自己说话三个阶段。

（2）1～3岁为言语的初步发展期。包括词汇的发展，句式的掌握和口语的表达能力等阶段。

12. 动作能力的发展

婴幼儿的第一年是动作能力发展最迅速的时期。动作发展包括粗大动作和精细动作两个方面，遵循如下发展规律。

（1）从整体动作到分化动作。最初的动作常常是全身的、笼统的、弥漫性的，以后才逐渐形成局部的、准确的、专门化的动作。

（2）从上部动作到下部动作。如果让婴幼儿俯卧在平台上，他首先出现的动作是抬头，其后才逐步发展到俯撑、翻身、坐、爬、站立、行走。

（3）从大肌肉动作到小肌肉动作。首先是头部、躯体、双臂、双腿的动作，以后才是灵巧的手部小肌肉动作以及准确的视觉动作等。

第三节　婴幼儿营养基础

一、学习目标

了解婴幼儿生理特点，婴幼儿营养需要，熟悉婴幼儿对各种营养素的需求。掌握婴幼儿膳食特点。

二、相关知识

婴幼儿时期是人一生中最重要的时期之一，该期生长发育迅速，对营养的需求较高，如果喂养不当或营养供给不当，容易发生营养问题，不仅影响生长发育，还会影响今后一生的健康状况。

1. 婴幼儿生理特点

婴幼儿的生长发育是其一生发育最旺盛的阶段，在出生第一年的头 4～6 月后其体重从出生时约 3kg 增至约 6kg，而在 1 岁前，又再增至 9kg 以上，所以发育的速度是很快的。从营养及生理方面来说，这一阶段有如下几个特点。

（1）新生儿之后，开始从子宫内营养过渡到子宫外营养，他们离开母体而独立，但其消化器官仍有不健全的地方，所以有人称初生儿为子宫外的胎儿，以表示需要特别的照顾，因此依赖母亲的喂养。

（2）胎儿在怀孕后期经历大脑急剧发育阶段之后，在出生 5～6 月之后到第二年末，大脑仍在急剧的发展，并奠定一个重要的基础，需要营养素的支持。

（3）婴儿体内营养素的储备量相对小，适应能力也低。婴儿对母乳以外食物的耐受性较低，也容易发生过敏，而这种不耐受性又往往不易察觉，有时误以为肠道感染。因为最基本的表现之一是腹泻，而腹泻却又会导致营养素的丢失。

（4）在这一阶段中，婴儿是生长非常迅速的机体，需要完全的营养素，但其消化器官正在发育而远未成熟，因此生理需要与身体的消化功能间存在矛盾。同时婴儿唾液腺的分泌机能还低，咀嚼肌虽然已较早发育，有利于吮吸，但舌和齿远不能完成口腔消化食物的第一步，胃的容量很小，黏液腺和肌层很薄，胃的幽门括约肌比较健全，但贲门却往往仍未能紧闭，胃液虽然含盐酸、蛋白酶、凝乳酶等，但其分泌距离成人的消化功能还很远。肠道的黏膜发育较快，但肠的肌层发育较慢，其神经丛及髓鞘也仍在发育中，故对肠液分泌及蠕动的调节还未健全。不过，婴儿消化道对母乳的适应性良好。

（5）到幼儿阶段后，上述的发育情况得到改进，乳齿生长和胃容量的加大（300～500mL），对食物的可接受性提高。此时幼儿正常条件下的活动加强，体力消耗也大，饮食也逐步过渡到基本上由自己的消化器官来摄取营养素，这是一个很长的过程。

2. 婴幼儿营养需要

营养对小儿的发育成长和健康起着重要作用，特别是婴幼儿时期，这时期婴幼儿处于生长发育时期，生长发育速度较年长儿和成人快，代谢旺盛，对营养需要量较大。因此不仅要满足营养物质的需要，还要掌握合理供给。婴幼儿每日营养素的需要量与成人不同，婴幼儿愈小需要量相对愈高。同时婴幼儿体内营养素的储备量相对小，适应能力也差。一旦某些营养素摄入量不足或消化功能紊乱，短时间内即可明显影响发育的进程。

1）能量的需要

一般来说，婴幼儿年龄越小代谢越旺盛。为了适应这种高代谢，婴幼儿就必须摄入大量能量。热量的外部来源由营养素供给。1g 蛋白质提供热能 4cal，1g 碳水化合物提供热能 4cal，1g 脂肪提供热能 9cal。可根据年龄、体重及发育速度来估计总能量的需要。2000 年我国营养学会建议：

0～12 个月婴儿的能量摄入量平均为 397kJ/（kg·d）[95kcal/（kg·d）]。

其中：初生儿第 1 周约为 251kJ/（kg·d）[60kcal/（kg·d）]。

第 2～3 周约需 419 kJ/（kg·d）[100kcal/（kg·d）]。

第 2～6 个月时约需 461～502 kJ/（kg·d）[110～120kcal/（kg·d）]。

第 7～12 个月约需 419 kJ/（kg·d）[100kcal/（kg·d）]。

能量的需要总量由以下 5 个方面组成。

（1）基础代谢：是指在清醒安静状态下，维持人体功能所需最低的热量。

婴幼儿期基础代谢所需能量约占总能量的 50%～60%。

（2）生长发育所需：生长发育所需的热量与生长发育速度成正比，生长发育速度愈快所需热量愈多。生后数月内约需 15～20cal/（kg·d），1 岁时约需 15cal/（kg·d）。

（3）动作和活动所需：是指肌肉活动所需的热量。1 岁以内婴儿约需热量为 15～20cal/（kg·d），随着年龄的增长，需要量逐渐增加。好动、多哭和肌肉发达的婴幼儿，需热量较大些。

（4）食物特殊动力作用：此为消化和吸收食物所需的热量。此项能量需要约占总能量的 7%～8%。

（5）排泄消耗：每日摄取的食物不能全部吸收，有一部分食物未经消化利用便排出体外。摄取混合食物的正常婴幼儿，约有 10%的食物丢失在排泄物中。腹泻时此项能量丢失增加。

2）营养素需要

婴幼儿所必需的营养素包括蛋白质、碳水化合物、脂肪、无机盐微量元素、维生素、膳食纤维、水 7 种。正常婴幼儿每日热能、蛋白质、脂肪、碳水化合物、维生素、主要无机盐、微量元素及水的推荐摄入量见表 2-3。

表 2-3　正常婴幼儿每日营养素需要量

年龄 （岁）	热能 （kcal）	碳水化合物（%） 总能量	脂肪（%） 总能量	蛋白质 （g）	维生素(µg)						盐类、微量元素			
					A	D	B1	B2	C	烟酸	钙 （g）	磷 （g）	铁 （mg）	锌 （mg）
0～0.5	95(/kg)	50	35～50	1.5～3.0 (/kg)	400	10	0.2	0.4	40	2	0.3	0.15	0.3	1.5
0.5～1			30～35				0.3	0.5	50	3	0.4	0.3	10	8
1～2	1050～1100		25～30	35	500		0.6	0.6	60	6	0.6	0.45	12	9
2～3	1150～1200			40										
3～4	1300～1350			45										

（1）蛋白质

蛋白质用于婴幼儿维持各种组织新陈代谢，各种新组织的生长以及各种组织的成熟。婴幼儿每日供给的蛋白质为 40g，约相当于每千克体重 3g 蛋白质。蛋白质是免疫抗体、激素、消化酶等物质不可缺少的成分。婴幼儿不仅需要蛋白质来补充日常代谢消耗，还要满足生长发育的需要。故这一时期处于正氮平衡状态，不仅要求有相当高的量，而且需要优质的蛋白质，母乳喂养时蛋白质需要量为每日每千克体重 2g；牛奶喂养时为 3.5g；主要以大豆及谷类蛋白供给时则为 4g。另外，婴幼儿的必需氨基酸的需要量远高于成人，同时由于婴幼儿体内的酶功能尚不完善，其必需氨基酸的种类也多于成人，即对于成人来说是非必需氨基酸，而对于婴幼儿来说是必需氨基酸，如半胱氨酸、组氨酸和酪氨酸。婴幼儿自身不能合成这些氨基酸，只能从食物中供给。初生 6 个月的婴儿，9 种必需氨基酸的需要量均比成人大 5～10 倍，并要求氨基酸间有一个合适的比例。

日常生活中蛋白质的膳食来源及其蛋白质含量如下：肉类（畜、禽、鱼）10%～20%，奶类 1.5%～4%，奶粉 25%～27%，蛋类 12%～14%，干豆类 20%～24%，硬果类 15%～25%，谷类 6%～10%，薯类 2%～3%。

如婴幼儿缺乏蛋白质，不仅影响大脑发育，也会使得体重和身高增加缓慢、肌肉松弛，抵抗力下降，严重时会引起营养不良性水肿。而过量的蛋白质不仅对婴幼儿无益甚至有害，可能出现腹泻、酸中毒、高渗性脱水、发热、血清尿素和氨升高等。

（2）脂肪

脂肪是细胞膜和细胞核的组成所必需的，也是身体热量的主要来源。脂肪能防止体热的消散，保护脏器不受损伤和有利于脂溶性维生素的吸收。婴幼儿需要各种脂肪酸，其中必需脂肪酸提供的热量不应低于总热量的 1%～3%。婴幼儿饮食中脂肪供给的热量约占总热量 30%～35%，它的需要量也比成人多。如长期缺乏脂肪的婴幼儿，不仅体重下降、皮肤干燥易发生脱屑，还容易发生脂溶性维生素缺乏症。

脂肪的膳食来源有以下几种途径：动物油、植物油、奶油、蛋黄、肉类、鱼类等，也可在一定条件下由摄入的糖类和蛋白质转化而来。如果供给的脂肪过多，可以引起食欲减退、消化不良和发生酸中毒。

（3）碳水化合物

碳水化合物是热量供应的主要来源，其供热量约占总热量的 50%，碳水化合物能节省蛋白质的消耗量和协助脂肪氧化。碳水化合物缺乏时，身体便动用脂肪和蛋白质作为能（热）量来源，碳水化合物供给充足时，部分碳水化合物转化为糖元储存在肝内，剩余碳水化合物能转化成脂肪。婴幼儿需要碳水化合物，母乳喂养时，其热量供给一半来自碳水化合物，婴幼儿膳食中如果没有碳水化合物，则很难避免酮症的出现，幼儿亦是如此。婴幼儿饮食内过多供给碳水化合物，最初其体重可迅速增长，日久则肌肉松软、面色苍白呈虚胖样，实为不健康的表现。故蛋白质、脂肪和碳水化合物三者的供给，须有适当的比例才能发挥各自的良好作用。

碳水化合物的膳食来源有以下几种途径：米面食品、乳类、谷类、豆类、水果、蔬菜等。

（4）矿物质

人体内除碳、氢、氧、氮以外的元素称矿物质，包括无机盐和微量元素。矿物质并不供给人体能量，其主要功能为构造人体物质和调节人体内生理生化功能。在婴幼儿营养方面至关重要的元素有钙、磷、镁、钠、钾、氯、锌、铁、铜、碘、硒。这里重点介绍以下几种矿物质。

钙：骨骼含人体钙量的 99%，其他 1%存在于血液中及组织间液和细胞内液中。钙除了构成骨骼、牙齿外，还有镇静神经，参与血液凝固过程和保护正常的心肌收缩力和肌力的作用。正常血钙为 2.25～2.75mmol/L，低钙时可出现佝偻病、手足搐搦症。婴幼儿钙的适宜摄入量为 0～0.5 岁 300mg/d，0.5～1 岁 400mg/d，1～3 岁 600mg/d。钙的膳食来源为乳及乳制品、水产品、豆类及其制品。

铁：铁是人体血红蛋白和肌红蛋白的重要原料，铁摄入不足，就会发生缺铁性贫血而影响氧气的运输，影响生长发育。铁的适宜摄入量为 0～0.5 岁 0.3mg/d，0.5～1 岁 10mg/d，1～3 岁 12mg/d。铁的膳食来源为动物肝脏、全血、肉、鱼。

锌：锌在人体内可构成 50 多种酶及胰岛素，促进蛋白质合成和生长发育。锌与婴幼儿的健康关系密切，锌缺乏时会引起生长发育迟缓、食欲不振、免疫力下降等，缺锌还会影响智力发育。锌的膳食来源为牡蛎、肝、肉、蛋。

碘：虽机体对碘的需要量极少，但碘对婴幼儿生长发育十分重要，缺碘可导致甲状腺功能低下，智力发育受影响。碘的膳食来源为海产品。

硒：参与机体抗氧化作用，对脂质过氧化有保护作用。抗氧自由基，并能发挥抗病毒、抗肿瘤及解毒作用。食物为硒的主要来源，缺硒可发生大骨节病、克山病等。硒的膳食来源为肝、肾、肉类、海产品。

（5）维生素

维生素是一类有机化合物，是维持人体正常生命活动必需的营养素。各类维生素的性质和功能不同，但其具有以下共同特点：①不能在人体内合成或合成不足（除维生素 D 以外）。②天然存在于食物中。③人体需要量很少，但绝不能缺少。④各种维生素有不同生理代谢功能，大多起调控作用，与酶关系密切，但都不能提供能量，也非构成人体组织部分。

与儿童营养密切相关的维生素有 12 种，可分为脂溶性和水溶性两类。脂溶性维生素包括维生素 A、维生素 D、维生素 E、维生素 K 等，水溶性维生素包括维生素 B1、维生素 B2、维生素 B6、维生素 B12、维生素 C、叶酸、泛酸等。

维生素对婴幼儿营养尤其重要，若缺乏会影响生长发育，还会出现某种维生素缺乏症，但也不能过多摄入。

维生素的膳食来源见表 2-4。

表 2-4　维生素的膳食来源

维生素 A	绿叶菜、黄色菜、水果、肝脏、奶及奶制品
维生素 D	海鱼、肝、蛋黄、奶油
维生素 E	油料种子、植物油
维生素 B1	动物内脏、肉、豆、花生
维生素 B2	肝、肾、心脏、奶、蛋
维生素 B6	豆、肉、肝、鱼
维生素 C	新鲜蔬菜、水果
叶酸	肝、肾、蛋、绿色蔬菜、花菜、酵母
烟酸	肝、肾、肉、鱼、花生、粮谷

（6）膳食纤维素

膳食纤维主要有以下功能：预防胆结石、影响血糖水平、预防结肠癌、助排便、防止能量过剩及肥胖。膳食纤维主要来源于植物性食物，如粮谷类、蔬菜水果等。适量摄入对于婴幼儿成长很有帮助，过多摄入对机体无益，还会影响钙、铁、锌等营养素吸收利用。

（7）水

水是人体最重要的物质，营养的运输、代谢的进行均需要水分。婴幼儿的新陈代谢旺盛，需水量相对多些，加上婴幼儿活动量大，体表面积相对大，水分蒸发多，所以需要增加水的供给量。婴幼儿对水的需要量取决于热量的需要和饮食的质量，还有与心脏、肾脏的浓缩功能有关。婴幼儿对水的需要比成人更为敏感，失水的后果也较成人严重。若摄水量过少，可能发生脱水症状，若摄水量超过正常需要量，而心、肾、内分泌功能不全时，能发生水中毒。

水的主要来源为摄入液体及固体食物中的水分和食物氧化及组织代谢所产生的水分。婴幼儿需要量约为 $100\sim150mL/(kg\cdot d)$，$3\sim7$ 岁约 $90\sim110mL/(kg\cdot d)$。

3. 婴幼儿的膳食特点

目前我国 $0\sim6$ 岁婴幼儿膳食以家庭喂养为主。受传统饮食习惯，生活观念，食物充裕程度及家庭文化层次的影响，婴幼儿喂养中存在着不合理的因素。如何提供一个科学的、平衡的、合理的膳食，对改善婴幼儿饮食营养，保证婴幼儿的生长发育，智力发展十分重要。下面介绍一些不同时期婴幼儿膳食的安排及搭配。

1）新生儿期

此时由于新生儿才离开母体，胃肠功能非常弱，因此营养的来源主要靠母乳，母乳是此期婴儿最佳的选择。因为母乳营养丰富，糖、脂、蛋白比例合适、易消化吸收，且含有婴儿所需的各种免疫物质，可预防各种感染性与传染性疾病。此期一般不用添加任何食物。若无母乳或母亲因病不能喂婴儿，应选择婴儿配方奶粉喂婴儿，不宜用全牛奶等喂养。

2）婴儿期

婴儿的生长发育非常快，尤其是前半年，其体重可达出生时的 $2\sim3$ 倍，除继续用母乳喂养外，$4\sim6$ 个月后应逐渐添加辅食物，如面糊、米汤、菜汤、蛋、瘦肉等，为 1 岁后逐渐断奶打好基础。此时添加食物应遵循下列原则：由稀到稠，由少到多，由细到粗，由一种到多种，并在婴儿身体健康、消化功能正常时添加。

3）幼儿期

幼儿期指 $1\sim3$ 岁的孩子，此时期孩子们体格发育速度放慢，但脑的发育加快，因此饮食中应注意优质蛋白质的供给，此时孩子的牙已逐渐出齐，但咀嚼功能仍差，不能与成人同进食物。幼儿的食物宜细、软、烂、碎，每日应保持 $250\sim500mL$ 牛奶或豆浆，并注意肉、蛋、鱼、豆制品、蔬菜、水果的供给。每日 3 次正餐加 $1\sim2$ 顿点心。注意，此时孩子户外活动增加，见识渐广，喜欢吃各种饮料、小食品，但小食品吃多了会导致幼儿厌食，所以应控制幼儿吃零食。

第四节　婴幼儿计划免疫与预防接种基础知识

一、学习目标

了解计划免疫相关知识和种类。熟悉国家免疫规划疫苗与预防疾病，掌握免疫接种后家庭护理的注意事项。

二、相关知识

1. 概念

儿童计划免疫是根据儿童的免疫特点和传染病发生情况制定的免疫程序，有针对性地将生物制品接种到人体中，提高易感者的特异免疫力。包括基础免疫和加强免疫，是预防、控制和消灭相应传染病发生的关键措施。

2. 计划免疫相关知识和种类

计划免疫分为主动免疫和被动免疫，主动免疫是给易感者接种特异抗原，以刺激机体产生特异性免疫抗体，从而产生主动免疫。其免疫效果维持时间长。被动免疫是直接给易感者相应的抗体，使之获得免疫力。其抗病力维持时间短，只能作为暂时预防和治疗。

计划免疫程序是通过大量科学试验而制定的，有严格的操作程序，不能随意更改。为提高婴幼儿免疫水平，必须按照接种程序进行预防接种。如果过多地注射疫苗，反而会使免疫力降低，甚至无法产生免疫力，出现"免疫麻痹"。

疫苗多是用病菌、病毒或其产生的毒素制成的，经过杀灭或减毒处理，有一定的毒性，接种后可引起一些反应。轻则出现皮疹，重则发生休克。大多数婴幼儿在接种疫苗后不会引起严重的反应，但有一部分婴幼儿在进行预防接种后会出现轻重不同的反应，主要表现为局部反应，如局部红、肿、痒、痛；全身反应，如发热、头晕及过敏性皮疹、晕针等。

为了保证安全，减少反应，给婴幼儿进行预防接种前必须全面观察婴幼儿身体的健康状况。如果婴幼儿身体不适，暂时不要进行接种。待婴幼儿身体恢复后，再主动与保健部门联系补种疫苗。

3. 免疫接种后家庭护理的注意事项

（1）婴幼儿发热时不要打白喉、百日咳、破伤风三联疫苗。

（2）腹泻时不要口服婴幼儿麻痹症糖丸。

（3）空腹饥饿时不宜打预防针，以免发生低血糖等严重反应。

（4）打针前要做好婴幼儿的思想工作，消除婴幼儿的紧张心理。

（5）打针后2～3天应避免剧烈活动。

（6）注意婴幼儿注射部位的清洁卫生，暂时不要洗澡，以防局部感染。

4. 国家免疫规划疫苗与预防疾病（见表2-5）。

表2-5　国家免疫规划疫苗与预防疾病

疫　苗	接种对象月（年）龄	接种剂次	备　注
乙肝疫苗	0、1、6月龄	3	出生后24小时内接种第1剂次，第1、2剂次间隔不少于28天
卡介苗	出生时	1	
脊灰疫苗	2、3、4月龄，4周岁	4	第1、2剂次，第2、3剂次间隔均不少于28天
百白破疫苗	3、4、5月龄，18～24月龄	4	第1、2剂次，第2、3剂次间隔均不少于28天
白破疫苗	6周岁	1	
麻风疫苗（麻疹疫苗）	8月龄	1	
麻腮风疫苗	18～24月龄	1	
乙脑减毒活疫苗	8月龄，2周岁	2	
A群流脑疫苗	6～18月龄	2	第1、2剂次间隔3个月
A+C流脑疫苗	3周岁，6周岁	2	2剂次间隔不少于3年；第1剂次与A群流脑疫苗第2剂次间隔不少于12个月
甲肝减毒活疫苗	18月龄	1	
乙脑灭活疫苗	8月龄（2剂次），2周岁，6周岁	4	第1、2剂次间隔7～10天
甲肝灭活疫苗	18月龄，24～30月龄	2	2剂次间隔不少于6个月

第五节　婴幼儿保健与护理基础知识

一、婴幼儿期保健

婴幼儿期时体格生长发育最迅速，必须有丰富的易于消化的各种营养素满足需要，但此时期消化功能尚未成熟，婴幼儿易患消化紊乱、腹泻、营养不良等疾病。因此，应提倡纯母乳喂养4～6个月；部分母乳喂养或人工喂养婴幼儿则应正确选择配方奶；自4个月开始可添加辅食，为断离母乳作准备。定期进行体格检查，便于早期发现缺铁性贫血、佝偻病等疾病。坚持户外活动，进行空气浴、日光浴和被动体操；用带有声、光、色的玩具促进其感知发育。按计划免疫程序完成基础免疫。

二、幼儿期保健

由于此期儿童心理活动，尤其自我意识的发展以及对周围环境产生好奇心，多模仿，但易被成人过分呵护而抑制其独立能力的发展。因此对幼儿除供给丰富的营养素外，应注意训练儿童的自行进食技能；重视与幼儿的语言交流，通过游戏、讲故事、唱歌等促进幼儿语言发育与大脑运动能力的发展；培养幼儿的自我生活能力，安排规律生活，养成良好的生活习惯，如睡眠、进食、排便、沐浴、游戏、户外活动等；每3～6月应进行一次体格检查，预防龋齿，筛查听、视力异常；预防疾病与异物吸入、烫伤、跌伤等意外事故。

三、婴幼儿护理

1. 皮肤护理

最好每天洗澡（夏天要天天洗，冬天可每周洗2～3次），洗澡时室内温度保持在28℃左右，洗澡水温37～40℃。洗澡时应特别注意颈、腋下、腹股沟、大小阴唇之间或男婴的阴囊下方的皮肤清洁。婴幼儿使用的肥皂、浴液、爽身粉、婴幼儿油等应当没有刺激性。

2. 口腔清洁

在奶量充足时婴幼儿的口腔是清洁的。禁忌用纱布擦洗婴幼儿的口腔黏膜。

3. 婴幼儿的臀部、会阴处

婴幼儿因长年为尿布包裹，易出现尿布疹，应特别注意护理。选择吸湿性、透气性好的尿布，宜在大便后用清水清洗后用柔软的毛巾吸干，再涂一层护臀霜或润肤油。清洗婴幼儿的毛巾应专用，不得与成人共用，清洗眼睛与会阴的毛巾应单独使用。

4. 乳痂处理

新生儿头部皮脂腺分泌较旺盛，如不经常清洗，皮脂腺粘上空气中的尘土，会在头顶结成一层又黑又厚的痂皮，叫乳痂。已形成了乳痂，可用煮熟后晾凉的食用植物油闷 24 小时，再用棉棒轻轻擦拭。一次不易完全除去的可分数次做。不要硬揭，以免损伤皮肤引起感染。

5. 衣服和常用物品的清洗

（1）婴幼儿衣服宜柔软、宽大，内衣用纯棉布制品，最好不用扣子。有条件的每天更换一次。

（2）衣服和常用物品要经常清洗和消毒。使用国家有关部门检验合格的洗涤用品，反复用清水漂洗干净。

（3）忌用樟脑球收藏衣服和物品，以防可能引起的婴幼儿溶血症。

第六节　家用电器安全操作知识

一、学习目标

掌握婴幼儿家用电器安全操作知识。

二、相关知识

（1）购买家用电器时，应购买国家认定生产的合格产品，不要购买"三无"的假冒伪劣产品。购买后要认真阅读产品说明书，注意使用电压和功率，在不超过家庭电源插座、保险丝、电表和导线的允许负荷的情况下，方可使用。

（2）安装家用电器时，要注意电器的使用环境。不要将家用电器安装在潮湿、有热源、多灰尘、有易燃和腐蚀性气体的环境中。

（3）厨房、贮藏室等易受潮和具腐蚀性的场所，要经常检查有无漏电现象，一般可用验电笔在墙壁、地板、设备外壳上进行测试。

（4）使用家用电器时，要有完整可靠的电源线插头，不许将导线直接插入插座，不要用双脚插头和双脚插座代替三脚插头和三脚插座，以防由于插头错接造成家用电器金属外壳带电，发生触电伤亡事故。

（5）电热设备，如电暖器、电炉子、电热器、电淋浴器、电熨斗、电烙铁等，这些设备电流较大、热量高，因此都应由自身的开关操作，严禁用插头操作，且插座的容量应满足要求。

（6）不准在地线和零线上装设开关和保险丝。禁止将接地线接到自来水、煤气、暖气和其他管道上。

（7）家用电器在使用时，不要用湿手触及开关和外壳。使用电吹风机、电烙铁等电器，不要将电线绕在手上。移动电器时，要切断电源，禁止用手拽电线。

（8）不要乱拉电线和乱接电器设备，更不要利用"一线一地"方式接线用电。

（9）家用电器的电源线绝缘破损时，要用绝缘胶布包扎好，禁止用伤湿止痛膏之类药用胶带包扎。

（10）家用电器使用完毕，要随时切断电源。在意外紧急情况需要切断电源时，必须使用电工钳剪断电线，不要用手硬拽电线。

（11）不要在电线附近放风筝、打鸟、装设天线，更不能在电杆和拉线上拴牲口，不许在电杆和拉线附近挖坑、取土，以防倒杆断线。

（12）如发现电器设备有故障或漏电起火，要立即拉开电源开关，在未切断电源前，不能用水或酸、碱泡沫灭火器灭火。

（13）不要在电线上晒衣服，以防绝缘破损漏电造成触电。

（14）电线断线落地，不要靠近，6～10kV 的高压线，应至少离开电线落地点 10m 远，并及时报告有关部门修理。

（15）不要用湿手去摸灯口、开关和插座。更换灯泡时，先关闭开关，然后站在干燥绝缘物上进行。灯线不要拉得太长或到处乱拉。

（16）如果发现有人触电，应赶快切断电源或用干燥的木棍、竹竿等绝缘物将电线挑开，使触电者马上脱离电源。如触电者昏迷，呼吸停止，应立即进行人工呼吸，尽快送医院抢救。

三、工作内容与方法

（1）教给婴幼儿使用电器方法。教育婴幼儿注意安全，讲清乱动电器的危害，在没有成人的情况下，不乱摆弄电器设备。但婴幼儿懂事后，可教给婴幼儿一些常用电器的使用方法，并允许婴幼儿在成人的指导下使用，并经常提醒婴幼儿不要用硬物，特别是金属物抠插座插孔。

（2）教育婴幼儿学会看安全标志。"红色"用来标志禁止、停止的信息，遇到红色标志，应该严禁触摸。"黄色"用来标志注意危险，如"当心触电"、"注意安全"等。"蓝色"表示指令、必须遵守的规定。"绿色"表示指示、安全状态、通行。

（3）让婴幼儿知道生活中哪些物品导电。教育婴幼儿，凡是金属制品都是导电的，千万不要用这些工具直接与电源接触。如不用手或导电物（如铁丝、钉子、别针等金属制品）去接触、探试电源插座内部。使婴幼儿明确，水也是导电的。电器用品应注意不要沾上水，不用湿手触摸电器，不用湿布擦拭电器。如电视机开着时，不可用湿毛巾擦，防止水滴进机壳内造成短路，机毁人伤。不能用湿手接插头，这样容易触电。

（4）教育婴幼儿不靠近脱落的电线，不拆装配电设施。教育婴幼儿见到脱落的电线时，要躲远，不允许靠近，更不能用手碰。不要随意拆卸、安装电源线路、插座、插头等。要教育婴幼儿，哪怕安装灯泡等最简单的事情，也要先关断电源，然后在父母的指导下进行。不得让婴幼儿自己单独操作。

（5）教婴幼儿学会触电急救常识。婴幼儿懂事后，要使其知道电源总开关的作用与位置，学会在紧急情况下关断总电源。发现有人触电后，要设法及时关断电源。不得用手去直接救人，应呼喊成年人相助，不要自己处理，以防触电。

除此之外，家长应尽量不要把婴幼儿一个人锁在家里。教育婴幼儿，别在电闸、电器附近玩耍，也不可随意动电闸，以免发生短路，漏电等危险；家中遇到下雨、打雷闪电时，要关掉电视、音响，拔掉电源与电视天线插头，并离开室内照明线路、网络线，电视天线 1.5m 以外。

第七节　食品安全知识

一、学习目标

了解如何安全制作和选购婴幼儿食品，掌握儿童食品安全的常见问题，掌握安全购买食品的注意事项。

二、相关知识

食品安全指食品无毒、无害，符合应当有的营养要求，对人体健康不造成任何急性、亚急性或者慢性危害。根据世界卫生组织的定义，食品安全是"食物中有毒、有害物质对人体健康影响的公共卫生问题"。

目前，儿童食品安全问题，已经引起了全社会的关注。儿童食品的安全之所以这么重要，和儿童的生理特点、生长发育是密不可分的。孩子从刚出生到长大成人，一直处于不停地生长和发育状态。人体正常的情况下，从血液中把一些有害的物质解毒、排泄出去，是靠人体的肝脏、泌尿系统和肾脏进行的。对于儿童来说，肝脏的解毒功能、排毒功能是从不完善到完善的过程。由于儿童发育还不完善，对有害物质的耐受性特别低。

在儿童生长发育的过程中，由于食品的不安全因素，对儿童的生长发育造成的影响或多或少都会发生。这些影响有可能是一过性的，也有可能是长远的，有一些是可逆的，还有一些是不可逆的。比如有一些食品，细菌超标，对儿童一过性的影响可表现为腹泻、体重不增长。很多食品安全的问题，我们不仅仅要考虑到儿童目前的健康是否受到损害，还要考虑到这些损害会不会给儿童将来的健康造成危害。因此，确保儿童食品的安全对于儿童的成长至关重要。

三、工作内容

1. 安全制作和选购婴幼儿食品

1）自制婴幼儿食品

亲手为宝宝制作食品，安全性较有保障，可以自己掌握制作方法和配料，尽可能选用新鲜的富含有机物质的食物，而且价钱便宜，经济又实惠。需要准备一台研磨机，一台绞碎机。

2）选购市面上销售的婴幼儿食品

瓶装、罐装或包装的婴幼儿食品对不在家或急用时的家长是有用处的。购买时应仔细阅读包装上的说明，注意尽量少买那些标明有糖、盐的食品，经常检查市售食品的有效日期及包装情况。

3）选择适合婴幼儿的食物

根据不同月龄婴幼儿的发育特点，选择合适的食物品种、质地和口味，使婴幼儿保持良好的食欲，获得充足的营养。

2. 婴幼儿不宜吃的食品

婴幼儿的消化能力和对食品的适应能力尚未成熟，不能接受和大人完全一样的饮食，有一些食品是不适宜给婴幼儿吃的，在选择和制作食品时要注意。婴幼儿不宜吃的食品主要有以下几大类。

（1）油炸食物：如油条、油饼、炸糕等。一方面是因为这类食品不易消化，另一方面，食品经过油炸后，营养素损失较多，经常食用这类食物会影响婴幼儿的健康。

（2）坚果类食品：如整颗花生、瓜子和各种豆类。这些食品脂肪含量高，质地坚硬，婴幼儿不易嚼碎，不易消化，而且体积小，一不注意就有可能被婴幼儿呛入气管，给婴幼儿带来痛苦甚至生命危险。

（3）有刺激性或含咖啡因的食物：如酒类、咖啡、浓茶及辛辣食品等，这些东西都不宜给婴幼儿吃。有些大人在喝酒时，喜欢用筷子沾了酒喂给婴幼儿，以此为乐，这是不合适的。有的婴幼儿因此还会产生类似成人的酒瘾，这对婴幼儿的神经系统发育是有害的。

（4）罐头食品。这些食品中往往含有防腐剂，经常食用对人体有害。

3. 儿童食品安全的常见问题

1）忌吃大量巧克力、甜点和冷饮

甜味是人出生后本能喜爱的味道，其他味觉是后天形成的。如果一味沉溺于甜味之中，儿童的味觉将发育不良，无法感受天然食物的清淡滋味，甚至影响到大脑的发育。同时甜食、冷饮中含有大量糖分，其出众的口感主要依赖于添加剂，而这类食品中维生素、矿物质含量低，会加剧营养不平衡的状况，引起儿童虚胖。

暑天吃过多的冷饮，这对儿童健康非常不利。首先，暑天人体胃酸分泌减少，消化系统免疫功能有所下降，而此时的气候条件恰恰适合细菌的生长繁殖。因此，夏季是消化道疾病高发季节。过食冷饮会引起儿童胃肠道内温度骤然下降，局部血液循环减缓等症状，影响对食物中营养物质的吸收和消化，甚至可能导致儿童消化功能紊乱、营养缺乏和经常性腹痛。另外，冷饮市场有一些产品的卫生状况很差，不少产品不符合卫生标准。在这种情况下，过食冷饮会增加儿童患消化系统疾病的机会。

2）易拉罐饮料对儿童有危害

易拉罐是以铝合金为材料制成的。为避免铝合金与饮料接触，其内层涂以有机涂料以做隔离。有些厂家在生产过程中，保护涂料未全涂满罐壁，或者在封盖、灌装和运输途中出现涂层破损，都会导致饮料与铝合金直接接触，而使铝离子溶于饮料中。

有调查显示，易拉罐装饮料比瓶装饮料铝的含量高出3～6倍。若常饮易拉罐饮料，必然造成铝摄入过多。铝过多可能导致儿童智力下降、行为异常，不

利于儿童骨骼及牙齿发育。

3）长期饮用矿泉水和纯净水不利于儿童健康

矿泉水与自来水主要区别在于其中某种矿物质或微量元素的含量高，对特定人群有保健作用。饮用矿泉水应有针对性，缺什么补什么最好。例如，有缺锌症的儿童饮用高锌矿泉水就会有益处。反之，如果不缺锌，饮食中的锌供给又很充足，就没有必要饮用这种矿泉水。矿物质和微量元素长期过多地沉积在人体，可能会引发某种疾病，最常见的就是肾结石。

专家认为，目前矿泉水消费者普遍具有盲目性。一些家长没有搞清楚每种矿泉水的成分并不相同，其保健作用也不相同，而是将矿泉水当成普通解渴饮料让孩子喝，盲目认为矿泉水比自来水好，这是一种误解。儿童如果常年饮用，将会对健康造成不利影响。而蒸馏水、纯净水、太空水等，多数产品在除去水中工业污染物时，也将水中的矿物质和微量元素去除一大部分。长期饮用，必然使人体某些矿物质或微量元素摄入不足，对身体造成不良影响，对正处于生长发育期的儿童影响更大。

4）长期食用"精食"影响健康

长期进食精细食物，不仅会因减少B族维生素的摄入而影响神经系统发育，还有可能因为铬元素缺乏"株连"视力。铬含量不足会使胰岛素的活性减退，调节血糖的能力下降，致使食物中的糖分不能正常代谢而滞留于血液中，导致眼睛屈光度改变，最终造成近视。

5）膨化食品对儿童身体有害无益

油炸薯条、雪饼、薯片、虾条、虾片、鸡条、玉米棒……是孩子们最喜欢的膨化食品。检测显示，膨化食品虽然口味鲜美，但从成分结构看，属于高油脂、高热量、低粗纤维的食品。

从饮食结构分析有其一定的缺陷，只能偶尔食之。长期大量食用膨化食品会造成油脂、热量吸入高，粗纤维吸入不足。若运动不足，会造成人体脂肪积累，出现肥胖。儿童经常食用膨化食品，会影响正常饮食，导致多种营养素得不到保障和供给，易出现营养不良。膨化食品中普遍高盐、高味精，将使孩子成年后易导致高血压和心血管病。这些对于儿童的健康成长都是不利的。

6）儿童不宜喝可乐、咖啡

大量研究发现，常饮咖啡和含咖啡因的饮料，对儿童身体健康不利。咖啡因实际上是一种兴奋剂，它主要对中枢神经系统产生作用，会刺激心脏肌肉收缩，加速心跳及呼吸。儿童如果饮用了过多的咖啡因则会出现头疼、头晕、烦躁、心率加快、呼吸急促等症状，严重的还会导致肌肉震颤，写字时手发抖。

咖啡因有刺激性，能刺激胃部蠕动和胃酸分泌，引起肠痉挛，常饮咖啡的儿童容易发生不明原因的腹痛，长期过量摄入咖啡因则会导致慢性胃炎。咖啡因能使胃肠壁上的毛细血管扩张，儿童的骨骼发育也会因此受到影响。同时，咖啡因还会破坏儿童体内的维生素 B1，引起维生素 B1 缺乏症。

7) 多吃营养补品并非好

家长们认为，给儿童吃补品会促进生长发育，更希望通过它提高儿童的智力，因此会选购各种营养滋补剂，如含有人参、鹿茸、阿胶、冬虫夏草，花粉等营养品。这些补品对成人可能有益而无大碍，但对儿童却经常会引发很多不利的后果，如食欲下降和性早熟。因为这些补品中含有激素和微量活性物质，对儿童正常的生理代谢有影响。如果孩子确实身体比别的孩子弱，使用时也最好在医生的指导下使用，不能随意去给孩子吃，否则只会揠苗助长。

8) 过分偏食导致过敏

儿童食物过敏者中大约 30% 是由偏食造成的。因为食物中的某些成分可使人体细胞发生中毒反应，长期偏食某种食物，会导致某些"毒性"成分在体内蓄积，当蓄积量达到或超过体内细胞的耐受量时，就会出现过敏症状。大量研究资料显示，不科学的饮食作为一个致病因素，对儿童健康的影响并不比细菌、病毒等病原微生物小。

9) 食品添加剂带来潜在伤害

食品中的添加剂未引起高度重视。"三精"（糖精、香精、食用色精）在食品中的使用是有国家规定标准的，很多上柜台的儿童食品也确实符合有关标准，但食之过量，会引起不少副作用。例如五颜六色汽水的主要成分是人工合成甜味剂、人工合成香精、人工合成色素、碳酸水，经加充二氧化碳气体制成的。除含一定的热量外，几乎没有什么营养。那些色泽特别鲜艳的汽水里面含有大量的人工合成色素和香精会给孩子带来潜在伤害，过量色素和香精进入儿童体内后，容易沉着在他们未发育成熟的消化道黏膜上，引起食欲下降和消化不良，干扰体内多种酶的功能，对新陈代谢和体格发育造成不良影响。

4. 安全购买食品的注意事项

（1）注意看经营者是否有营业执照，其主体资格是否合法。

（2）注意看食品包装标识是否齐全，注意食品外包装是否标明商品名称，配料表、净含量、厂名、厂址、电话、生产日期、保质期、产品标准号等内容。

（3）注意看食品的生产日期及保质期限，注意食品是否超过保质期。

（4）看产品标签，注意区分认证标志。

（5）看食品的色泽，不要被外观过于鲜艳、好看的食品所迷惑。

（6）看散装食品经营者的卫生状况，注意有无健康证，卫生合格证等相关证照，有无防蝇防尘设施。

（7）看食品价格，注意同类同种食品的市场比价，理性购买"打折""低价""促销"食品。

（8）购买肉制品、腌腊制品最好到规范的市场、"放心店"购买，慎购游商（无固定营业场所、推车销售）销售的食品。

（9）妥善保管好购物凭据及相关依据，以便发生消费争议时能够提供维权依据。

5. 世界卫生组织关于安全制备食品的须知

（1）选择安全处理过的食品。食品要新鲜，有固定包装的食品要在保质期内，不要购买和食用来历不明的食品。

（2）彻底加热食品。许多生的食品，特别是家禽、肉类及未经消毒的牛奶常被病原体污染，彻底加热可杀灭病原体。要记住，食品所有部位都要加热彻底，防止外熟里生。

（3）立即吃掉做熟的食品。做熟的食品放置时间越长，危险性越大。食品出锅后应立即吃掉，夏秋季节在室温下存放不应超过 4 小时。

（4）妥善储存熟食。要低温储存食品，婴幼儿食品要现做现吃。食品要储存在密闭容器内，注意新制作的食品和剩余食品要分开储存。

（5）彻底再加热熟食品。储藏过的熟食品吃之前要再一次彻底加热，这样可以杀灭储存时生长繁殖的细菌。

（6）避免生食与熟食接触。要把生的和熟的食物分开存放，生食品用具和熟食品用具要分开使用。

（7）烹调加工食品前必须把手洗干净，尤其是便后和收拾生鱼、生肉、生禽之后，必须再次洗手，然后再接触其他食品。

（8）保持厨房所有表面的清洁。

（9）避免昆虫、鼠类和其他动物接触食品。

（10）使用符合卫生要求的饮用水。

第八节　安全防火知识

一、学习目标

掌握婴幼儿安全防火知识。

二、相关知识

1. 基本要求

不得玩火。一是不得带火柴或打火机等火种；二是不得随意点火，禁止在易燃易爆物品处用火；三是不得在公共场所燃放鞭炮，更不允许将点燃的鞭炮乱扔。在火灾现场，要坚持婴幼儿先逃生的原则。

2. 火灾的处理办法

家中起火不要慌张，应根据火情及时采取相应措施。如果炒菜时油锅起火，迅速将锅盖紧紧盖上，使锅里的油火因缺氧而熄灭，不可用水扑救。房间内起火时，不能轻易打开门窗，以免空气对流，形成大面积火灾。纸张、木头或布起火时，可用水来扑救，而电器、汽油、酒精、食用油着火时，则用土、沙泥、干粉灭火器等灭火。若火势已大，必须立即报火警。被火围困时，应视不同情况，采取不同方法脱离险境，如俯下身体、用湿布捂鼻。

3. 发生火灾应如何报警

如果发现火灾发生，最重要的是报警，这样才能及时扑救，控制火势，减轻火灾造成损失。火警电话的号码是 119。这个号码应当牢记，在全国任何地区，向公安消防部门报告火警的电话号码都是一样的。在没有电话的情况下，应大声呼喊或采取其他方法引起邻居、行人注意，协助灭火或报警。

三、工作内容与方法

遭遇火灾，应采取正确有效的方法自救及协助婴幼儿逃生，减少人身伤亡损失。

（1）一旦身受火灾威胁，千万不要惊慌失措，要冷静地确定自己所处位置，根据周围的烟、火光、温度等分析判断火势，不要盲目采取行动。

（2）身处平房的，如果门的周围火势不大，应迅速离开火场。反之，则必须另行选择出口脱身，如从窗口跳出，或者采取保护措施以后再离开火场。

（3）身处楼房的，发现火情不要盲目打开门窗，否则有可能引火入室。

（4）身处楼房的，不要盲目乱跑、更不要跳楼逃生，这样会造成不应有的伤亡。可以躲到居室里或者阳台上。紧闭门窗，隔断火路，等待救援。有条件的可以不断向门窗上浇水降温，以延缓火势蔓延。

（5）在失火的楼房内，逃生不可使用电梯，应通过防火通道走楼梯脱险。因为失火后电梯竖井往往成为烟火的通道。并且电梯随时可能发生故障。

（6）因火势太猛，必须从楼房内逃生的，可以从二层处跳下，但要选择不坚硬的地面，同时应从楼上先扔下被褥等增加地面的缓冲，然后再顺窗滑下，要尽量缩小下落高度，做到双脚先落地。

（7）在有把握的情况下，可以将绳索（也可用床单等撕开连接起来）一头系在窗框上，然后顺绳索滑落到地面。

（8）逃生时，尽量采取保护措施，如用湿毛巾捂住口鼻、用湿衣物包裹身体。

第九节　相关法律、法规知识

一、《中华人民共和国劳动法》相关知识

1. 劳动者的权利和义务

劳动者享有平等就业和选择职业的权利，取得劳动报酬的权利，休息、休假的权利，获得劳动、安全、卫生保护的权利，接受职业技能培训的权利，享受社会保险和福利的权利，提请劳动争议处理的权利以及法律规定的其他劳动权利。

劳动者义务包括应履行劳动合同，提高职业技能，执行劳动安全卫生规程，遵守劳动职业道德的义务。

2. 劳动就业

劳动就业是指具有劳动能力的公民在法定劳动年龄内从事某种有一定劳动

报酬或经营收入的社会职业。

劳动就业方针是党和国家根据不同时期的社会劳动力供求情况以及社会经济、政治状况，为充分利用资源和实现劳动力供求平衡，所确定的指导劳动就业工作的总原则。

（1）劳动就业原则：①国家促进就业原则。②平等就业原则。③双向选择的原则。④劳动者竞争就业原则。⑤照顾特殊群体人员的原则。⑥禁止未成年人就业的原则。

（2）劳动就业途径：①发展生产，节制生育。②广开就业门路，拓宽就业渠道。③办好劳动就业服务企业，扩大就业安置。④发展职业培训事业，提高后备劳动力就业素质。⑤采取多种办法，分流企业富余人员。⑥大力发展乡村企业，吸纳更多农村剩余劳动力。

3. 劳动合同

劳动合同是指劳动者与用人单位之间为确立劳动关系，明确双方权利和义务的协议。劳动合同是确立劳动关系和法律关系的形式。

劳动合同的分类包括定期劳动合同、不定期劳动合同和以完成一定工作为期限的劳动合同。

劳动合同的内容包括劳动合同期限、工作内容、劳动保护和劳动条件、劳动报酬、劳动纪律、劳动合同终止条件、违反劳动合同的责任等。

劳动合同的鉴证是指劳动行政部门依法审查、证明劳动合同真实性和合法性的一项行政法规强制性规定。

劳动合同的履行应遵循亲自履行的原则；权利义务统一的原则；全面履行的原则；协作履行的原则。

劳动合同的变更应遵循平等的原则；自愿的原则；协商的原则；合法的原则。

劳动合同的解除是指当事人双方提前终止劳动合同的法律效力，解除双方的权利和义务关系。

劳动合同的终止是指终止劳动合同的法律效力。劳动合同订立后，双方当事人不得随便终止劳动合同。

4. 劳动报酬

工资是指基于劳动关系，用人单位根据劳动者提供的劳动数量和质量，按照合同约定支付的货币报酬。

工资分配的原则包括按劳分配的原则，工资水平随经济发展逐步提高的原则，国家对工资总量实行宏观控制的原则。

最低工资是指用人单位对单位时间的劳动必须按法定最低标准支付的工资。

工资等级制度是根据劳动技术、复杂程度、繁重程度和责任大小划分等级，按等级发放工资的制度。

结构工资由基础工资、职务工资、工龄工资、奖励工资等不同职能工资组成。

工资形式是指计量劳动和支付工资形式。我国现行的工资形式主要有计时工资、计件工资两种基本形式和奖金、津贴两种辅助形式。

特殊情况下的工资是指依法或按协议在非正常情况下支付给职工的工资。

5. 劳动时间

工作时间是指劳动者根据国家规定，为用人单位从事生产和工作的时间。标准工作时间标志着一个国家经济实力的强弱与文明程度的高低。

工作日的种类包括标准工作日、缩短工作日、延长工作日和不定时工作日。

休息、休假的种类包括劳动者在休息、休假时间内的各种休息和休假，如参与各种业余社会活动，接受职业教育和业务培训等。一类是日常休息时间，另一类是劳动者依法享受的各种假日。如法定节日、探亲假、年休假等。

6. 女职工和未成年工特殊保护

女职工的特殊保护一般是指女职工的月经期、孕期、产期、哺乳期的保护。这种保护，不仅是对女职工本身，同时也是对下一代安全健康的保护。

未成年工的特殊保护是指根据未成年工的身体尚未定型的特点，对未成年工在劳动过程中特殊权益的保护。在我国，未成年工是指年满 16 周岁至 18 周岁的劳动者，非法使用童工的单位、职业介绍所，应当承担法律责任。

7. 职业培训

职业培训是指直接为适应经济和社会发展的需要，对要求就业和在职的劳动者进行以培训和提高职业素质能力为目的的教育和训练活动。可分职前培训和在职培训以及转岗培训。

8. 社会保险

社会保险是指劳动者在年老、伤病、残废、生育、死亡造成劳动能力丧失或失去职业岗位等客观情况下，发生经济困难而从国家和社会获得补偿和物质帮助的一种社会保障制度。具有法制性、资金来源多样性、保障性等特征，主要包括：养老保险、工伤保险、医疗保险和失业保险。

9. 劳动纪律和职业道德

劳动纪律是指劳动者在劳动过程中必须遵守的劳动规则和秩序，它是保证劳动者按照规定的时间、质量、程序和方法承担工作任务的行为准则。

职业道德是指劳动者履行劳动义务，完成岗位职责活动中形成的评价人们的思想行为的真、善、美与假、恶、丑，光荣与耻辱，公正与偏私，诚实与虚伪，文明与愚昧的观念、原则和规范的总和。

10. 劳动争议的处理

劳动争议是指劳动法律关系当事人关于劳动权利、义务的争执。

劳动争议的处理机构有劳动争议调解委员会、劳动争议仲裁委员会以及人民法院。

依现行劳动法律规定，我国处理劳动争议适用下列形式：和解、调解、仲裁、诉讼等。

二、《中华人民共和国劳动合同法》相关知识

1. 劳动合同应当具备的条款

劳动合同应当具备的条款如下：①用人单位的名称、住所和法定代表人或者主要负责人。②劳动者的姓名、住址和居民身份证或者其他有效身份证件号码。③劳动合同期限。④工作内容和工作地点。⑤工作时间和休息休假。⑥劳动报酬。⑦社会保险。⑧劳动保护、劳动条件和职业危害防护。⑨法律、法规规定应当纳入劳动合同的其他事项。

劳动合同除前款规定的必备条款外，用人单位与劳动者可以约定试用期、培训、保守秘密、补充保险和福利待遇等其他事项。

2. 特别约定的条款

用人单位为劳动者提供专项培训费用，对其进行专业技术培训的，可以与该劳动者订立协议，约定服务期。

劳动者违反服务期约定的，应当按照约定向用人单位支付违约金。违约金的数额不得超过用人单位提供的培训费用。用人单位要求劳动者支付的违约金不得超过服务期尚未履行部分所应分摊的培训费用。

用人单位与劳动者约定服务期的，不影响按照正常的工资调整机制提高劳动者在服务期期间的劳动报酬。

3. 解除或终止合同的约定

用人单位应当在解除或者终止劳动合同时出具解除或者终止劳动合同的证明，并在十五日内为劳动者办理档案和社会保险关系转移手续。

劳动者应当按照双方约定，办理工作交接。用人单位依照本法有关规定应当向劳动者支付经济补偿的，在办结工作交接时支付。

4. 争议及解决方式

劳动者合法权益受到侵害的，有权要求有关部门依法处理，或者依法申请仲裁、提起诉讼。

三、《中华人民共和国妇女权益保障法》相关知识

第二条："妇女在政治的、经济的、文化的、社会的和家庭的生活等各方面享有同男子平等的权利。""实行男女平等是国家的基本国策。国家采取必要措施，逐步完善保障妇女权益的各项制度，消除对妇女一切形式的歧视。国家保护妇女依法享有的特殊权益。禁止歧视、虐待、遗弃、残害妇女。"

国家采取有效措施，为妇女依法行使权利提供必要的条件。第五条："国家鼓励妇女自尊、自信、自立、自强，运用法律维护自身合法权益。妇女应当遵守国家法律，尊重社会公德，履行法律所规定的义务。"

第九条："国家保障妇女享有与男子平等的政治权利。"

第十七条："学校应当根据女性青少年的特点，在教育、管理、设施等方面采取措施，保障女性青少年身心健康发展。"

第二十三条："各单位在录用女职工时，应当依法与其签订劳动（聘用）

合同或者服务协议，劳动（聘用）合同或者服务协议中不得规定限制女职工结婚、生育的内容。禁止录用未满十六周岁的女性未成年人，国家另有规定的除外。"

第三十条："国家保障妇女享有与男子平等的财产权利。"

第三十一条："在婚姻、家庭共有财产关系中，不得侵害妇女依法享有的权益。"

第三十四条："妇女享有的与男子平等的财产继承权受法律保护。在同一顺序法定继承人中，不得歧视妇女。丧偶妇女有权处分继承的财产，任何人不得干涉。"

第三十八条："妇女的生命健康权不受侵犯。禁止溺、弃、残害女婴；禁止歧视、虐待生育女婴的妇女和不育的妇女；禁止用迷信、暴力等手段残害妇女；禁止虐待、遗弃病、残妇女和老年妇女。"

第七章"婚姻家庭权益"中第四十三条："国家保障妇女享有与男子平等的婚姻家庭权利。"第四十四条："国家保护妇女的婚姻自主权。禁止干涉妇女的结婚、离婚自由。"第四十五条："女方在怀孕期间、分娩后一年内或者终止妊娠后六个月内，男方不得提出离婚。女方提出离婚的，或者人民法院认为确有必要受理男方离婚请求的，不在此限。"

第四十七条："妇女对依照法律规定的夫妻共同财产享有与其配偶平等的占有、使用、收益和处分的权利，不受双方收入状况的影响。""夫妻书面约定婚姻关系存续期间所得的财产归各自所有，女方因抚育子女、照料老人、协助男方工作等承担较多义务的，有权在离婚时要求男方予以补偿。"

第五十一条："妇女有按照国家有关规定生育子女的权利，也有不生育的自由。""国家实行婚前保健、孕产期保健制度，发展母婴保健事业。各级人民政府应当采取措施，保障妇女享有计划生育技术服务，提高妇女的生殖健康水平。"

四、《中华人民共和国母婴保健法》相关知识

为了保障母亲和婴儿的健康，提高出生人口素质，根据《中华人民共和国宪法》的基本要求，制定了《中华人民共和国母婴保健法》（以下简称为《母婴保健法》）。主要内容概述如下。

1. 婚前保健

《母婴保健法》第七条规定："保健和医疗机构应当为公民提供婚前保健服务"。婚前保健服务包括以下内容。

（1）婚前卫生指导：关于性卫生知识、生育知识和遗传病知识的教育。

（2）婚前卫生咨询：对有关婚配、生育保健等问题提供医学意见。

（3）婚前医学检查：对准备结婚的男女双方，可能患影响结婚和生育的疾病进行医学检查。

2. 孕产期保健

《母婴保健法》第十四条规定："医疗保健应为育龄妇女和孕产妇提供产期保健服务"。孕产妇保健服务包括以下内容。

（1）母婴保健指导。对孕育健康后代以及严重遗传性疾病和碘缺乏病等地方病的发病原因、治疗和预防方法提供医学意见。

（2）孕妇、产妇保健。为孕妇、产妇提供卫生、营养、心理等方面的咨询和指导以及产前定期检查等医疗保健服务。

（3）胎儿保健。为新生儿生长发育进行定期监护，建立季、月、周联系卡，并及时提供咨询和医疗指导。

（4）新生儿保健。为新生儿生长发育、哺乳和护理提供医疗保健服务并建立联系卡。

（5）医疗保健机构为产妇提供科学育儿、合理营养和母乳喂养的指导。

（6）医疗保健机构对婴儿进行体检和预防接种，逐步做到对新生儿疾病筛查、婴儿多发病常见病防治等提供医疗保健服务。

3. 行政管理

《母婴保健法》第二十八条规定：各级人民政府应当采取措施，加强母婴保健工作，提高医疗保健服务水平，积极防治由环境因素所致严重危害母亲和婴儿健康的地方性疾病，促进母婴健康的发展。

《母婴保健法》第三十一条规定：医疗保健机构按照国务院卫生服务部门的规定，负责其职责范围内的母婴保健工作，建立医疗保健工作规范，提高医疗技术水平，采取各种措施方便群众，做好母婴保健服务工作。

《母婴保健法》第三十四条规定：从事母婴保健工作的人员，应当严格遵守职业道德，为当事人保守秘密。

《母婴保健法》第三十六条规定：未取得国家颁发的有关合格证书，施行终止妊娠手术或者采取方法终止妊娠，致人死亡、残疾、丧失或者基本丧失劳动能力的，依照刑法第一百三十条规定，追究刑事责任。

五、《中华人民共和国未成年人保护法》相关知识

1. 未成年人享有的人身权利

人身权利是指与公民的人身不能分离的、没有财产内容的民事权利。未成年人作为公民的一部分，享有如下人身权利。

（1）生命健康权：生命健康权是公民最基本、最重要的权利，是公民享受其他权利的基础。生命健康权包括生命权和健康权两部分。未成年人的生命安全、身体健康受法律保护的权利，任何组织和个人都不得非法侵害。对侵害未成年人生命健康的行为，未成年人及其监护人有权向有关机关控告，直至诉诸法律。

（2）姓名权：未成年人有权决定、使用和依照规定由父母、收养人向户口登记机关申请变更登记后的自己的姓名，禁止他人干涉、盗用、假冒。未成年人可以随父亲姓，也可以随母亲姓。

（3）肖像权：肖像权是指未成年人对以各种形式反映自己容貌特征的个人形象享有的专有权。其内容包括未成年人拥有自己的肖像，并有权通过对肖像的利用取得精神上、财产上的利益；经未成年人监护人的书面同意，允许他人使用未成年人的肖像，未成年人有权取得适当的报酬；未经未成年人监护人的书面同意，任何人不得以营利为目的使用未成年人的肖像；未成年人及其监护人有权禁止他人非法毁损、侮辱、玷污未成年人的肖像。

（4）名誉权：名誉权是指未成年人享有名誉、人格尊严不受侵犯的权利。禁止用侮辱、诽谤等方式损害未成年人的名誉。《未成年人保护法》将"尊重未成年人的人格尊严"列为保护未成年人工作的基本原则，充分体现了国家对未成年人人格尊严的重视和保护。

（5）荣誉权：荣誉权是指未成年人有接受政府、社会组织、单位对自己的表彰、嘉奖和授予荣誉称号并对荣誉加以维护的权利。未成年人的荣誉权不得非法侵犯，禁止非法剥夺未成年人被授予的荣誉称号。

（6）隐私权：隐私权是指未成年人享有的个人生活不被公众知晓，禁止他

人非法干涉的权利。未成年人享有隐私权，任何组织和个人不得披露未成年人的个人隐私。

（7）受抚养权：未成年人出生后有权享受父母或者其他监护人的抚养。抚养未成年子女是父母应尽的义务，对于不履行抚养义务的父母，未成年子女有权要求父母给付抚养费。

2. 未成年人享有的财产权益

（1）财产所有权：指未成年所有人依法对自己的财产享有占有、使用、收益和处分的权利。

（2）受赠权：即接受别人赠与的财物的权利。未成年人接受的赠款、赠物归属未成年人所有。任何人，包括未成年人的父母或其他监护人，不得以该未成年人未成年为由将该款、物据为己有。

（3）知识产权：指国家依法保护未成年人的智力成果和荣誉权不受侵犯。

（4）继承权：指未成年人依法享有的、能够无偿取得死亡公民遗留的个人合法财产的权利。

3. 未成年人享有的受教育权利

受教育权是未成年人的基本权利之一，我国《宪法》《教育法》《义务教育法》等对未成年人享有的受教育权作了明确规定。

我国法律要求学校尊重未成年人的人格尊严。《未成年人保护法》规定：不得对未成年学生和儿童实施体罚、变相体罚或者其他侮辱人格尊严的行为。

我国《未成年人保护法》在规定对未成年人进行德育、智育、体育、美育、劳动教育的同时，还规定学校应对未成年人进行社会生活指导和青春期教育。

4. 未成年人享有的劳动权利

劳动权利是指有劳动能力的公民享有要求劳动就业的机会和按劳取酬的权利。在我国，年满16周岁、未满18周岁的未成年人，如果完成了规定年限的义务教育，不再继续升学的，依法可以从事有经济收入的劳动或者个体劳动。

5. 未成年人享有的诉讼权利

诉讼就是国家司法机关在当事人和其他诉讼参与人的参加下，按照法律规定的程序解决各种争议案件的活动。

根据诉讼所要解决的实体问题的不同和因此产生的诉讼形式的差异,诉讼一般分为刑事诉讼、民事诉讼和行政诉讼三种。

六、《中华人民共和国食品卫生法》相关知识

1. 食品的卫生

食品应当无毒、无害,符合应当有的营养要求,具有相应的色、香、味等感官性状。

婴幼儿食品是指满足婴幼儿正常生长发育所需的食品。主食品系指含有婴幼儿生长发育所需的营养素的主要食品。辅食品是根据婴幼儿生长发育的不同阶段对各种营养素需求的增加,而添加、补充其他营养素的辅助食品。

专供婴幼儿的主、辅食品必须符合国务院卫生行政部门制定的营养、卫生标准和管理办法的规定,其包装标识及产品说明书必须与婴幼儿主、辅食品的名称相符。

1)食品生产经营过程必须符合卫生要求

(1)保持内外环境整洁,采取消除苍蝇、老鼠、蟑螂和其他有害动物及其滋生条件的措施,与有毒、有害场所保持规定的距离。

(2)食品生产经营企业应当有与产品品种、数量相适应的食品原料处理、加工、包装、储存等厂房或者场所。

(3)应当有相应的消毒、更衣、采光、照明、通风、防腐、防尘、防蝇、防鼠、洗涤、污水排放、存放垃圾和废弃物的设施。

(4)设备布局和工艺流程应当合理,防止待加工食品与直接入口食品、原料与成品交叉污染,食品不得接触有毒物、不洁物。

(5)餐具、炊具和盛直接入口食品的容器,使用前必须洗净、消毒,炊具、用具用后必须洗净,保持清洁。

(6)储存、运输和装卸食品的容器包装、工具、设备和条件必须安全、无害,保持清洁,防止食品污染。

(7)直接入口食品应当有小包装或者使用无毒、清洁的包装材料。

(8)食品生产经营人员应当保持个人卫生,生产、销售食品时,必须将手洗净,穿戴清洁的工作衣、帽;销售直接入口食品时,必须使用售货工具。

(9)用水必须符合国家规定的城乡生活饮用水卫生标准。

(10)使用洗涤剂、消毒剂应当对人体安全、无害。

2）禁止生产经营的食品

（1）腐败变质、油脂酸败、霉变、生虫、标签名册不符、混有异物或者其他感官性状异常，可能对人体健康有害的。

（2）含有毒、有害物质或者被有毒、有害物质污染，可能对人体健康有害的。

（3）含有致病性寄生虫、微生物的，或者微生物毒素含量超过国家限定标准的。

（4）未经兽医卫生检验或者检验不合格的肉类及其制品。

（5）病死、毒死或者死因不明的禽、畜、兽、水产动物等及其制品。

（6）容器包装污秽不洁、严重破损或者运输工具不洁造成污染的。

（7）掺假、掺杂、伪造，影响营养、卫生的。

（8）用非仪器原料加工的，加入非食品用化学物质的或者将非食品当做食品的。

（9）超过保质期限的。

（10）为防病等特殊需要，国务院卫生行政部门或者省、自治区、直辖市人民政府专门规定禁止出售的。

（11）含有未经国务院卫生行政部门批准使用的添加剂或者农药残留超过国家规定容许量的。

2. 食品添加剂的卫生

生产经营和使用食品添加剂，必须符合食品添加剂使用卫生标准和卫生管理办法的规定；不符合卫生标准和卫生管理办法的食品添加剂，不得经营、使用。

食品添加剂是指为改善食品品质和色、香、味以及为防腐和加工的需要而加入食品中的化学合成或者天然物质。目前我国允许使用并制定有国家标准的仪器添加剂有防腐剂、抗氧化剂、发色剂、漂白剂、酸味剂、凝固剂、疏松剂、增稠剂、消泡剂、着色剂、乳化剂、品质改良剂、抗结剂、香料、营养强化剂、酶制剂、鲜味剂等20多类。

七、《中华人民共和国教育法》相关知识

1. 总则

第二条指出："在中华人民共和国境内的各级各类教育，适用本法。"所以

0～3 岁早期教育也适用本法。

第四条指出："教育是社会主义现代化建设的基础,国家保障教育事业优先发展。全社会应当关心和支持教育事业的发展。全社会应当尊重教师。"

第九条指出："中华人民共和国公民有受教育的权利和义务。公民不分民族、种族、性别、职业、财产状况、宗教信仰等,依法享有平等的受教育机会。国家根据各少数民族的特点和需要,帮助各少数民族地区发展教育事业。国家扶持边远贫困地区发展教育事业。国家扶持和发展残疾人教育事业。"

2. 教育基本制度的主要内容

第十七条　国家实行学前教育、初等教育、中等教育、高等教育的学校教育制度。国家建立科学的学制系统。学制系统内的学校和其他教育机构的设置、教育形式、修业年限、招生对象、培养目标等,由国务院或者由国务院授权教育行政部门规定。

本章小结

1. 了解婴幼儿生长发育的基本规律和特点,必须熟悉婴幼儿年龄分期及各期特点,掌握生长发育的连续性和阶段性,了解生长发育的顺序性及生长发育的个体差异性。

2. 了解婴幼儿心理发展,要掌握婴幼儿心理发展年龄阶段性特征,心理发展的关键年龄。0～3 岁婴幼儿心理发展包含许多方面,其中感知觉能力、记忆能力、思维能力、想象能力、交往能力、注意特性、情绪和情感特点、意志特征、气质特征、自我意识等都是发展的重要方面。

3. 了解婴幼儿营养基础知识及婴幼儿营养需要。

4. 了解婴幼儿计划免疫与预防接种基础知识,熟悉国家免疫规划疫苗与预防疾病。

5. 了解婴幼儿保健与护理的基础知识。

6. 了解家用电器安全操作知识,保障婴幼儿安全。

7. 了解食品安全知识和安全防火知识。

8. 了解育婴工作相关的法律法规知识。

练 习 题

一、选择题

1. 婴幼儿必需的营养素是（　　　）。

　　A. 蛋白质　　　　　B. 碳水化合物　　C. 脂肪　　　　　D. 水

2. 婴幼儿不宜吃的食物有（　　　）。

　　A. 油炸食品　　　　B. 坚果类食品　　C. 咖啡　　　　　D. 白开水

3. 新生儿护理的关键是（　　　）。

　　A. 加强保暖　　　　B. 喂养　　　　　C. 清洁卫生　　　D. 消毒隔离

4. 新生儿凭借完好的感觉器官最先发展起各种感觉。最早出现的是（　　　）。

　　A. 视觉和听觉　　B. 味觉　　　　　　C. 嗅觉　　　　　　D. 皮肤感觉

5. 1岁以前的婴儿是凭借（　　　）产生思维的萌芽状态。

　　A. 直接摆弄具体事物

　　B. 手摸、体触、口尝、鼻闻、耳听、眼看

　　C. 游戏中扮演不同的角色

二、简答题

1. 婴幼儿生长发育的顺序性如何？

2. 免疫接种后家庭护理的注意事项？

第二部分 育婴员（五级）

第三章 生 活 照 料

第一节 婴幼儿喂养

一、学习目标

了解婴幼儿如何正确接受母乳喂养，喂养中常见问题的处理，辅食添加的原则与制作。

二、相关知识

1. 母乳喂养的基础知识

母乳喂养有利于培养良好的亲子关系。母亲享受到为人母的满足，孩子感受到母亲的关心，有安全感，利于母婴间感情交流。

哺乳期间，排卵会暂停，也可以达到自然避孕的效果。哺育母乳可以减少患卵巢癌、乳腺癌的危险，保护母亲健康。

哺育母乳可以促进子宫的收缩，帮助子宫收缩到以前大小，减少阴道出血，预防贫血。母乳含有婴儿所需的全部营养，有助于婴儿发育。母乳非常容易消化、吸收，可被婴儿机体有效利用。母乳中还有足够的氨基酸与乳糖等物质，对婴儿脑发育有促进作用。

母乳不但提高婴儿的免疫能力，保护婴儿免于感染，预防腹泻、呼吸道感染，更能降低婴儿的过敏体质。

母乳喂养经济、方便、卫生，温度适合，携带方便，可以随时、随地哺乳。

2. 奶粉的选择

婴幼儿配方奶粉是专为没有母乳及缺乏母乳喂养的婴幼儿而研制的食品，它根据不同时期婴幼儿生长发育所需营养特点而设计，成为无母乳或母乳不足婴幼儿的较为理想的替代食品。

婴幼儿配方奶粉的分类：早产儿配方奶粉，普通婴幼儿配方奶粉，水解蛋白配方奶粉，不含乳糖婴幼儿配方奶粉。面对琳琅满目的婴幼儿奶粉，选择时应注意如下几点。

首先，要看清楚奶粉包装上的产品说明及标识是否齐全。按国家标准规定，外包装上须标有厂名、厂址或出产地、生产日期、保质期、执行标准、商标、净含量、配料表、营养成分表、食用方法及适用对象等项目，若说明不清或缺少项目最好不要购买。

其次，最好选择生产规模较大、产品质量和服务质量较好的知名企业的产品。规模较大的生产企业技术力量雄厚，生产设备先进，产品配方设计较为科学、合理，产品质量也有所保证。

另外，还要观察奶粉的冲调性，质量好的奶粉冲调性好，冲后无结块，液体呈乳白色，奶香味浓；质量差的奶粉则不易被冲开，也无奶香味。淀粉含量较高的奶粉冲调后呈糨糊状。

最后，还要根据婴幼儿的年龄段选择合适的配方奶粉。如 0~6 个月的婴幼儿可选用第一阶段的婴幼儿配方奶粉，6~12 个月的婴幼儿可选用第二阶段的较大婴幼儿配方奶粉，12~36 个月的婴幼儿可选用第三阶段的婴幼儿配方奶粉。若婴幼儿对动物蛋白有过敏反应，那么应选择全植物蛋白的婴幼儿配方奶粉。

3. 婴幼儿辅食添加的目的、原则和顺序

添加辅食的目的是为了补充人乳或牛乳营养成分的不足，为过渡到普通饮食及断奶做好准备。

1）辅食添加的时间

婴儿出生 4~6 月以后即应及时添加辅食。因为单纯母乳喂养往往不能满足 4~6 个月婴儿的生长发育需要。即使是人工喂养也因胃容量有限，不能单靠增加牛乳量来满足其营养需要。一般而言，当每日摄入的奶量达 1000mL 或每次哺乳量达 200mL 时，即应添加辅助食品。

2）添加辅食的顺序

（1）婴儿 4 个月后可先添加米糊，以促进淀粉酶分泌并可补充 B 族维生素。以后可逐渐添加蛋黄、鱼泥、动物血、菜泥、果泥等，以增加蛋白质、热能、维生素和矿物质。

（2）婴儿 7 个月后，添加烂饭、面条及饼干等，以增加热量，促进牙齿的发育，训练咀嚼功能。添加鱼、蛋、肝、肉末等，以增加蛋白质、矿物质和维

生素。

（3）婴儿 10 个月后，添加软饭、馒头、制作精细的动物性及植物性食物，以增加热能、蛋白质、维生素、矿物质和纤维素等营养素，并训练咀嚼功能。

3）辅食添加的原则

（1）从一种到多种的原则。每添加一种新的食物，要在前一种食物食用 3～5 天没出现任何异常之后。具体做法可以从添加最不容易出现过敏的米粉开始，观察添加后孩子的神态、大便和皮肤的情况，如果孩子活泼、爱吃，没有喘，没有起"风疙瘩"（荨麻疹），也没有腹痛、腹泻，就可以放心地喂下去，3～5 天后就可以添加第二种食物了。

（2）从少量到多量的原则。一般所谓的少量，指第一次只给 10mL 左右；第二天加至 20mL；第三天加至 30mL。当喂 30mL 无异常表现才可以再加量。增加的量要适合孩子的胃容量和消化吸收能力。

（3）从稀到稠的原则。孩子从吃米汤到稀粥到稠粥到软饭的过程就是体现从稀到稠原则的最好例子。稀的概念是指用勺子舀起食物后，倾斜勺子时食物会呈液态流淌下去；稠的概念是指食物粘在一起成团，从勺里往外倒时，食物是成团滚落下去的。

（4）从细到粗的原则。细指细腻到没有颗粒感的程度，而粗则是一个渐变过程。从米糊—烂面条—碎面条—馄饨—包子—饺子，从菜汁—菜泥—菜末—碎菜都包含着这一变化。

（5）少盐而不甜、忌油腻的原则。盐以其离子状态维持着人体渗透压，而肾靠浓缩和稀释功能维持着人体水和电解质的平衡。与成人相比，婴幼儿肾功能尚不完善，给 8 个月前婴幼儿食物中加盐，必定会增加其肾的负担，时间一长对孩子的肾发育不利。现代科学研究还告诉我们从小"口重"，成人后患高血压的概率增加，患心脑血管病的概率也会随之增加。甜食会造成肥胖，油腻不利于消化。

另外，在婴儿不生病时添加辅食。总之，从孩子生理出发，选择适宜食物，慢慢地添加，让孩子胃肠道逐渐适应的过程就是总的原则。

三、工作内容与方法

1. 母乳喂养的姿势

要想很好地进行母乳喂养，首先就要从正确的哺乳姿势开始。正确的哺乳姿势一般有四种。

1）交叉环抱式（如图 3-1 所示）

（1）用手掌握住婴儿的头枕部、婴儿面朝哺乳侧乳房，小嘴正对乳头。

（2）手腕放在婴儿两肩胛之间，大拇指和其余四指张开分别贴放在头部两侧的耳后。

（3）同时将右手拇指和其余四指分别张开呈"八字形"贴于右乳房外侧，大拇指放在乳晕外上方，食指则放在乳晕内下方，让婴儿小嘴与乳头乳晕正确地衔接。

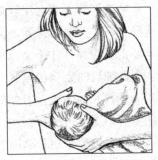

图 3-1

2）橄榄球式（如图 3-2 所示）

（1）将婴儿抱在身体一侧，胳膊肘弯曲，手掌伸开，托住婴儿的头。

（2）婴儿面对乳房，让婴儿的后背靠着妈妈的前臂同时用下臂托着婴儿的背部，可以在腿上放个垫子。

（3）开始喂哺后，便放松及将身体后倾。

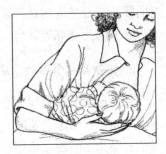

图 3-2

3）摇篮式（如图 3-3 所示）

（1）婴儿的头部枕着妈妈的手臂，腹部向内。

（2）妈妈的手应托着婴儿的臀部，方便身体接触。

（3）妈妈可用软垫或扶手支撑手臂，手臂的肌肉便不会因为抬肩过高而拉得绷紧。

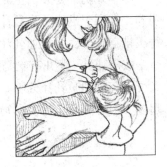

图 3-3

4）侧卧式（如图 3-4 所示）

（1）妈妈在床上侧卧，背后用枕头垫高上身，斜靠躺卧。

（2）把婴儿横倚在妈妈的腹部，让婴儿的脸朝向妈妈，头枕在妈妈的臂弯上。

（3）使婴儿的嘴和妈妈的乳头保持在同一水平线上。

5）如何判断哺乳姿势得当

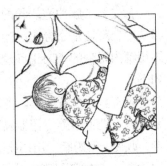

图 3-4

哺乳姿势不当会出现如下情况：①哺乳时，出现受伤的情况。②乳头出现疼痛，有被撕裂的感觉。③喂完奶后，感觉乳房里还有乳汁，很快又开始发胀。④要把乳房移开才不会压住婴儿的鼻子。⑤婴儿狼吞虎咽，没有慢下来的时候。⑥婴儿哺乳时姿势很紧张。⑦喂了很长时间，婴儿看起来还是饿，不愿意停下来。⑧婴儿的体重没有如期增长。⑨妈妈和婴儿都没有舒适感，可能就是哺乳的姿势不当。

不管母婴采用什么哺乳姿势，必须坚持把婴儿贴向乳房，而不能将乳房送向婴儿小嘴，婴儿的头、身体、臀部必须呈一直线。许多哺乳问题就出自妈妈对向婴儿俯身把乳房送到婴儿小嘴中。正确的方法应该是母亲保持背腰部伸直而将婴儿的头部靠近乳房。

2. 指导母乳喂养的方法

帮助母亲做好喂哺的心理准备，积极宣传母乳喂养的好处和方法，帮助母亲消除紧张、焦虑、烦躁、沮丧情绪，建立母乳喂养的信心，及时指导和帮助母亲和婴儿之间建立亲切、和谐的母婴关系。

尽早开奶：婴儿出生后立即吸吮母亲乳头，鼓励母亲在产房内就开始母乳喂养，有利于迅速分泌乳汁，每侧乳房至少喂 5 分钟。每次交替喂两侧乳房，每次排空乳房，可增加乳汁分泌量。

按需哺乳：婴儿有吃奶的愿望，可以随时喂哺。既让婴儿获得充足的乳汁，又可以有效刺激乳汁分泌。出生后 2～7 天，每 1～2 小时喂一次，间隔时间不超过 3 小时。婴儿每次吃奶的次数和奶量都不一样。

3. 人工喂养

1) 冲调奶粉

首先要了解冲泡奶粉的三要点：清洁、正确及新鲜。也就是说，冲奶前务必洗手，器具充分清洗、消毒；冲奶时放入适当数量的奶粉，如果是分装奶粉，则用罐内附带的小勺正确量取；冲奶后，余奶一定不要再喂给婴儿。具体步骤如下。

第 1 步：准备器具。将奶瓶、奶嘴、奶瓶盖、随罐奶勺、夹瓶器、奶瓶刷、开水壶、消毒锅等专用器具搜集完整，进行彻底洗净、消毒。将器具洗净并消毒，奶瓶应用奶瓶专用刷刷洗，沸水消毒时加水至器具全部没入水中，煮沸 5～10 分钟，其中煮奶嘴 3 分钟。

第2步：加入温开水。用一个水壶将饮用水煮沸5分钟，待凉至40～60℃后，根据所要冲调的量倒入消毒好的奶瓶中备用。

第3步：加入适量的奶粉。根据婴儿的月龄及产品包装上的喂哺表，用专用量勺量取适当奶粉。多出量勺上沿的奶粉要刮去，保证量取奶粉的准确。将正确量的奶粉加入盛有温开水的奶瓶中。

第4步：使奶粉溶解。用专用搅拌棒或者轻轻摇动奶瓶，使奶粉溶解。

2）奶瓶喂哺的方法和注意事项

（1）在你的手背上或手腕的内侧滴几滴奶，试试奶的温度，滴上去的奶应当感觉是温的，如果太凉，放在热水中加热，如果太热，放在冷水中降温。

（2）给婴儿戴一个围嘴，手中拿条小毛巾，随时擦掉满出来的奶。

（3）抱着婴儿，让他成半直立位，碰碰婴儿靠近妈妈一侧的脸颊，让他转过头来。如图 3-5 所示。

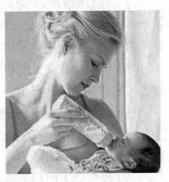

（4）用奶头碰碰婴儿的嘴唇，他就会用嘴含住奶头，开始吸奶，把奶瓶拿好，奶瓶要有一定的角度，使奶嘴里充满奶液，不要有空气，这样可以预防婴儿吸入过多的空气。

（5）喂奶过程中，如果奶头扁平了，轻轻把奶头拉出来，让奶瓶中进一点空气。

图3-5 喂奶瓶

（6）如果喂奶过程中婴儿打瞌睡，就让他坐起、打嗝，然后继续给他喂奶。

（7）每次喂好以后，按婴儿喜欢的方式让他打嗝排气。

3）婴儿使用奶瓶注意事项

（1）不要让婴儿独自一人躺着吸奶，那样容易造成窒息。

（2）不要强迫婴儿每餐一定喝完奶瓶里的奶，勉强只会让婴儿吐奶。

（3）喂的时候妈妈一定要将婴儿抱紧，让他能闻到你身上的气味，以增加他的安全感。

（4）要留意奶嘴孔的大小是否合适。因为奶嘴孔的大小会影响到奶水的流量，如果孔太小婴儿吸奶就非常费劲，时间一长就会使他对吸奶失去兴趣；如果孔太大奶水流量过快，容易使宝宝呛着。

4. 溢奶的预防和处理

1）溢奶

生理性溢奶主要是因为婴儿在学会站立前，胃呈水平位，胃的入口即贲门肌肉薄弱而弛缓，关闭作用不够强，而胃的出口幽门肌肉则发育良好，经常处在紧张收缩状态。另外，由于胃的容量小，扩张力较低，加上吃奶时易咽入空气，所以奶汁从胃中倒流入食道，从口中溢出。一般在出生后 3 个月内的婴儿最为多见，到婴儿 1 岁多即可自愈。婴儿发生溢奶的原因很多，妈妈应该"对症下药"，才能"药到病除"！

2）溢奶的预防

（1）注意喂奶的姿势，母乳喂养时应让婴儿的嘴唇完全含住乳头和大部分乳晕，不要仅含住乳头，这样婴儿吸吮不易吞进空气；人工喂养使用奶瓶时，奶瓶的奶应充满奶嘴，尽可能让婴儿吸奶时少吸进空气。

（2）喂奶后将婴儿缓慢竖起抱，头靠母亲肩部，轻轻拍婴儿背部，让哺乳时吸入的空气缓缓地排出。

（3）喂奶后不要马上让婴儿躺下，而应抱起走走，不要过多地翻动婴儿。

（4）一般按摩、抚触、洗澡、喂药等都应放在喂奶前，以防喂奶后过多地翻动引起婴儿吐奶。

（5）婴儿躺下时稍微抬高婴儿的头部约 30°～40°，维持约 30 分钟。睡姿以右侧卧位为宜，以免将奶吸入呼吸道。

3）溢奶的处理

婴儿发生溢奶时最主要的处理是预防呛奶而导致吸入性肺炎和窒息，当发现婴儿溢奶时应立即将婴儿的头偏向一侧，或取侧卧位，轻拍其背部，使奶液从口角流出，防止呛奶。如果鼻腔内有残留物，应及时用棉签蘸温水清理干净。如呕吐物弄脏皮肤、衣服应及时更换衣服，并用温湿毛巾清洁皮肤，保持皮肤清洁干燥（特别是颈部）。最好不要用纸巾。

5. 婴幼儿喂养中的常见问题

1）溢奶、吐奶

溢奶、吐奶是婴儿喂食中最常见的现象，因为婴儿胃呈水平位置，食道进入胃的贲门括约肌松弛，胃接十二指肠的幽门括约肌又较紧，所以常会发生胃食道反流而吐奶。因此喂奶要姿势和方法正确，不要让气体吞入，也不应喂量过多或过快，一般偶尔吐奶也不严重，就不需要治疗。如果吐奶很频繁或出现喷射样呕吐时，就应去医院诊治，以排除外胃肠道畸形。

2）大便不正常

（1）大便次数

母乳喂养的婴儿，每日大便可以5～6次之多，只要不是水泻都算正常。也可以每两天才解1次，只要大便是软的，解便无困难又无腹胀也是正常的。配方奶喂养儿，只要大便软，每2～3天解1次也是正常的。

（2）大便颜色和性质

婴儿的大便一般是糊状、黄色、水分不多。有时大便含少许黏液或小乳块，甚至带有菜渣都是正常的。偶尔大便呈绿色，这与胆液在肠道未经转化成胆黄素有关，不一定是病态。偶尔大便带少许血丝，可能因肛裂或小的直肠息肉所致，但若大便带脓血就必须去医院诊治。

（3）大便不正常时，是否要忌口禁食

不少家长遇到婴幼儿大便不正常时或次数稍增多时，马上就忌嘴，甚至奶也减少，其实这样做并不正确。当发现大便不正常，首先应找原因，往往并不是病，而是消化功能短暂的紊乱，例如天气环境的变化、喂多了或喂乱了、甚至喂少了（所谓饥饿性腹泻）等原因，只需要调整一下喂养方法和控制适量，2～3天后就会自行恢复，不该忌口禁食，因为正常的营养在即使腹泻时也应维持。当然，这时可暂缓添加新的辅食，保持原来的进食制度就可以了。

3）厌食、拒食

这是婴幼儿喂养中一个棘手的问题，可发生在任何月龄，也不论何种喂养方法。最常见的是6～7个月时，表现不肯吃奶或不愿吃辅食，也可发生在改变居住地或替换养育者时，当然也可能真的是有隐性疾病。所以遇到婴幼儿拒食或厌食时，首先排除疾病外，再观察有无环境的改变等影响婴幼儿的情绪和食欲，应适当的处理。大多6～7个月龄阶段的厌食是生理性厌食，是由于喂养不当所引起，例如喂食太频繁零乱，辅食添加过晚或过多，喂养的气氛不愉快、太强迫等。只要耐心地喂，过2～3天就会恢复，有时也可服用一些开胃助消化药物或加用益生菌制剂，以改善消化道功能。

6. 婴幼儿泥状食品及菜肴制作方法

1）菜泥、果泥

（1）绿叶青菜泥：将青菜洗净，切成碎末，待水开后放入锅中，煮沸3～5

分钟停火，控出水分。

（2）胡萝卜泥：所需胡萝卜素是脂溶性的，其做法有二：一是将胡萝卜擦成丝，放入油锅（加油少许）中，翻炒片刻后加水少许煮烂；二是切薄片，用水先煮烂，取出加少量黄油搅拌捣烂成泥状。提醒家长，婴儿的辅食最好吃食物的天然味道，不必加盐或调料，尤其加盐会增加胃脏负担。

（3）果泥：最好选新鲜水果，如苹果、香蕉洗净去皮，用小勺刮成碎泥状，直接喂食。

2）蛋黄

将整个鸡蛋放入凉水的锅中，点火待开锅后，煮沸 8 分钟可熄火，取出整蛋，将蛋白和蛋黄分开，开始取 1/4 或更少些蛋黄，用温水调成糊状，用勺喂（切忌放奶瓶中喂）。为避免宝宝拒食也可用乳汁或奶粉调。

3）米粉

最好选用市场上含铁米粉，开始采取一小勺干粉用 75℃热开水冲调，根据消化能力和食欲逐渐由少到多，由稀到稠。

7. 蔬菜汁、水果汁简易制作

（1）菜汁：将深绿色、黄红色的蔬菜，例如菠菜、胡萝卜等，洗净、切碎，加少量的水煮开，放至稍凉将汤汁倒出即可。

（2）果汁：柳橙、橘子对切成两半后压汁，喂食前加入等量的冷开水稀释。葡萄、番茄洗净后以热开水浸泡 2 分钟，去皮以干净的纱布包起来，用汤匙压出汁。香瓜、西瓜用汤匙挖出果肉后，以干净纱布包住压汁。

8. 初期简易辅食食谱

1）苹果泥

材料：苹果半个。

做法：①将苹果洗净、去皮、切半。②用研磨板磨成泥状，盛在碗中即可。

2）蔬菜泥

材料：绿色蔬菜 10 克、牛奶 2 汤匙、玉米粉 1/5～1/4 小匙。

做法：①将绿色蔬菜嫩叶部分煮熟或蒸熟后，磨碎、过滤。②取①中 10～20 克菜泥与少许水至锅中，边搅边煮。③快好时加入牛奶以及由 1/5～1/4 小匙玉米粉和等量水调好的玉米粉水，继续加热搅拌煮成泥状即可。

3）乌龙面糊

材料：乌龙面 10 克、水 1/2 杯 、蔬菜泥少量。

做法：①乌龙面倒入沸水中煮至熟软捞起备用。②煮熟的乌龙面与水同时倒入小锅内捣烂，煮开。③起锅后加入少量蔬菜泥即可。

9. 婴幼儿菜肴制作的注意事项

注意尽量吃家庭自制的、新鲜的、专为婴幼儿准备的辅食。如果是市场上买来的辅食要注意出厂日期、保质期、保存条件、生产批号等，特别要注意是否符合婴幼儿的添加年龄。三无产品、蜂王浆、蛋白粉、保健品和药品，均应视为"儿童不宜"食品。个别有适应症者应在医生指导下应用。采用少量多餐的方法，每日有规律地添加辅食。

第二节　照料婴幼儿盥洗

一、学习目标

了解婴幼儿的口腔、耳朵、眼睛、皮肤等部位特殊的盥洗要求。

二、相关知识

婴幼儿的皮肤柔嫩，表面的角质层薄，皮层下毛细血管丰富，因此皮肤呈玫瑰红色。初生时，新生儿皮肤表面覆盖一层灰白色的胎脂，是由皮脂腺分泌的皮脂等组成的，具有保护皮肤、防止感染等作用。新生儿生后数小时，胎脂开始逐渐被皮肤吸收，一般不要人为地用水洗去或用纱布等东西将它擦去，如果头顶部胎脂较厚可擦一点植物油待其干燥脱落即可。有的新生儿初生时脸好像有些肿，经过一段时间，脸部水肿一般会逐渐消失。

胎毛通常于生后一周开始脱落，给新生儿洗澡时可看到水中漂着许多细绒毛。在生后的 10～15 天中，全身皮肤会呈现干燥、鱼鳞状纹路，以后会脱皮。脐带一般已脱落。有的新生儿起初头上长有黑发，但不久就陆续脱落，这是正常的，新的头发一般迟早会长出来，这与胎毛完全不同。

婴幼儿皮肤很娇嫩，局部防御机能差，故很容易受损伤，且受伤处也容易成为细菌入侵的门户，轻则引起局部感染发炎，重则可能扩散至全身（如引起败血症等）。

因此，皮肤的清洁卫生很重要，头、颈、腋窝、会阴部及其他皮肤皱褶处应勤洗并保持干燥，以免糜烂。每次换尿布后，特别是在大便后应以婴儿护肤柔湿巾清洁臀部，再用护臀霜涂抹，以防发生尿布疹（即红臀）。

眼、耳、鼻可以说是身上最容易产生秽物的器官，而初生婴儿的秽物清理，几乎完全仰赖照顾者代劳。为婴儿做清洁工作，当然必须采取较温和的方式，如何不引发婴儿不适，又能达到秽物清除的目的，是一门很大的学问。

人每隔一段时日，总必须清除一下耳垢、去掉长出的鼻屎，这在婴幼儿的身上当然也不例外。造成婴幼儿眼屎的原因主要分为以下几种：①鼻泪管发育不全，使眼泪无法顺利排出，导致眼屎累积。此种原因引起的眼屎，多为白色的黏液状。②睫毛内倒，刺激眼球所以导致眼睛分泌物增多。而且婴儿期宝宝鼻泪管较短，发育不全，开口部的瓣膜发育不全，位于眼的内眦，使眼泪无法顺利排出，也会导致眼屎累积。③外环境的感染也可出现眼屎急剧增多。

婴幼儿鼻腔内纤毛少，当接触污浊空气时易发生鼻黏膜感染。

婴幼儿口腔内牙床发育较快，最先长出下切牙（下门牙），然后长出上切牙，多数婴幼儿1岁时已长出4上4下共8颗乳牙，接着再长出第一乳磨牙，在此期间易发生"牙虫"破坏乳牙。

三、工作内容与方法

1. 臀部的护理技巧

如果婴儿的小屁股护理得不好，那就可能让他们的屁股出现尿布性皮炎（红臀）。婴儿常因红臀而烦躁、睡卧不安。产生红臀的主要原因如下：①婴儿大小便后没有及时更换潮湿的尿布，尿液长时间地刺激皮肤。或者大便后没有及时清洗，其中的一些细菌使大小便中的尿素分解为氨类物质而刺激皮肤。②尿布质地粗糙，带有深色染料或尿布洗涤不净，都会刺激臀部皮肤。③由于腹泻造成大便次数增多。

其临床表现为臀部、大腿内侧及外生殖器、会阴部等处皮肤初起发红，继而出现红点，以后融合成片，甚至造成皮肤糜烂、感染而发生败血症。

1）红臀的预防

（1）给婴儿勤换尿布，大小便后要勤洗，保持皮肤干燥。

（2）尿布质地要柔软，以旧棉布为好，应用弱碱性肥皂洗涤，还要用热水清洗干净，以免残留物刺激皮肤而导致臀红。

（3）腹泻时应及早治疗。

（4）培养婴儿良好的大小便习惯。

臀部轻微发红时，应引起注意。每次清洗后暴露婴儿的臀部于空气或阳光中，或用红外线灯照射使局部皮肤干燥。还可涂以鞣酸软膏。

2）臀部清洗前的准备工作

（1）认真清洗双手。

（2）准备好婴儿专用的洗屁屁的小盆和纯棉纱布，先加冷水再加热水，将水温控制在 37～40℃。

（3）夏天可适当开窗通风，冬天将室温调节到 25℃。

（4）准备好新的尿不湿和换洗用的衣物。

3）给女婴清洗臀部的要领

（1）先用纸巾擦去臀部上残留的粪便渍。

（2）举起婴儿的双腿，用一块纱布清洗大腿褶皱处。

（3）清洗尿道口和外阴，注意一定要由前往后擦。

（4）清洗大腿根部，往里清洗至肛门处。

（5）用另一块干净的干纱布以按压的方式由前往后拭干臀部。

（6）让臀部暴露在空气中 1～2 分钟，再换上干净的尿不湿。

（7）遵循"从前往后"的原则。在给女婴洗臀部的时候一定要坚持"从前往后"的原则，即从尿道口向后清洗到阴道口、肛门。这样的顺序可以降低细菌感染的机会，因为 0～3 岁的女婴雌激素分泌水平低，阴道上皮较薄，阴道分泌物呈现碱性，缺乏阴道杆菌，阴道的自然防御力较低，"从前往后"的清洗顺序能够避免尿道、内外阴感染，也能避免发生外阴炎的机率。

4）注意护理女婴的生殖器官

正常的女婴的阴道，也有少量的渗出物，颜色透明，没有气味。如果婴儿的白带发生异常，颜色发黄或发白，像脓液，有异味，量多，则有可能感染了炎症。如果白带增多呈乳凝状，阴部发痒，有异味，还出现尿急、尿频、尿痛的症状，看上去发红，就有可能感染上了滴虫、霉菌或淋病。

（1）女婴不要穿开裆裤，可减少感染机会。

（2）女婴洗会阴的盆要单用，不与洗手、洗脚盆合用，不能与母亲合用。

（3）女婴的毛巾、床单要单用，并经常洗晒。

（4）带孩子出去旅游或到公共场所，不要随便使用盆浴、不洁毛巾、马桶、卫生纸。

（5）洗澡时用性质温和、不会破坏皮肤天然的酸性保护层的婴儿专用沐浴精从前往后地把尿道口、阴道口、肛门清洗干净就行。不要每次尿尿、便便都用沐浴精清洗，以防造成婴儿皮肤的负担。

5）给男婴清洗臀部的要领

（1）先用纸巾擦去臀部上残留的粪便渍。

（2）将包皮轻轻翻开，用纱布沾水清洗龟头，注意动作要轻柔。

（3）由上往下清洗阴茎。清洗反面时，可用手指轻轻提起阴茎，但不可用力拉扯。

（4）用手轻轻将婴儿的睾丸托起再清洗。

（5）举起婴儿的双腿，清洗臀部及肛门处。

（6）用另一块干净的干纱布以按压的方式轻轻拭干阴茎和睾丸处的水渍，再拭干大腿褶皱处、肛门处和臀部的水渍。

（7）让臀部暴露在空气中 1～2 分钟，再换上干净的尿不湿。

6）阴茎要小心洗

对于男婴来说，最难清理的应该算是阴茎了。刚出生的男婴包皮还是紧附在龟头上，这时候的清理比较简单，只要把露在外面的部分轻轻洗干净即可。大部分的男婴在两岁之前，包皮和龟头不会完全分开，这时特地翻开包皮清洗，如果动作太大或婴儿乱动都容易弄伤。待婴儿再大一些，包皮与龟头完全分开之后，再协助婴儿翻开包皮清洗，而且偶尔洗一次就行。清洗男婴的阴茎和睾丸时，动作一定要轻柔，皱褶处多花些心思。

由于生理结构上的不同，男婴没有所谓"从前往后"的清洗原则，但却应好好清洗皮肤皱褶处。平时尿尿便便后用婴幼儿专用湿纸巾擦干净，洗澡的时候可以用干净的棉花擦拭大腿根部、外阴部的皮肤皱褶，对于男婴的睾丸更是要轻柔仔细，包括阴茎下方、睾丸与皮肤贴合之处都要清洗干净。

2. 婴幼儿皮肤清洁与护理

1）洗澡时间与温度

洗澡一般在上午 10 点到下午 4 点之间。在洗澡前应该关闭门窗、电风扇，使室内温度达到 24～26℃。冬天要开启暖气调节温度。新生儿洗澡宜在喂奶前 30 分钟进行，或在喂奶后 1～1.5 小时进行。洗澡时的水温宜保持在 38～40℃。用肘关节试水温，水温是否适宜最好由温度计来判断。

2）洗澡准备

洗澡前先把婴幼儿专用的浴盆、小毛巾、浴巾、沐浴露、洗发水、润肤油、护臀霜、75%的酒精、棉签、换洗的衣服、尿片、爽身粉等所需要的物品都准备好。

3）洗澡步骤

洗脸与洗头：清洗之前，左肘部和腰部夹住婴儿的屁股，左手掌和左臂托住婴儿头。用右手慢慢清洗；洗眼——由内眼角向外眼角擦；洗额头——由眉心向两侧轻轻拭擦前额；洗面——用洗脸的纱布或小毛巾蘸水后轻轻拭擦；洗耳——用手指裹毛巾轻轻拭擦耳廓及耳背；洗头——将婴儿专用对眼睛无刺激的洗发水倒在手上，然后在婴儿的头上轻轻揉洗，注意不要用指甲接触婴儿的头皮。若头皮上有污垢，可在洗澡前将婴儿油涂抹在宝宝头上，这样可使头垢软化而易于去除。最后将婴儿头上的洗发水洗干净。

洗身体：为婴儿脱掉衣服后立即将其放入水中，以免婴儿着凉；左手托住婴儿头、肩部；右手托住婴儿臀部并引导婴儿的脚首先进入水中，然后逐渐降低身体的其他部位，进入浴盆；婴儿洗澡时的清洗顺序为：颈部→腋下→手、足→尿布区域（为女婴清洗尿布区域时，注意要由前向后洗），最后，用清水冲洗干净婴儿的身体与头部。

4）洗澡结束后的护理

将婴儿放在铺好的浴巾上，迅速包裹起来并仔细擦干身上的水分，特别注意擦干颈部、臀部、腋下等部位；用棉棒蘸一点婴儿油，在外耳道、鼻腔轻轻转 2～3 圈，清洁出污垢与水珠；用棉棒蘸 75%酒精清洁脐部，具体方法见脐部护理相关内容。最后为婴儿穿上干净的衣服。

5）注意事项

（1）建议每天都洗澡。天热时每天洗一至两次，天冷时若有条件将室温调节至 24～26℃，亦可每天洗一次。洗澡及护理过程中，要注意保暖。

（2）为早产儿及皮肤有破损的新生儿洗澡时，只用温度适宜的清水擦洗即可；为足月儿洗澡时，可选用 ph 中性的婴儿沐浴露，并注意不要使泡沫流入婴儿眼睛内。

（3）每次洗澡时间不宜超过 10 分钟。洗后用吸水性好的柔软毛巾轻轻擦拭干婴儿的身体，再抹上婴儿专用的润肤油。

（4）婴儿生病时和注射疫苗时不要洗澡。哺乳后 30 分钟以内不要洗澡。

（5）在婴儿的脐带未脱落前，不要让洗澡水浸湿脐部。

（6）做面部及外耳道口、鼻孔等处的清洁时，勿挖外耳道及鼻腔。由于口腔黏膜细嫩、血管丰富，极易擦伤而引起感染，因此不可经常用劲擦洗口腔，以防细菌进入人体而引起败血症。

3. 指甲的修剪技巧

（1）为婴儿修指甲前，必须选用婴儿专用指甲剪，以防剪伤婴儿手指。

（2）选择婴儿睡觉、安静时进行。

（3）修剪后还需磨平指甲前端。

为婴儿做秽物清理，虽看似简单，但若方法错误，往往难以进行下去，甚至引起孩子哭闹。要记得，为孩子进行任何一种动作，皆需轻柔和细心。

4. 眼的清洁

"眼睛是心灵的窗户"，疏忽不得。平时要多留意婴儿眼睛的状况，尤其是对新生婴儿的眼睛护理。当眼睛分泌物过多时，不定时清洗、擦拭，才能让婴儿"水汪汪"的眼睛既明亮又健康。

1）清理眼屎的步骤

（1）用流动水洗手。

（2）消毒棉球在温开水或淡盐水中浸湿，并将多余的水分挤掉（以不往下滴水为宜）。

（3）如果睫毛上黏着较多分泌物时，可用消毒棉球先湿敷一会儿。

（4）再换湿棉球从眼内侧向眼外侧轻轻擦拭。

2）清理眼屎的注意事项

（1）在帮婴儿清理眼屎时，力气不宜过大，只要轻轻擦拭就可以，以免伤害婴儿眼睛肌肤。清洁工具应选用消毒过的纱布或棉棒、棉球，且使用次数以一次为限。另外，应避免在眼睛四周重复擦拭，以免增加婴儿眼睛细菌感染的机会。

（2）先擦洗健侧，再擦洗患侧。擦洗两眼的一次性棉球要分开使用，以免交叉感染。

（3）如果因鼻泪管发育不全引起眼屎，母亲在照顾时，可每天用手在婴儿鼻梁处稍加按摩，帮助鼻泪管畅通。

（4）如果因受感染引起眼屎，必须由医师检查，配合抗生素眼药水治疗。

（5）患有严重的结膜炎时，想要彻底改善眼屎，则必须用生理食盐水及棉花棒冲洗。

（6）家中如其他成员感染结膜炎，用物应隔离；且必须洗净双手再碰触婴儿。

5. 口腔清洁

1）口腔护理

（1）准备几块纱布，大小约 4cm×4cm，再准备一杯温开水。育婴员用一只手抱住婴幼儿，另一只手准备给婴幼儿清洁口腔及牙齿。把纱布裹在食指上，用温开水把纱布沾湿。然后将裹覆纱布的食指伸入婴幼儿口腔内，轻轻擦拭婴幼儿的舌头、牙龈和口腔黏膜（一般不主张做口腔擦拭，如果舌苔特别厚时才做，可以用第二道洗米水）。对已长牙的婴幼儿，以食指裹住湿纱布，水平横向擦拭清洁乳牙。

（2）可以每次喂完食物后，用温开水漱口。

（3）选择光线充足的环境，以便清楚观察口腔的每一部位。给长出小牙的婴幼儿"刷牙"时，可对其唱歌、讲话，让他感觉到清洁口腔是令人愉快的事情。

（4）为预防奶瓶性龋齿，要避免婴幼儿含着奶瓶睡觉。如果婴幼儿一定要含着奶瓶才能入睡，必须先清洁奶瓶奶嘴，并且只能装白开水。

（5）婴幼儿快要长牙时，可以先找儿童牙科专科医师给婴幼儿检查一下口腔，也可以向医生询问有关婴幼儿长牙以及口腔清洁的问题。

（6）婴幼儿长牙后，可以给他吃些饼干、苹果等可满足咀嚼的食物，但要注意别躺着吃。

2）牙齿护理

在婴幼儿出牙期间，要将婴幼儿吮吸的奶头、玩具等物品清洗干净，勤洗婴幼儿的小手，勤剪指甲，可以每次哺乳或喂养婴幼儿食物后，用指套牙刷套在手指上帮助婴幼儿擦洗牙龈和刚刚露出的小牙。牙齿萌出后应注意每次进食后都要给婴幼儿喂点温开水，以起到冲洗口腔的作用。

3）出牙护理

干净的手指、无菌纱布缠在食指头上蘸点洗米水（第二道）轻轻地抹擦婴幼儿的牙床会减轻宝宝的疼痛。也可以给婴幼儿提供出牙咀嚼环或橡皮奶嘴让他咀嚼。有些出牙咀嚼环和冷却过的、凉的东西碰到了牙床会让宝宝感到舒适，减轻他的烦躁。

6. 清除鼻屎的技巧

初生婴儿鼻腔分泌物，有一部分为羊水和胎脂，另一种为常见的垢物，多半是因婴儿吐奶或溢奶时，奶从鼻腔出来后留下来的奶垢。清理方法如下。

（1）将婴儿带至灯光明亮之处，或者使用手电筒照射。

（2）用棉花棒沾一些开水（冷却后）或生理食盐水。

（3）将沾了水后的棉花棒，轻轻地伸进鼻子内侧顺时针旋转，即可达到清洁的目的。

值得注意的是婴儿使用的棉花棒，必须是在药房或婴幼儿用品店消毒过的棉花棒；婴儿若流鼻水，建议使用吸鼻器。

7. 清除耳屎的技巧

正常婴幼儿所产的耳屎，大多为黏稠状。而异常耳垢的形成，一方面可能是因让婴幼儿躺着喝奶，另一方面因洗澡后未做适当的处置，所以保持局部清爽很重要。清理方式如下。

（1）可利用婴幼儿洗澡时间来进行。

（2）用湿布将婴幼儿外耳道（耳洞之外部分）擦拭干净。

（3）洗澡后用干的棉棒抵入婴幼儿耳朵不超过 1cm 处，轻轻稍做旋转，即可吸干水分和清除秽物。

（4）有些情况下，耳屎可能坚硬如石头。这就需要医生处理，以清除耳屎，避免常伴有大量坚硬耳屎的慢性感染。

第三节　照料婴幼儿排便与睡眠

一、学习目标

了解婴幼儿睡眠与排便生理及其与生长发育的关系，掌握安抚婴幼儿睡眠的方法及帮助婴幼儿排便以及便后的清洁。

二、相关知识

1. 婴幼儿睡眠相关知识

（1）睡眠是大脑皮层以及皮下中枢广泛处于抑制过程的一种生理状态。

（2）睡眠有助于婴幼儿的脑发育，有助于记忆力的增强。

（3）新生儿每日睡眠时间可达 16～20 小时。每个婴幼儿自身气质不同，家庭环境不同，睡眠规律也不一样。只要没有疾病，婴幼儿的睡眠时间可以由婴幼儿自己决定。

（4）随着年龄的增长，婴幼儿的大脑皮层逐步发育，睡眠的时间可逐步缩短，见表 3-1。

表 3-1　不同年龄婴幼儿的睡眠次数和时间

年龄	次数	白天持续时间（h）	夜间持续时间（h）	合计（h）
初生	每日 16～20 个睡眠周期，每个周期 0.5～1h			20
2～6 个月	3～4	1.5～2	8～10	14～18
7～12 个月	2～3	2～2.5	10	13～15
1～3 岁	1～2	1.5～2	10	12～13

（5）3 岁左右的婴幼儿午睡时间不宜超过 2 小时，以免影响夜间睡眠。

2. 婴幼儿睡眠充足的标准

（1）清晨自动醒来，精神状态良好。

（2）精力充沛，活泼好动，食欲正常。

（3）体重、身高能够按正常的生长速率增长。

3. 睡眠对生长发育的影响

（1）睡眠是使婴幼儿神经系统得到休息的最有效的措施，需要有足够的时间和深度，以保证睡眠的质量。

（2）睡眠时机体内以合成功能为主，可为机体的生长发育储备足够的能量和原料。睡眠时机体的循环、呼吸、泌尿等多种生理活动以及新陈代谢均处于较低水平，全身的骨骼、肌肉也处于松弛状态，既减少了机体能量的消耗，也使整个机体得到了充分的休息。

（3）婴幼儿的生长速度在睡眠状态下是清醒状态时的 3 倍。位于大脑底部的脑下垂体所分泌的生长激素在睡眠时分泌得最多，生长激素能够促进机体本身的骨骼、肌肉、结缔组织及内脏等的增长。

（4）婴幼儿的睡眠有个体差异，高质量的睡眠有利于婴幼儿的身心健康。

4. 培养良好的二便习惯

（1）一个人的行为和生活方式与人体健康密切相关。培养婴幼儿良好的二便习惯，有利于帮助婴幼儿建立健康的行为和生活方式。

（2）培养良好的二便习惯和生活方式，有利于提高机体的工作效率。人体内各器官在生物节律的调节下，均处于有张有弛的活动状态，以保证各器官良好的工作和休息。培养婴幼儿有规律地进食、睡觉、游戏和大小便，可以在大脑建立起一系列的条件反射，提高机体的工作效率。

（3）培养良好的二便习惯，有利于婴幼儿独立个性的发展。从小进行常规性训练，可养成婴幼儿有规律的生活和活动习惯，能够培养自律能力和自我生活能力，帮助婴幼儿建立自信心。

（4）培养良好的二便习惯，有利于婴幼儿社会行为的发展。有意识地进行社会行为规范的训练，帮助婴幼儿了解和建立起符合社会认可的行为方式，可为婴幼儿适应社会和集体生活奠定基础。

5. 掌握婴幼儿二便的规律

0～1个月婴儿尿布湿了要及时换，大便后要及时清洗。

2～5个月婴儿要定时喂养，不仅有利于胃肠工作，还能够自然形成定时大便。

6～8个月婴儿要在固定地方的便盆中进行大小便。

6个月以后的婴儿，可以通过脸色及动作变化来表达自己大小便的要求，也可以开始练习坐盆。每次时间不宜过长，一般不超过5～10分钟。要求婴儿坐盆时不要吃东西或玩耍。

10～12个月婴幼儿在成人提醒下知道是否有大小便，坐盆时要求婴幼儿不摸地、不脱鞋，集中精力便完以后再玩。

婴幼儿1岁半前开始有控制能力，如果玩得高兴时可能会忘，要坚持在固定时间提醒婴幼儿坐盆。

1岁半～2岁的婴幼儿可以培养主动坐盆的习惯。

2岁以后的婴幼儿可在成人的指导下，学会主动坐盆。可根据婴幼儿大小便规律，夜里定时把尿，把尿时要让婴幼儿处于清醒状态，逐步培养其有尿自己会醒的习惯。如果在睡梦中把尿，容易造成婴幼儿人为地屙尿的不良习惯。

3岁婴幼儿会自己脱下裤子坐盆大小便，并练习自己擦屁股，应满足和鼓励婴幼儿做这些事情。如果没有擦干净，可以由成人帮助再擦。

三、工作内容

1. 培养婴幼儿良好的睡眠习惯

1）找出影响睡眠的原因

（1）睡前玩的时间过长，过度疲劳，过度兴奋，或白天受到惊吓，心情恐惧，情绪焦虑等，会使精神不能很好地被抑制下来。

（2）饮食不当。晚饭吃得过多，吃的食物不易消化，或者吃得过少，因饥饿不能入睡。

（3）睡眠姿势不舒服或胸口受压，呼吸不畅。

（4）尿布湿了，没有及时更换。

（5）卧具不合适或卧室环境不好。如室内空气污浊，室温过高或过低，过于干燥，灯光过强，噪音过大。

（6）婴幼儿患病。如蛲虫、蛔虫及体温升高，鼻子不通气等各种疾病。

（7）日常生活发生变化。如由于出门、移住新屋、换新保姆等。

2）创造良好的睡眠环境

创造适宜的睡眠环境是保证婴幼儿高质量睡眠的前提。尽量让婴幼儿在自己所熟悉的环境中睡觉，给他（她）布置一个温馨、舒适、安静的睡眠环境。

（1）保持室内空气新鲜。应经常开门、开窗通风，新鲜的空气会使婴幼儿入睡快、睡得香。

（2）室温以 20～23℃为宜，过冷或过热都会影响睡眠。

（3）卧室的环境要安静。室内的灯光最好暗一些。窗帘的颜色不宜过深。减少噪音。

（4）为婴幼儿选择一个适宜的床单独睡。床的软硬度适中，最好是木板床，以保证婴幼儿脊柱的正常发育。

（5）睡前（避免）不做剧烈运动，避免引起婴幼儿过度兴奋。

（6）睡前将婴幼儿的脸、脚和臀部洗净，1 岁前的婴幼儿不会刷牙，可用清水或淡茶水漱口，并排一次尿。

（7）被褥要干净、舒适，与季节相符。冬季要有保暖设施，夏季须备防蚊用具。换上宽松的、柔软的睡衣。有时婴幼儿喜欢吸吮手指可以不予干预，这对稳定婴幼儿自身情绪也起到了一定的作用。

2. 培养婴幼儿的二便习惯

（1）婴幼儿在 1 岁半到 2 岁之间，生理和心理器官发育逐渐成熟，具备了训练二便的基础。如婴幼儿的膀胱控制能力（每隔 3 分钟尿 1 次），能够听懂和配合成人的抱姿与口语提示（如尿尿、吹口哨等），在观察和了解婴幼儿的情绪后，可提出训练的时间和方法。

（2）运用婴幼儿喜欢模仿的特点，由成人给作出示范动作或凭经验抓准婴幼儿二便的间隔时间，提前几分钟进行提醒。

（3）使用专为婴幼儿设计的比较安全的便盆，并将便盆放在离游戏较近的位置。如图 3-6 所示。

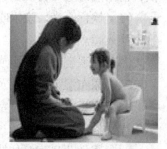

（4）培养婴幼儿二便的卫生习惯要循序渐进，一步步地引导婴幼儿自己完成。如学会向成人表示便意，自己脱裤子，使用卫生纸，洗手等。只要有点滴进步，就要给予鼓励和表扬，不要让婴幼儿有太大的压力，以免造成紧张、焦躁不安或抑制的心理反应。

图 3-6

（5）控制二便包括定时大小便，较早控制大小便，主动坐盆等良好习惯。定时大便最好在早餐前进行，开始时可能便不出来，只要每天定时给婴幼儿把便，就可以逐渐形成习惯。睡觉时提前给婴幼儿排尿，以免尿床或影响睡眠。

不同月龄婴幼儿排便情况如图 3-7 所示。

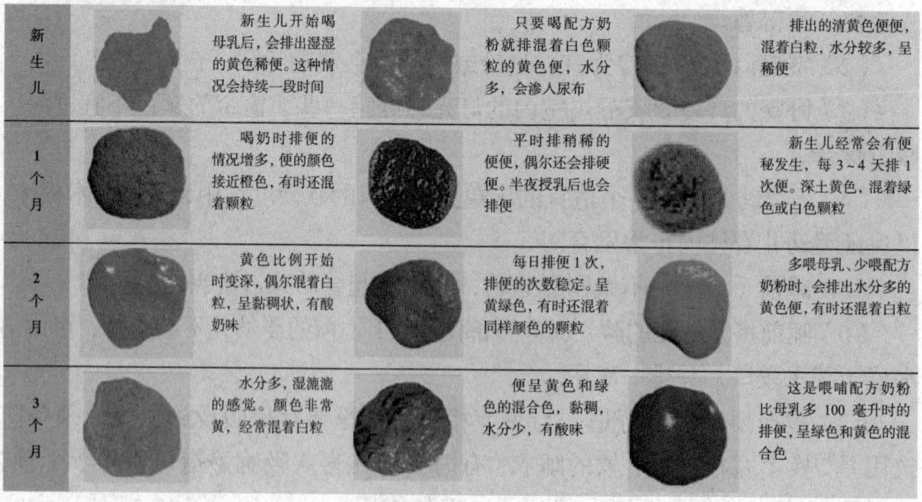

新生儿	新生儿开始喝母乳后，会排出湿湿的黄色稀便。这种情况会持续一段时间		只要喝配方奶粉就排混着白色颗粒的黄色便，水分多，会渗入尿布		排出的清黄色便便，混着白粒，水分较多，呈稀便
1个月		喝奶时排便的情况增多，便的颜色接近橙色，有时还混着颗粒		平时排稍稀的便便，偶尔还会排硬便。半夜授乳后也会排便	新生儿经常会有便秘发生，每 3～4 天排 1 次便。深土黄色，混着绿色或白色颗粒
2个月	黄色比例开始时变深，偶尔混着白粒，呈黏稠状，有酸奶味		每日排便 1 次，排便的次数稳定。呈黄绿色，有时还混着同样颜色的颗粒		多喂母乳、少喂配方奶粉时，会排出水分多的黄色便，有时还混着白粒
3个月		水分多，湿漉漉的感觉。颜色非常黄，经常混着白粒	便呈黄色和绿色的混合色，黏稠，水分少，有酸味		这是喂哺配方奶粉比母乳多 100 毫升时的排便，呈绿色和黄色的混合色

图 3-7

3. 做好婴幼儿二便后的清洁

（1）大便后用卫生纸把婴幼儿屁股擦净，女婴一定要从前向后擦，避免引发尿道炎、膀胱炎。

（2）每天晚上要用温水给婴幼儿洗屁股。

（3）二便后不要忘记给婴幼儿洗手。

（4）每次便后，要将便盆清洗消毒。

注意事项

（1）婴幼儿有时会有意外大小便，不要责怪婴幼儿。

（2）要注意观察婴幼儿二便的信号，及时做出反应。

（3）每个婴幼儿的生理成熟程度不同，大小便控制有明显的差异，培养时要因人而异。

4. 更换尿裤和尿布（0～1岁）的方法

（1）及时更换。更换的时间和次数要因人而异。一般早晨醒来、睡觉前和每次洗澡后要更换；每次喂奶后因为进食引起胃肠反射容易发生粪便排泄，要及时换尿布。新生儿每周大约使用80块尿布，1岁左右平均使用50块尿布。

（2）换尿布和纸尿裤要注意舒适、安全。可以把柔软、温暖、防水的垫子放在床上、桌子上或地板上为婴儿换尿布，防止婴儿翻滚和扭动。

（3）换新尿布时，要轻轻地用尿布的边缘擦掉大部分粪便，用卫生纸把屁股擦净，再用油脂或者洗液清洗婴儿的臀部。为1岁左右的婴儿换尿布，可以准备一些玩具或图书来分散其注意力。

（4）为婴儿换尿布时要充满爱心，要充分利用这个机会用目光、语言和动作与婴儿进行沟通。

（5）要养成良好的卫生习惯，每次给婴儿换尿布（裤）前，要用清水和肥皂洗手。

第四节　照料婴幼儿出行

一、学习目标

了解婴幼儿出行时服装与出行用具的选择，能包裹、背抱婴幼儿，并能够照顾其出行。

二、相关知识

1. 婴幼儿服装选择的知识

1) 衣着要求

婴幼儿的皮肤细嫩，容易损伤，衣着应选择简单、宽松、质地柔软，以纯棉或棉质衣料为主，吸湿性、吸水性和透气性良好，易穿脱且不影响四肢活动为宜。

2) 衣着的选择

（1）上衣：上衣可选择圆领或和尚领的，内衣一定要吸汗，可以选择浅色、柔软的纯棉织品，最好不要有硬的缝合边，以免擦伤皮肤。衣服的袖口不要过紧过长，以不带纽扣为佳，简单不要有过多的装饰物品，以免宝宝误食。

（2）裤子：可选择宽松的裤子，如使用松紧带千万不要勒得太紧，否则会影响到宝宝的呼吸和骨骼的正常发育。避免给宝宝穿拉链裤，以免会阴处皮肤或包皮被嵌入拉链中去。如是女宝宝，外出时不宜穿开裆裤，易引起尿路感染。

（3）鞋子：鞋子应选择具有优良的透气性和吸汗功能的，天然皮革最适宜，款式以高过脚面的高帮鞋为主，根据脚的肥瘦、宽窄来选择合适的鞋子，还应注意鞋底的软硬、厚薄，是否防滑、轻便等。

（4）袜子：袜子应该选择纯棉袜，款式尺寸要符合宝宝的脚型，袜腰适当宽松些，注意袜子里面的线头是否过长、过多，以免线头缠住脚趾，发生缺血导致组织坏死。

2. 保暖与婴幼儿健康的关系

当宝宝刚出生时，自身的体温调节功能还没有发育完善，要给宝宝穿上合适的衣服，才能给宝宝起到保暖的作用。裹得严严实实的并不是保暖的最佳方式，过度的保温会使婴幼儿体温升高，严重时可造成"包裹热"。同时，还要做好几处关键部位的保暖措施。

（1）头部保暖。宝宝25%的热量是由头部散发的，不戴帽子会失去大量体热，最好在外出的时候给孩子戴上帽子，当然帽子选择要恰当，帽子的厚度要随气温情况而增减。最好给宝宝戴舒适透气的软布做成的帽子，不要给宝宝选用有毛边的帽子，否则会很容易刺激宝宝皮肤。

（2）腹部保暖。宝宝的腹部一定要做好保暖，不要认为只要外面穿上厚衣服就可以保暖，事实上柔软贴身的棉内衣不仅可以吸汗，而且还能让空气保留在皮肤周围，阻断体内温度的丢失。睡觉的时候如果怕宝宝蹬被使肚子着凉，可选择即使宝宝两腿活动也不会露出肚皮的暗扣衣服或者是连体衣，或把宝宝放在睡袋里。

（3）脚部保暖。宝宝脚的表面脂肪少，保温能力差，脚的保暖关键在于锻炼和穿好鞋袜，平常要给宝宝穿戴整齐，穿棉质的袜子，透气且保暖性好的鞋子。

3. 背、抱与婴幼儿情感依恋的关系

自从新生儿出生以后，离开母亲子宫内既宁静又暖和安全的生活环境，十分不习惯，也感到惊慌不适。尤其被人抱起时头和颈得不到支持，有向下坠落感觉，会出现惊吓。因此要学会背、抱婴幼儿，使他得到支持，感到全身舒适放松愉快。带着宝宝走动，还可腾出手来做点家务事，在走动时，可以使婴幼儿获得安抚和亲切感，开阔他的视野，有更多机会接触周围的事物，也是建立情感的第一步，同时也促进其心智生理、人际交往及感情等的发展。

4. 背、抱婴幼儿的动作要领

1～2个月的婴儿，主要是横抱，也可采用角度较小的斜抱。3个月后主要采取竖着抱。但不管何种抱姿，都要注意保护好婴幼儿，不仅要抱得舒服，还要让宝宝有安全感，因此抱起、放下动作要轻柔。这样，小宝宝舒畅地躺在怀里，不仅感受到被保护关爱，更能早早地与外界接触，学习更多的东西。

1）横抱婴幼儿的动作要领

先用一只手托住婴幼儿的腰部和臀部，另一只手放到头颈下方，再慢慢地把婴幼儿抱起，使他的身体有依托，头不会往后垂。然后再把婴幼儿的右手移向左臂弯，将他的头放到左手的臂弯中，这样将婴幼儿横抱在臂弯里，稳稳地托住宝宝的头部、颈部、背部和臀部，如图3-8所示。

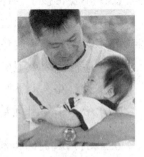

图3-8

2）竖抱婴幼儿的动作要领

先将婴幼儿抱直，趴在你的肩膀上，胸腹部贴着你的前胸，一只手臂绕过婴幼儿的背部护住对侧的上肢，如果婴幼儿的头还不能竖稳时应托住头部和颈部，另一只手托住婴幼儿的臀部，如图3-9所示。

3）面向前抱婴幼儿的动作要领

当婴幼儿稍大一些，可以较好地控制自己的头部时，让婴幼儿背靠着胸部，用一只手托住他的臀部，另一只手护住他的胸部，如图 3-10 所示。这样，让婴幼儿面向前抱着，使他能很好地看看面前的世界。

4）骑坐在胯部抱婴幼儿的动作要领

婴幼儿和你面对面，双腿分开，骑坐在你的胯上，一手托住他的臀部，一手护住他的肩背部。这时婴幼儿若觉得还不够安全，他的小手会紧紧抓住你的臂膀。这个姿势还可以交替抬高你的左右腿，这样能够训练婴幼儿的平衡能力，如图 3-11 所示。

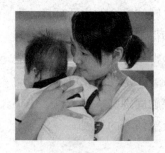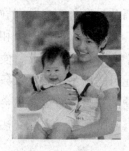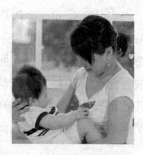

图 3-9　　　　　　　　　　图 3-10　　　　　　　　　　图 3-11

5. 婴幼儿出行的注意事项

（1）不要将孩子交给任何陌生人照看。

（2）不要将孩子独自留在公共场所游戏，孩子要在视线以内并随时跟着。

（3）不要带孩子到任何有安全隐患的场所，如水池、马路、高台等。

（4）最好是去离家近空气新鲜的地方，如果要去公共场所，例如商场、影院或超市等，应小心避免接触到有咳嗽、打喷嚏等明显疾病症状的人。

（5）应注意个人卫生，给孩子喂食时先洗净双手。

（6）过马路、上下车、乘坐电梯时一定要牵着或抱着孩子。

（7）带孩子外出玩耍时，需注意避免孩子捡东西吃或把东西塞鼻孔里。

6. 出行用具的选择及其使用方法

带婴幼儿出门前可先了解一下当日的天气、温度，并根据目的地的具体情况选择合适的交通工具。无论选择什么样的交通工具，都应该以婴幼儿的安全为前提。外出时婴幼儿大部分的时间都被背着、抱着或坐在婴儿车上，所以一定要携带婴儿背带、婴儿推车来作为婴幼儿的交通工具。不管路途远近，尽可能备齐物品，以便不时之需。

（1）背、抱：小月龄的婴幼儿多以背抱为主，可以选择婴儿背带，这样可以腾出双手，做一些简单的活动和操作。

（2）婴儿推车：婴儿推车可以坐或躺，比较合适。

（3）乘车：不要在人多拥挤的时候乘坐公交车，这样可能会挤坏婴幼儿，而且车厢内空气不流通、环境嘈杂，会使婴幼儿感到不安甚至哭闹。注意安全乘车，如果是私家车还需要备有婴幼儿安全座椅。

三、工作内容与方法

1. 能为婴幼儿选择和更换衣服

给宝宝穿衣服可不是一件容易的事情，特别是新生儿，他的身体很柔软，颈部无力，四肢屈曲。因此，给宝宝穿衣服需要一点技巧。穿衣顺序可先穿上衣再穿裤子，要一边跟他说话一边进行，这样可以分散宝宝的注意力取得他的配合。

（1）穿开衫衣服的步骤：①将衣服打开，平放在台面上。②让宝宝平躺在衣服上，脖子对准衣领的位置。③先将宝宝的一只手臂抬起来，再向上向外侧伸入袖子中，将宝宝的手轻轻地拉出来。④抬起另一只手臂，使肘关节稍稍弯曲，将小手伸向袖子中，并将小手拉出来。最后把穿上的衣服拉平，系好带子或扣上纽扣。如图3-12所示。

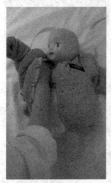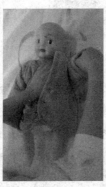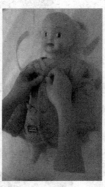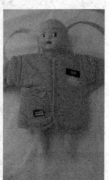

图3-12

（2）穿套头衣服的步骤：①首先，把上衣沿着领口挽成环状，将领口拉宽，先把领口的后部套到宝宝的后脑勺，然后再向前往下拉。在靠近宝宝脸部的时候，可用手把衣服平托起来。②穿袖子。把一只袖子沿袖口折叠成圆圈形，手从中间穿过去后握住宝宝的手腕从袖圈中轻轻拉过，顺势把衣袖套在宝宝的手臂上，然后以同样的方式穿另一条衣袖。③整理。一只手轻轻把宝宝抬起，另一只手把上衣拉下去。如图 3-13 所示。

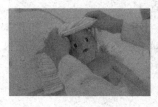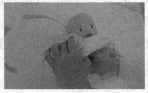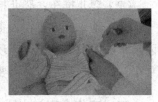

图 3-13

（3）穿连体衣的步骤：先把所有的扣子都解开，让宝宝平躺在衣服上，脖子对准衣领的位置，先穿手臂，再穿裤腿，然后扣上所有的纽扣即可。连体衣穿脱方便，穿着舒服，保暖性能也很好。如图 3-14 所示。

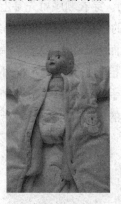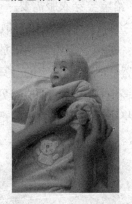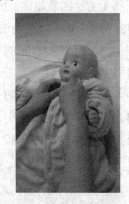

图 3-14

（4）穿裤子的步骤：先将手指从裤管穿过去，握住宝宝的脚踝，将脚轻轻地拉过去。穿好两只裤腿后抬起宝宝的臀部，把裤子拉上去。也可抱起宝宝把裤腰提上去包住上衣，并把衣服整理平整。如图 3-15 所示。

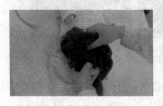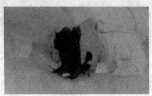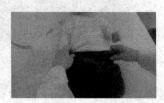

图 3-15

（5）脱裤子的步骤：将婴儿下肢方向对着操作者躺平，松开上衣下摆，一手提起小腿，一手将裤腰退至臀下，最后再轻轻地将裤子完全脱下。如图3-16所示。

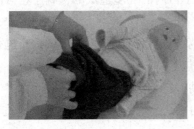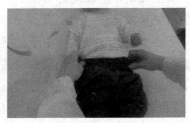

图 3-16

（6）脱衣服的步骤：①如果是开衫先将宝宝平放在平面上，从上到下解开衣服。轻轻拉出孩子的左手，再拉出右手，如图3-17所示。②如果需要脱套头衫，先把衣服卷到颈部，抓住宝宝的肘部，轻轻地拉出胳膊。用拇指把衣服撑开，把手伸进衣服内侧撑着衣服，这样宝宝的脖子才能够顺利穿过。注意不要接触到宝宝的面部。如图3-18所示。

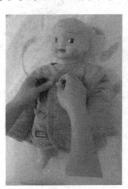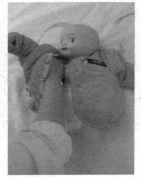

图 3-17

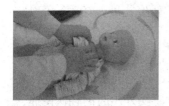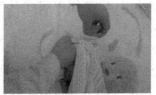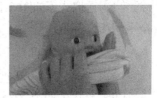

图 3-18

2. 正确包裹婴儿

1）相关知识

（1）新生儿的小腿稍向外弯曲，是子宫内的环境造成的，属于正常的生理现象，随着生长发育会自然变直。

（2）不要把婴儿双臂紧贴躯干，把双腿拉直，用布、毯子或棉布进行包裹并在外面用带子捆绑起来，打成"蜡烛包"。

（3）"蜡烛包"限制婴儿胸廓的运动，影响其胸廓和肺脏的发育。

（4）"蜡烛包"使四肢活动"失去自由"，大大不利于宝宝肌肉和关节的活动，影响大脑和全身的生长发育。

（5）在合适温度的室内是没有必要包裹的，只要给宝宝穿上厚薄相宜的合体衣物即可。

2）包裹婴儿的方法

（1）让婴儿躺在毯子的对角线上，将一侧的角拉起包住婴儿后对折放在婴儿臀下，再将另侧角拉起折放于身体另一侧身下，毯子较长的一角可轻轻下折放于臀下。

（2）气温较低时，可以给婴儿上身穿合适的衣服，再用柔软的绒布或棉布齐腋下包住，胸部以成人手能插入为宜，使婴儿双腿保持蜷曲状态，能自由蹬踢，如图3-19所示。

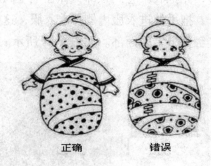

正确　　　错误

图3-19

3. 能背、抱婴幼儿

1）用背带兜抱婴幼儿的方式

（1）横抱式（如图3-20所示）：适合0～4个月，新生儿最为舒适，可以完全平躺横向怀抱。

（2）纵抱式（如图3-21所示）：适合4～12个月，可以和宝宝亲密互动。

（3）前抱式（如图3-22所示）：适合6～12个月，带宝宝认识美好世界。

（4）背式（如图3-23所示）：适合6～30个月，感受外出时的轻松便捷，完全解放双手。

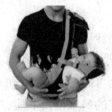
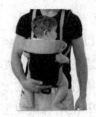
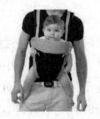
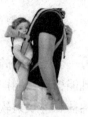

图 3-20　横抱式　　　　图 3-21　纵抱式　　　　图 3-22　前抱式　　　　图 3-23　背式

注意事项

（1）使用前先检查各插扣是否完好扣紧。

（2）颈部肌肉尚未发育成熟的婴儿，应合理使用。

（3）使用背带过程中不要做夸大的动作。

（4）连续使用不超过 2 个小时为宜。

（5）为避免宝宝的不适，在哺乳后 30 分钟使用。

2）用背带兜抱婴幼儿的方法

（1）在腰部扣紧腰带。

（2）抱起婴幼儿，让他靠在肩膀上，然后一只手托住婴幼儿的头后部。

（3）身体向后倾，用胸腹部支撑着婴幼儿，再向上拉起兜袋，让婴幼儿的腿穿过兜袋的洞。

（4）用一只手托住婴幼儿，另一只手把肩带拉到肩膀上。如图 3-24 至图 3-28 所示。

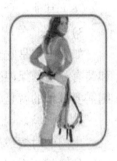

图 3-24

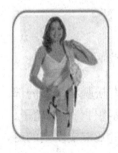
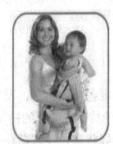
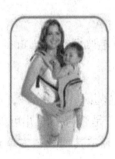
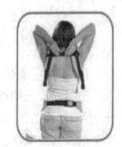

图 3-25　　　　　　图 3-26　　　　　　图 3-27　　　　　　图 3-28

4. 为婴幼儿出行准备各种用具和物品

1）交通工具

根据情况选择合适的交通工具，如婴儿推车、婴儿背带或者儿童安全座椅。

2）必备物品

（1）衣物：至少两套衣服，一套内衣以便尿湿后或者出汗后能迅速更换，另一套是备用的外套，防止宝宝不小心弄湿或弄脏时更换。小帽子也是必备的，既能挡风又能挡住过于强烈的太阳光。能够独立行走的宝宝可以穿一双吸汗的棉袜和一双柔软合脚的鞋子。此外，围兜的使用可避免宝宝的口水浸湿衣服，手绢也可在宝宝呕奶时派上用场，为了防止宝宝睡觉着凉，还需备一条毯子。

（2）护肤品：宝宝的皮肤稚嫩，冬天外出时可准备润肤油，夏天可使用防晒霜。

（3）婴儿湿巾及纸巾：为宝宝换尿裤用或者清洁手脚用。

（4）宝宝最喜爱的玩具：宝宝熟悉的玩具可以在陌生的环境里陪伴他，这很重要。

（5）护具：刚学会走路的宝宝可以准备学步带或者护膝。

（6）其他：伞、相机、防蚊液等。

3）饮食

如果宝宝是吃母乳，出门会简单得多。如果是喂奶粉，可准备足够的奶粉和装有开水的保温壶，最好还要准备好凉开水，便于冲泡奶粉。宝宝断奶以后，则需要携带的就是辅食或饮水杯，如外出就餐也可自备餐具等。

4）换尿布

出门的时候最好使用纸尿裤，可以多备几片，换下尿布后用婴儿湿巾清洁宝宝的臀部，有尿布疹的涂上护臀霜。可密封的塑料袋可用来装脏纸尿裤和脏衣服等。

5. 使用婴幼儿童车照顾婴幼儿出行

1）出门前准备

出门前首先检查婴儿车的安全性，确定各功能正常，没有松脱和破损的部分，例如其刹车功能，是否有婴幼儿可能触及塞进嘴里的松动物件，检查轮子、安全带及其他配件，确定其均处于安全良好状态，没有存在危及宝宝安全的可能性。

2）使用婴儿车注意事项

（1）宝宝坐在婴儿车里，面部不可用尼龙纱巾遮盖住。这样做并不能保护宝宝，反而不利于宝宝受到适宜的阳光照射和呼吸到新鲜的空气。

（2）车架上面玩具要固定好，以免砸落在婴幼儿脑袋。

（3）如婴幼儿车可以折叠，当婴幼儿放入车后应固定好开关，并保证婴幼儿触及不到。

（4）当婴幼儿能够独立站起时，尽量不要使用婴儿车，以免摔出车外。

（5）推婴儿车过马路时，先将婴儿车推至斑马线处，等信号灯显示可以通行时再过马路。当婴幼儿坐到车内后应固定好安全带。

（6）如停止行走时，都要使用刹车功能。

（7）不要在把手上悬挂过多的物品，以免婴儿车向后倾倒。

（8）不要让婴幼儿单独留在车内。

6. 使用车载儿童座椅照顾婴幼儿出行

选择私家车外出时，不能简单地将婴幼儿安排在普通成人座椅上，而应使用儿童安全座椅，不能将座椅安装在副驾驶座上，因副驾驶座是车上最危险的位置，特别是好动的孩子，容易影响正常驾驶引发事故。更不能将孩子抱在怀里，这样当事故发生时，大人根本无力保护孩子。一般的汽车座椅和安全带是专门为成人设计的，如使用成人安全带仍然会导致儿童头部、颈部和腰部的受伤。

使用儿童安全座椅的正确方法

（1）体重低于9kg的儿童，应使用后向式儿童安全座椅，将安全带置于较低的狭槽内，与肩齐或比肩略低，将安全带夹头的顶部系在腋窝的位置。千万不要将安全座椅安排在前排位置，因前排的安全气囊能够直接导致儿童受伤。

（2）9～18kg的儿童，应使用后向式汽车座椅，将安全带插入指定的加固狭槽内，与肩齐或比肩略高，将安全带固定在腋窝的高度，保持安全带贴在身上。

（3）体重超过18kg的儿童，使用安全带定位，加高座椅，将肩部安全带紧贴前胸系在肩部以上，确保不系到孩子的颈部、脸部和胳膊上。腰部安全带应贴紧大腿，不高过腹部。

（4）1.45m以上的儿童，肩部安全带应穿过前胸。刚好系在肩上，不要放在胳膊下面或后背。腰部安全带应贴紧大腿，不高过腹部。

注意事项

（1）根据儿童的体重选择合适的汽车安全座椅。

（2）收拾好重物，并将车内儿童有可能触及的危险物品放到妥当的位置。

（3）儿童上车后应立即使用安全座椅扣好安全带，并能够始终保持其状态，不要让儿童站在座位上或在座位上跳来跳去。

（4）车辆启动后，应锁好儿童触手可及的门窗。

（5）任何情况下都不能把儿童独自留在密闭的车厢内，以免发生危险。

第五节　环境与物品的清洁

一、学习目标

了解婴幼儿环境与物品清洁的意义及方法。

二、相关知识

给婴幼儿创造一个健康、快乐的环境，是对居室环境的基本要求，婴幼儿对外界环境刺激的适应性较低，对生活环境的有害物质比较敏感，家庭生活环境对婴幼儿身心健康的影响很大，婴幼儿长期生活在空气污浊的环境中，会影响呼吸道的功能，降低身体抵抗力，甚至影响生长发育。而空气清新可防感染。

1. 环境卫生与婴幼儿成长的关系

宝宝出生后父母往往更注重宝宝的哺育问题，但随着宝宝年龄的成长，探索的欲望和范围逐渐增大，父母就需要为宝宝营造一个能够自由活动、自由发挥、自由探索的生活空间。居室内是婴幼儿停留时间最长的地方，特别是婴幼儿期，宝宝的可移动范围很小，对外界环境的适应性较低，对生活环境的有害物质较敏感，幼儿期宝宝开始学走、跑、跳，所以卫生的成长环境对于宝宝来说就变得尤为重要了。环境的好坏还直接影响婴幼儿的身心健康成长。

2. 清洁和消毒的区别

清洁是在消毒灭菌之前，用物理方法清除污染物体表面的有机物、污迹和尘埃，减少微生物的过程。

"消毒"是指消除或杀灭外环境中的病原体，使其无害化。是切断传播途径防止传染病扩散或蔓延的重要措施之一，同时也是防止医院内感染的重要环节。

3. 清洁用品的功能与作用

清洁可消除大量潜在的病原微生物，以保证接触物品的安全性，减少接触感染的机会。清洁的环境对于婴幼儿的成长是极其重要的。

常用的清洁方法有水洗、机械去污、去污剂去污。

4. 消毒用品的功能与作用

在环境污染日益严重的今天，我们的生活环境中危机四伏，存在着许多肉眼看不见的致病菌和病毒，它们通过呼吸道、消化系统或皮肤接触侵入我们的身体，引发各种疾病，甚至还会威胁到我们的生命。据卫生部门统计，每年因胃肠病死亡者达 30 多万人，大多是因为不注意饮食卫生而导致的，而且 80%以上的常发病，例如感冒、痢疾、皮肤病、性病、妇科病、结核病、乙型肝炎等，也都是因为致病菌、病毒的侵入与其他条件并发所致。预防这些疾病的最有效的方法就是加强日常生活环境、饮食及人体自身方面的卫生消毒工作。使用安全、有效的方法对日常生活环境作全方位的消毒，不仅能提高我们的生活素质，更能预防疾病，保障健康。

5. 各类婴幼儿物品清洁的注意事项

室内维持整洁、无尘、空气新鲜，室温维持在 22～24℃，相对湿度 55%～65%。每日常规清洁、消毒，每周大搞卫生 1 次，使用专用卫生工具，定期空气消毒。婴幼儿用眼药水、扑粉、油膏、沐浴液、浴巾、治疗用品等，应一婴一用。

（1）婴幼儿卧室尽量不用扫把来扫，可用拖把直接拖以避免扬尘。桌椅玩具的清洁也尽量用湿布来擦拭。

（2）定期清洗、晾晒被褥，一周一次为宜。清洗时使用经国家有关部门检验合格的中性无磷的洗衣液，最好是婴幼儿专用。如果是被大小便污染过的被褥，则应当先清洗除污后再进行消毒。

（3）定期对婴幼儿玩具进行清洁，晾晒。

婴幼儿衣物清洗时应注意不要使用除菌剂、漂白剂。应反复水洗两三遍直到水清。污渍应尽快洗掉。内外衣物不可混洗且尽量手洗，若用洗衣机洗应专用单独洗。

6. 各类婴幼儿物品消毒的注意事项

1）煮沸消毒的消毒指标

煮沸消毒的水温需达到 100℃。消毒时间从水沸腾后继续煮沸 20 分钟，可杀灭细菌繁殖体，煮沸 30 分钟，可杀灭结核杆菌、真菌、病毒，但对芽孢的杀灭是不可靠的。

2）煮沸消毒注意事项

（1）煮沸消毒一般不做灭菌法用。

（2）消毒时间应从水沸后开始计算。

（3）玻璃类从冷水时放入，橡胶类水沸后放入，以免橡胶变软。

（4）物品应先清洁再煮沸消毒。

（5）棉织品煮沸消毒时应适当搅拌。

（6）被消毒物品要全部浸入水中。一次消毒的物品不应放置太多，以不超过容量的 3/4 为宜。

（7）煮沸消毒后的物品在取出和存放时要防止再污染。

三、工作内容与方法

1. 婴幼儿奶嘴与奶瓶的日常消毒

婴幼儿的免疫系统尚未发展成熟，容易受病菌感染。病菌可经由食物传播，所以婴幼儿奶瓶和奶嘴必须彻底消毒。建议所有器具最少每天消毒一次，最好在早上进行。

消毒前的准备：餐后将奶瓶、奶嘴及配件彻底洗净，将奶嘴里外洗刷干净，再用清水冲洗干净。需要特别留意清洗奶嘴孔，并用水冲过洞孔，确保没有食物残余。这个步骤非常重要，因为奶瓶、奶嘴只有在清洗干净后才能彻底消毒。简单的冲洗并不足够，因为极微细的食物残渣，都可能成为病菌繁殖的温床。

1）沸水消毒

沸水消毒是一种有效杀死病菌的方法，一般建议将奶嘴放在沸水里煮 2～3 分钟。奶嘴不应煮得太久，否则会令表面黏性增加，出现细孔，加速物料老化。如果器具没有完全浸泡在水中，或表面积聚气泡，结果就会跟煮沸时间不足时一样。这样或许可以减缓物料老化，但是却不能彻底且有效地杀死病菌。

注意事项

（1）先将清水煮沸，再放入要消毒的奶瓶和奶嘴，确保所有器具都完全浸泡在水中。

（2）器具煮 2～3 分钟已经足够，消毒时一定要有人在场，以免发生危险。

2）蒸汽消毒

使用蒸汽消毒锅是最好的消毒方法，更对环境无害。水蒸气能有效杀死病菌，无需加入任何化学品。奶瓶、奶嘴上不会残留化学品，不会影响婴幼儿健康。蒸汽消毒锅消毒是最简单方便的方式。

建议使用如下最佳处理程序：先彻底清洗奶瓶、奶嘴和旋转盖；将奶嘴里外洗刷，并用清水冲洗干净；将 70mL 的水倒入发热底盘；将奶瓶放进下篮筐，瓶口朝下，其他细小配件如奶嘴、旋转盖等可放进上篮筐，将上、下篮筐叠起。盖上盖子，轻按启动按钮。当锅中的水变成水蒸气时可达 95～97℃，足以杀灭有害细菌。水蒸气亦会从锅四周均匀地蔓延并进行消毒程序。消毒过程完成后，消毒锅之指示灯会自动关掉（约 12 分钟）。

蒸汽消毒方法在一般家庭仍未被广泛使用。但数十年以来，医院每天都使用类似的方法消毒器具，成效显著。传统的沸水消毒法会令奶嘴表面黏性和洞孔增加，已经不合时宜了。使用蒸汽消毒，不但令奶嘴更持久耐用，奶瓶上的图案也能更有效地保存。所有器具都可存放在消毒锅内，既卫生又无尘。随锅附赠的奶瓶夹可避免用手直接接触器具，减少污染。

2. 玩具的消毒

玩具是婴幼儿直接的经常接触物，不论是常玩的还是大部分放进玩具箱偶尔玩一次的，都会沾染上各种细菌。婴幼儿很容易通过抚摸玩具而受到细菌的感染，从而影响健康，因此应该对婴幼儿的玩具定期进行消毒。不同材质的玩具会有不同的处理方法，例如一些塑料玩具最好天天清洗，可浸泡于消毒液中进行消毒。布娃娃之类的玩具不适宜经常水洗，也要每周擦拭表面的灰尘污垢，随后喷洒温和安全的消毒液，再自然晾干。

（1）耐热的木制玩具：可在开水中煮沸 10 分钟左右。

（2）塑料和橡胶玩具：可在 0.2% 的漂白粉溶液中浸泡 20～30 分钟。

（3）怕湿怕烫的毛类玩具：可在烈日下暴晒 4～6 小时，借助太阳紫外线的照射，将细菌杀灭。

（4）高档电动、电子玩具：可定期用酒精棉球擦拭婴幼儿经常抚摸的部分。

不过，一定要小心一些腐蚀性强的消毒液会腐蚀破坏玩具，更要注意上边的有害化学残留，一般来说，物理消毒的方式会相对安全一些，如最近市面上的一种叫 AKACID 的消毒成分，是胍盐的阳离子聚合物，它能迅速在玩具表面形成一层微薄保护膜，隔离微生物病菌，阻止其繁殖和传播，从而有效地杀灭细菌。AKACID 具备致密分子结构和分子尺寸，决定了它安全无刺激，对任何高级生物体无害，同时也不会渗入血脉，因此无副作用。在给玩具消毒后，也不会残留有害物质伤害宝宝娇嫩的肌肤或刺激宝宝的眼睛。

如上述的以 AKACID 为主要消毒成分的元康消毒液，只需要在简单清洁玩具之后，将 50 倍的稀释消毒液对玩具表面进行喷洒至湿润，或直接浸泡于稀释液中 15 分钟，再自然晾干。

3. 衣物消毒

通常来讲，婴幼儿衣物要和大人的分开。因为大人的活动场所较广，所带细菌也多，混在一起，容易将细菌沾在婴幼儿衣物上。为了避免洗衣机内的细菌污染，婴幼儿的衣物最好手洗。

婴幼儿皮肤柔嫩，抵抗力也比较低，所以他们的衣物既要保证干净，还要做好除菌、消毒工作。只是因为婴幼儿体质不比大人，除菌消毒时，少用化学品才能尽可能避免留下"祸患"。

在清洗时用热水比较好，温度以 50～60℃为宜。如果一定要用清洁用品，得选用婴幼儿专用品且不能气味过浓，以免由于芳香剂过多，对婴幼儿皮肤造成损害。需要指出的是，千万不要使用 84 消毒液等消毒产品，因为它们有很强的刺激性，很难彻底漂洗干净。肥皂刺激性较小，用来清洗婴幼儿贴身内衣最合适。

洗完衣服后，可以用一点衣物柔顺剂，但也要婴幼儿专用的。衣物经柔顺剂漂洗后，能中和水及洗涤剂中的碱性，使其呈现微弱的酸性，与皮肤的 pH 值相近，因此不会刺激皮肤。此外，由于衣服静电减少了，穿起来也会更舒适一些。

再有就是晾的问题。婴幼儿衣物漂洗干净后，最好用晒太阳的办法除菌。太阳是最天然的除菌材料，应该让婴幼儿衣物充分吸收阳光。如果碰到阴天，可以在晾到半干时用电熨斗熨一下，熨斗的高温同样也能起到除菌和消毒的作用。

4. 清洁、消毒婴儿尿布和便器

婴儿使用的尿布可选用品质优良的一次性尿布，也可用棉质的纱布，但应做好消毒、清洁。棉质尿布用后应随换随洗，可选用中性肥皂（最好不要用洗衣粉）洗，用清水漂洗干净（有大便的尿布应先用水冲洗干净后再洗），再放在阳光下晒干。也可以在漂洗干净后用开水烫过再晾晒更佳。婴儿应有专用的便器，婴儿便后应马上倾倒并用清水冲洗；每天用含氯消毒液浸泡 30 分钟后用清水冲洗一次。

注意：洗涤时不要使用含酶的洗衣粉和柔软剂。

5. 婴幼儿家具、卧具的清洁

婴幼儿的手、口动作较多，自我控制能力较差，所以婴幼儿的家具、卧具应定期清洁。一般每周用含氯消毒液或使用经国家有关部门检验合格的家具消毒剂进行擦拭一次，每天用清水和干净的湿布擦拭一次灰尘。被褥应经常放阳光下晾晒。

本章小结

1. 掌握指导母乳喂养的相关知识与方法。
2. 掌握正确选择和冲调配方奶粉的方法。
3. 掌握婴幼儿辅食添加的相关知识及制作婴儿泥状食品及基本菜肴。
4. 婴幼儿卫生清洁的方法。
5. 婴幼儿适宜的睡眠条件，睡眠质量的知识与方法。
6. 培养婴幼儿良好的二便习惯的方法。
7. 掌握婴幼儿环境与物品的清洁方法。

练 习 题

一、选择题

（一）单选题

1. 正确的母乳喂养姿势有（　　　）。
   A. 平卧式　抚头抱臀式　摇篮式　橄榄球式
   B. 交叉环抱式　侧卧式　摇篮式　橄榄球式
   C. 摇篮式　扶肩托臀式　橄榄球式　侧卧式
   D. 婴儿侧卧式　抚头抱臀式　摇篮式　橄榄球式

2. 关于包裹婴儿，以下哪种说法是错误的（　　　）。
   A. 包裹时不要把婴儿双臂紧贴躯干
   B. 用布、毯子或棉布进行包裹并在外面用带子捆绑起来
   C. "蜡烛包"限制婴儿胸廓的运动，影响其胸廓和肺脏的发育
   D. "蜡烛包"不利于宝宝肌肉和关节的活动

（二）多选题

1. 辅食添加的原则是（　　　）。

A. 从少到多　　　　　　　　　　　B. 从稀到稠

C. 从一种到多种　　　　　　　　　D. 从细到粗

2. 清除宝宝耳屎的技巧是（　　　）。

A. 可利用宝宝洗澡时间来进行

B. 用湿布将宝宝外耳道（耳洞之外的部分）擦拭干净

C. 洗澡后用干的棉棒抵入宝宝耳朵不超过 1cm 处，轻轻稍作旋转，即可吸干水分和清除秽物

D. 有些情况下，需医生处理以清除耳屎

E. 可能是因让宝宝躺着喝奶，或因洗澡后未做适当的处置，所以保持局部清爽很重要

3. 怎样给女宝宝清洗小屁屁（　　　）。

A. 先用纸巾擦去小屁屁上残留的粪便渍

B. 举起宝宝的双腿，用一块纱布清洗大腿褶皱处

C. 清洗大腿根部，往外清洗至肛门处

D. 用同一块干纱布以按压的方式由前往后拭干小屁屁

E. 不让小屁屁暴露在空气中，直接换上干净的尿不湿

二、是非题

1. 冲调奶粉后必须大人先吸一口温度适宜方可喂给婴儿。（　　　）

2. 儿童安全座椅应安装在副驾驶座上。（　　　）

3. 每次尿尿、便便都必须用沐浴精清洗，才能使宝宝的屁屁更加洁净。（　　　）

三、填空题

1. 常用的清洁方法有（至少3种）：＿＿＿＿＿＿＿＿＿＿＿＿＿＿。

2. 不同材质的玩具应采用不同的方法进行消毒，怕湿怕烫的毛绒类玩具应采用＿＿＿＿＿方式进行消毒。

3. 在清洗婴幼儿衣物时，用热水比较好，温度以＿＿＿＿＿℃为宜。

四、简答题

1. 简述添加辅食的目的。

2. 用背带兜抱婴儿有哪几种方法？分别适合哪个月龄的婴幼儿？

3. 简述宝宝指甲修剪技巧。

五、论述题

冲调配方奶粉的方法？

第四章　保健与护理

第一节　三浴锻炼与抚触

一、学习目标

了解婴幼儿三浴锻炼与婴幼儿的生长关系，掌握空气浴、日光浴、水浴及婴儿抚触的方法。

二、相关知识

三浴锻炼是指利用自然界的空气、阳光、水对婴幼儿进行的体格锻炼，即空气浴、日光浴和水浴。

1. 三浴锻炼与婴幼儿生长的关系

空气浴是一种最简单易行的方法，不受地区、季节和物质条件等的限制。新鲜空气的氧含量高，能促进新陈代谢，利用气温和人体皮肤表面温度之间的差异形成刺激，气温越低，刺激强度就越大，寒冷的空气可以使交感神经更活跃，锻炼呼吸器官和增强心脏活动以及增强机体适应外界气温变化的能力。对气温的感受不仅取决于气温，还与空气湿度、气流有关。所以进行空气浴时，同时要注意气温、空气湿度及气流的影响。

日光中有两种对人有益的光线，一种是红外线，可使人的血管扩张，血液循环加快，新陈代谢增强，促进婴幼儿的生长发育。另一种是紫外线，除有杀菌作用，提高皮肤的防御能力，还可以使皮肤内的7-脱氢胆固醇转化为维生素D，促进机体对钙、磷的吸收，预防佝偻病的发生。紫外线还可以刺激骨髓制造红血球，防止贫血。

水浴是利用水的温差和水的机械作用来锻炼身体。通过水的刺激，可增强机体体温调节机能反应能力，促进血液循环，增强机体对外界气温变化的适应能力。水的导热是空气的30倍。对于健康的婴幼儿，低于20℃能引起冷的感觉，20～32℃为凉的，32～40℃是温的，40℃以上是热的。锻炼可从温水逐渐过渡到冷水。

2. 婴儿全身抚触与身心发展的关系

婴儿抚触是通过皮肤接受不同力度的刺激，肌肉得到按摩，让婴儿被动接受锻炼，可促进血液循环及中枢神经系统的发育，促进肌肉及动作协调，让婴儿感到满足、心情愉快，增加婴儿睡眠，减少婴儿哭闹，有利于婴儿的健康生长发育。

三、工作内容与方法

1. 三浴的方法

1）空气浴的方法

空气浴适用于任何年龄的婴幼儿。时间根据婴幼儿的不同年龄和身体状况确定，可从 5 分钟开始，逐渐增加，最长可达 2 小时。空气浴最好从夏季开始，这样婴幼儿能适应气温从热到温、到冷的逐渐过渡，使机体逐步适应。要先从室内开始锻炼，适应后再到室外锻炼，寒冷季节可在室内进行，可以先开门、开窗通风换气，使室内空气清新。锻炼时的室温应逐渐下降，一般每 3～4 天下降 1℃，最低室温 12～14℃，体弱儿不可低于 15℃，气温 30℃以上太热也不适宜。空气浴可与各种活动如主被动操、游戏、体操、走路结合进行。

注意事项

（1）根据季节、天气变化和婴幼儿的身体情况安排锻炼。

（2）要循序渐进，密切注意婴幼儿的反应，如有皮肤发紫、面色苍白、发凉等情况，需立即停止。

（3）对于身体特别虚弱、急性呼吸道疾病、各种急性传染病、急慢性肾炎、化脓性皮肤病感染和炎症以及代偿不全的心瓣膜病应禁止锻炼。

2）日光浴的方法

在进行日光浴前，应先进行 5～7 天的空气浴。冬季在室内做日光浴要开窗。满月后可以到户外晒太阳，时间长短要依据宝宝年龄大小和耐受情况来定，一般从 5 分钟开始逐渐延长到 30 分钟。夏天适宜在上午 8～9 点，下午 15～17 点进行，冬天可在中午进行。选择清洁、空气流通但又避开强风的地方，尽量露出婴儿皮肤，如头、手、脚、臀部等部位。在婴儿进行日光浴以前，要先开门、窗，让宝宝有个适应的过程再出门。日光浴后最好给予擦澡或淋浴。

注意事项

（1）要防止阳光直射婴儿的眼睛。如果太阳光很强，要给婴儿带上太阳帽，或选择在树荫下进行，以保护眼睛。

（2）婴儿生病时如婴儿有发热，严重的贫血，心脏病以及消化系统功能紊乱，身体特别虚弱，就不宜进行日光浴。

（3）日光浴后要及时给婴儿喂水。

（4）不要隔着玻璃晒太阳，尽量让阳光直接接触皮肤。

（5）要注意观察婴儿的反应，如脉搏、呼吸、皮肤发红及出汗情况，以判断婴儿可接受日光照射的时间和强度，若日光照射后，婴儿出现虚弱感，大汗淋漓，神经兴奋，睡眠障碍，心跳加速等情况，应减少或停止日光照射。

3）水浴的方法

常见的水浴有温水浴、冷水擦浴、冷水淋浴及游泳等几种。

（1）温水浴

适用于新生儿及婴儿。脐带脱落后即可进行，室温 24～26℃，水温 35～37℃，时间约 10 分钟左右，对于较大的婴儿，水温可稍低些。浸浴的方式是用一较大的盆盛水，婴儿半卧位于盆中时，让婴儿颈部以下身体全部浸入水中，浸浴完毕，立即用大毛巾包裹好擦干，婴儿皮肤以轻度发红为宜。每天一次。

（2）冷水擦浴

适用于 6 个月以上婴幼儿，体弱儿也可用。室温应在 20℃以上，开始可用 35℃左右水温摩擦，以后水温可每隔 2～3 天下降 1℃，降至 26℃左右，选择吸水性好的毛巾浸入温水后拧成半干，给宝宝擦浴，摩擦全身皮肤，按上肢—胸—腹—侧身—背—下肢的顺序，摩擦至皮肤微红，完毕后用干毛巾擦干。

（3）冷水淋浴

适用于 2 岁以上婴幼儿，室温应在 20℃以上，水温从 33～35℃左右开始，以后每 2～3 天降低 1℃。逐渐降至 26～28℃，可用冷水冲淋全身，按上肢—胸背—下肢的顺序冲浴，但不要冲淋头部。冲淋完毕后立即用干毛巾擦干，穿好衣服。

（4）婴幼儿游泳

婴幼儿游泳是通过皮肤与水的接触，促进视觉、听觉、触觉、动觉等发育，促进婴幼儿脑神经生长发育，促进骨骼发育，增进食欲，增加肺活量，提高婴幼儿抗病能力，增加睡眠，减少哭闹，促进亲子情感交流。

婴幼儿游泳适应症：①足月正常分娩的剖宫产儿、顺产儿（0～12 个月）。②32～36 周分娩的早产儿、低出生体重儿（体重在 2 000～2 500g，住院期间无须特殊处理者）。

婴幼儿游泳禁忌症：①患有婴幼儿疾病需接受治疗者。②小于 32 周的早产儿，体重低于 2000g 体重的低体重儿。

操作步骤：

① 脐带未脱落的，要用防水脐贴护脐。

② 除尿布外，婴幼儿所穿衣服全部脱掉并用浴巾包裹好，操作者用左手将婴幼儿身体夹在操作者的左腋下，用左手掌托稳婴幼儿的头，让婴幼儿脸朝上。

③ 擦洗面部：用一块专用小毛巾沾湿，从眼角内侧向外轻轻擦拭双眼、嘴、鼻、脸及耳后。

④ 洗头：头稍低于躯干用右手抹上洗发露，轻轻按摩头部，然后用清水冲洗擦干。

⑤ 套游泳圈：根据婴幼儿大小选择合适的游泳圈，游泳圈与婴幼儿颈部间隔约两手指，用一块小毛巾垫在婴幼儿下颌，让婴幼儿感觉更舒适。

⑥ 要缓慢入水，以免婴幼儿受惊吓。可先拉着婴幼儿手，等婴幼儿适应后再慢慢松开手。

注意事项

（1）必须进食后 1 小时左右进行游泳，时间约 10 分钟。

（2）游泳池水深大于 60cm，必须以婴幼儿足不触及池底为标准。

（3）婴幼儿游泳期间必须专人看护。

（4）室温在 26～28℃左右，水温在 38℃左右，同时注意观察婴幼儿的皮肤颜色及全身情况。

（5）游泳圈在使用前要进行安全检查，如型号是否匹配（泳圈内口直径稍大于婴幼儿颈围直径），保险扣是否安全，双气道充气均匀，是否漏气（将泳圈按置水中检查）。

（6）游泳圈用消毒液擦拭，再用清水冲洗、晾干。

2. 抚触

（1）头面部：①用两手拇指指腹从眉弓部向两侧太阳穴按摩。②两手拇指从下颌部中央向外上方按摩，让上下唇形成微笑状，如图 4-1 所示。③一手托头，用另一手的指腹从前额发际向上、向后按摩，至两耳后乳突。

（2）胸部：两手分别从胸部的两侧肋下缘向对侧肩部按摩，应避开乳头，如图 4-2 所示。

（3）腹部：两手依次从宝宝的右下腹至上腹向左下腹，呈顺时针方向按摩，如图 4-3 所示。

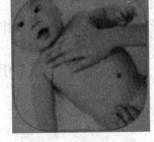
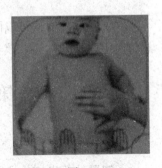

图 4-1　　　　　　　　　　　图 4-2　　　　　　　　　　　图 4-3

（4）四肢：两手交替抓住宝宝的一侧上肢，从腋窝至手腕轻轻滑动并挤捏，对侧及双下肢的做法相同，如图 4-4、图 4-5 所示。

（5）手和足：用四指按摩手背或足背，并用拇指从宝宝手掌面或脚跟向手指或脚趾方向按摩，对每个手指、足趾进行搓动。

（6）背臀部：①宝宝呈俯卧位，双手掌分别由颈部开始向下按摩至臀部。②以脊柱为中心，两手四指并拢，由脊柱两侧水平向外按摩，至骶尾部，如图 4-6 所示。

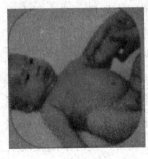
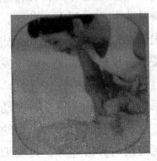
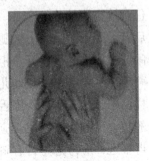

图 4-4　　　　　　　　　　　图 4-5　　　　　　　　　　　图 4-6

注意事项

（1）抚触一般在婴儿吃完奶后 1 小时左右进行，沐浴后最好。

（2）注意室内温度一定不能低于 25℃，因为抚触时宝宝最好全身裸露。

（3）抚触前操作者要摘下手上的所有饰物，包括戒指、手表等，要注意指甲要剪短，以免刮伤婴儿娇嫩的皮肤。

（4）抚触前用温水洗净双手，以免刺激到宝宝。

（5）为了避免宝宝的皮肤受到伤害，可用少许抚触油抹在手上起润滑的作用，不要把抚触油直接抹在宝宝身上，以免引起宝宝不适。

（6）抚触的时候可以同时给宝宝播放一些音乐、唱儿歌或讲故事，还要注意与宝宝眼神的沟通。孩子哭闹、呕吐时要停止操作。

第二节　常见症状护理

一、学习目标

了解婴幼儿发病的早期表现及疾病相关知识；掌握婴幼儿体温的测量方法，如何给婴幼儿喂药，带婴幼儿就医时的注意事项等。

二、相关知识

1. 婴幼儿有病早发现、早治疗

（1）婴幼儿年龄较小，还不能用语言准确表达病痛时，成人要细心观察，尽早发现异常情况，及时进行治疗。

（2）婴幼儿感到不适的主要反应是啼哭，在排除饥饿、排尿等因素后，应仔细检查婴幼儿的全身。应从头到颈、躯干、四肢，稍用力抚摸一遍，再查看后背、颈下、腋窝、大腿根等部位。如果手触到有病的部位，婴幼儿会加剧哭闹或把成人的手拨开、拒按等。反复做几次，就可发现病症的部位。

（3）要善于从婴幼儿日常生活表现中发现异常。如口齿不如同龄婴幼儿那样清晰，应观察是否因舌系带过短影响了发音；婴幼儿对周围环境中突然出现的较大声响反应淡漠，应考虑是否有听力异常；婴幼儿经常看东西时歪头或靠得很近，应考虑是否有斜视或视力异常等等。只要细心观察，就可早期发现疾病的苗头。

（4）婴幼儿的精神状态是反映病情轻重的重要指标。一般来讲，如果面色红润，眼睛有神，正常玩耍，食欲好，说明病情不重；如婴幼儿面色发白，眼睛无神，哭声无力或异常，不吃奶，烦躁不安或嗜睡，频繁呕吐或腹泻等，都表明病情较重，应及时到医院就诊。

婴幼儿时期由于自身免疫功能尚未发育完善，缺乏免疫物质，防疫能力差，特别是皮肤、黏膜防御能力缺乏，易患呼吸系统和消化系统疾病。婴幼儿病情变化快、来势凶易反复，同时婴幼儿年龄小还不能用语言来表达自己的病痛，成人要细心观察，尽早发现异常病情，及时就医。

2. 婴幼儿体温的特点

发热是婴幼儿生病时最常出现的征象，也常常是人们发现婴幼儿生病的最早现象，因而学会观察婴幼儿的体温非常重要。婴幼儿的体温常常受外界因素的影响，如气候变化、包裹多少等都会影响体温的变化，婴幼儿体温略高于成人；新生儿特别是早产儿体温调节功能尚未发育完善，调节功能差，易受外界环境的影响，包裹太多易出现发热，而穿太少易发生低温现象；婴幼儿活动量大，代谢增加运动和进食的时候都会使体温升高，因此在给婴幼儿测体温应在运动、进食半小时后进行。

3. 体温计的类型

体温计有水银体温计、电子体温计、可弃式体温计、红外体温检测仪等。

（1）水银体温计：是最常用最普通的体温计，根据其测试部位的不同又将其分为口表即用于测量口腔温度的体温计；腋表即用于测量腋下体温的体温计；肛表即用于测量肛门温度的体温计。水银体温计分为玻璃球和玻璃管两部分，而球部装有水银，各种水银体温计的不同在于球部，口表球部较细长，腋表球部较长而扁，肛表球部较圆钝。

（2）电子体温计：是采用电子探头测量体温，测得的体温可直接显示数字。特点是读数直观，灵敏度高。

（3）可弃式体温计：为一次性使用的体温计，是一种含有对热敏感的化学批示点薄片，测温时点状薄片可随机体温度的变化而变色，当颜色点从白色变为蓝色，最后的蓝点位置即为所测体温。

（4）红外体温测量仪：其特点是测温快捷、准确、安全，因其体积大，多用于医院的监护病房。

4. 婴幼儿用药特点

（1）年龄不同的婴幼儿，药物在其体内的分布及反应不同，对不同的药物的敏感性也不同，因此不能随意给婴幼儿用药。

（2）婴幼儿时期，肝脏解毒功能不完善，尤其是新生儿、早产儿，肝功能发育不成熟，对药物的代谢延长，易增加药物毒性作用，因此应严格按医嘱用药。

（3）肝脏排泄功能不成熟，特别是新生儿，对药物及其分解产物滞留体内的时间延长，增加药物的毒性反应。

（4）乳母用药，乳汁中可含有浓度较低的药物，一般对婴幼儿影响不大，但有些药物在乳汁中含量较大，可影响婴儿，因此乳母用药应在医生指导下用药。

5. 给婴幼儿喂药的原则

（1）严格按照医嘱，量取用药剂量。液体药物用小量杯量，片剂药先将药片压碎，再按计量分取。将药粉溶于盛有温开水的小勺或小杯中喂服。

（2）喂药前先向婴幼儿说明服药目的，喂药时态度应温和，充满爱心，让婴幼儿容易接受。不要采用恐吓、威胁等手段，使婴幼儿产生心理恐惧而拒绝服药。

（3）有甜味的药可用奶瓶喂，大的婴幼儿也可将药加在果汁或蜂蜜水中喂。不能用奶瓶喂的婴幼儿可用小勺喂。

（4）对于较大的婴幼儿，即使哭闹也应保持镇静，坚持喂药。喂药后最好给孩子喂几口白开水。

三、工作内容与方法

1. 测量体温的方法

大多情况下测量体温均测量腋温，因为测腋温方便、安全，只有在婴幼儿体温低时才测肛温。

1）测腋温

先将体温计甩下，使水银柱低于 35℃以下，将婴儿抱在怀里或坐在操作者腿上，擦干腋下汗液，将体温计球部放于孩子腋窝紧贴皮肤，屈臂过胸，协助其夹紧体温计，持续 10 分钟，取出体温计读数。

2）测肛温

肛温一般用于婴儿期。将肛表前端用润滑剂（如婴儿油）润滑，将肛表甩至 35℃以下，将婴儿仰卧于床上，操作者一手抓住婴儿两踝并向前上方稍提起，暴露肛门，另一手将肛表以旋转式缓缓插入肛门 3～4cm，（插入时勿用力，以免损伤肛门直肠黏膜。）放松上提的双足，但依然抓住双踝，以免婴儿活动使肛表脱出。另一手扶住肛表，持续 3 分钟取出，用纱布或棉花擦净肛表，读数。使用后的体温计应用清水清洗后用 75%酒精棉球擦拭备用。如图 4-7 所示。

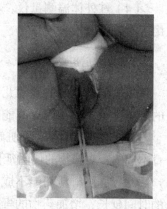

图 4-7

注意事项

（1）试表前要检查体温计有无破损，甩表时不能触及硬物，否则容易破碎。

（2）应在吃饭、喝水、运动出汗等情况后休息半小时再测体温。

（3）婴幼儿哭闹时应设法让其停止啼哭，保证在安静状态下测体温。

（4）试表前，检查体温计是否已将水银柱甩至35℃以下。

（5）取出体温计转动温度表，直到可见到一条粗线为止，从水银柱上读取所指数字。

（6）体温计使用完毕用酒精棉擦拭备用。

（7）婴幼儿不宜测量口温，以免咬破体温计。

（8）婴幼儿患有腹泻、心脏病者不宜测肛温。

（9）腋下有创伤、皮肤溃疡、炎症、肩关节受伤时不宜测腋温。

2. 带婴幼儿就医准备工作及注意事项

婴幼儿出现异常情况不要盲目处理，需要迅速去医院进行诊治。

（1）根据不同季节做好散热与保暖工作。冬天要包好婴幼儿但不宜包太多，口罩、帽子、围巾备好；夏天做好防风、防雨、防晒的准备。带一个大的背包，就医前应带一件婴儿的外衣或小毯，防止室外风大婴幼儿受凉。带一条换洗的裤子，尿布、婴儿小毛巾、水杯、卫生纸、奶瓶、奶粉等，以便应急之需。

（2）熟悉就医的程序，带好上次看病的病历，看病时要向医生说明婴幼儿就诊的原因，包括主要症状和发病时间，在家自行所做的处理及用药情况，叙述病情时一定要实事求是，切不可随意夸大病情。

（3）婴幼儿容易患的疾病以常见病为主，如呼吸道感染、腹泻等，最好的办法是就近就医。大医院距离较远，会增加路上的劳顿，加之医院病人较多，就诊等候时间长，会增加交叉感染的机会。

（4）出现疑难病症，需要到权威医院就诊时，应事先了解有关专家或专业门诊的时间和就诊情况。

（5）如有腹泻，一般需做大便检查，最好在家里留好大便（可用一次性水杯装），否则无法当时进行化验。向医生告知婴幼儿有无特殊病史和过敏史。

（6）在医生进行必要的检查后，对疾病作出诊断并开出处方时，要将婴幼儿有某些药物的过敏史及时告诉医生，避免取药后不能用。

（7）如果是一个人去则不要忘记带钱，病情严重的婴幼儿要打"120"。

3. 婴幼儿用药护理

1）喂药前的准备工作

（1）喂药前准备好简单的几件物品，一个中等大小的小勺、一个小酒盅或有刻度的小杯和一块小毛巾即可。

（2）喂药前必须按标签对所服药物，包括药名，即是否这次应服的药；药品质量，如果片剂发霉、变色不能用，水剂混浊、变色、有霉坏味不能用，放置时间过久的药和已过期失效的药也不能服用；还应核对应用剂量。

（3）服药前半小时至 1 小时将所需服用并能够同服的药片、药水按规定剂量同时置大小酒盅中，并放少量温开水浸泡。等到服药时药片已完全溶化，喂服非常方便。

（4）一片药需分次服时，应先将药片碾碎后均匀分次，或用小刀将药片切成大小均匀数块分服。

（5）喂药前先准备好温度适宜的糖水，将已溶化好的药物用小勺子混匀。

2）家庭给药方法

（1）口服给药

口服给药是居家用药最常用的方法，常见的方法有以下几种。

小勺喂药法：一般用于片剂或液体药物。将婴幼儿抱放于膝上，药液倒在小勺中，将盛有药物的小勺伸入婴幼儿口中，用勺底压住舌面，再慢慢抬起勺柄，使药物流入口中。其速度与婴幼儿的吞咽动作一致。

奶瓶喂药法：一般用于剂量大、带有甜味、婴幼儿易于接受的药物。将药水盛于奶瓶内，让婴幼儿吸吮奶嘴。

吸管喂药法：一般用于剂量较小的液体药物。用吸管或滴管吸取一定剂量的药物，将吸管前端伸入婴幼儿口中，挤压吸管球部，将药物挤入口中。

（2）眼、耳、鼻用药

眼睛用药：许多眼部问题需要滴眼药。用药时尽量使婴幼儿安静下来，最好有两个人，一个把婴幼儿抱手里，拿玩具引他向上看，一个快速滴药，眼睛闭着就滴在内侧眼角。用药前应洗净双手，先向婴幼儿说明用药的目的，较大的婴幼儿可先让婴幼儿看到装药水的小瓶，小婴儿取平卧位，较大的婴幼儿也可取坐位头抬高面朝上，向下拉开婴幼儿的下眼睑，左手的食指和拇指将上下眼睑分开，另一手轻挤药瓶将药水滴入眼睛，让药液滴落到眼球与眼睑之间。

耳内用药：当耳朵出现问题需要用药时，常常要从耳朵直接滴药。让婴幼儿侧卧或由家长抱着婴幼儿，让婴幼儿的头偏向一侧，一手轻轻抓住耳垂及外耳廓的下方，轻轻将外耳廓向后下方拉动，暴露耳道，另一手将药滴入耳内。

鼻腔用药：鼻腔用药主要是要能让药物进入鼻窦。家长抱住孩子，使头尽量后仰并向患侧稍倾斜，再将药直接滴入鼻腔，并保持此体位2～3分钟。家长可每天在婴幼儿患侧的鼻梁侧（医学上称内眦部），由上向下顺序进行适度的泪囊区按摩，沿着眼角，顺着鼻子往下走，力气要轻，按摩时手指不要在皮肤上滑动或搓动，而是用拇指紧贴皮肤，将力用于皮下的泪囊区使之由上而下的滑动与按摩。这样的按摩每天可进行2～4次。

3）喂药注意事项

（1）调和药物的水温应温凉，不宜过热，否则会破坏药物成分。有些药物需用凉开水调和。注意查看药物说明书。

（2）调配药物时用水不宜过多。

（3）喂药时保持环境安静。

（4）严格按医嘱要求的剂量和时间间隔给药（药物在血液中需达到一定浓度方可见效）。

（5）饭前服的药需在饭前半小时服药，饭后服的药可在饭前服下，服下后立即喂奶（饮），这样婴幼儿在饥饿时更易接受。除非是喂有强烈刺激的药物可在饭后服。

（6）生病期间应多喂水是非常必要的。

（7）婴幼儿不肯张口时，不要硬灌药，以免日后抗拒吃药。

（8）给婴幼儿喂悬浮液时，不要掺水，应等服下药后再喂等量的白开水。

第三节　意外伤害的处理

一、学习目标

了解婴幼儿意外伤害的相关知识，掌握婴幼儿意外伤害的处理技巧。

二、相关知识

婴幼儿发生意外伤害的常见原因：

①婴幼儿疲劳、生病或者饥饿。②母亲处于月经前期、疲劳或怀孕。③婴幼儿特别好动。④全家人准备外出度假。⑤夫妻不合，经常吵架。⑥婴幼儿到

有危险的地方去玩耍。⑦没有按安全规定做事。⑧使用的设备不符合安全要求。

三、工作内容与方法

1. 四肢表皮擦伤的护理

如果伤口小而浅或仅擦伤表皮，可用凉开水洗净周围的皮肤，再用凉开水冲洗伤口。如有泥沙等污物应彻底洗干净。如冲洗不掉，可用针挑出，以免污物留在皮肤里。清洁伤口后用75%酒精由里到外消毒伤口周围皮肤，伤口表面涂紫药水、红药水或碘酊，如伤口有少量出血，可用消毒纱布止血后再上药，不用包扎，避免沾水，让其自然干燥。

注意事项

（1）擦伤的创面不必包扎，但注意避免沾水、尘土及其他脏物，以防止创面感染。

（2）脸部的擦伤，需注意如有砂子、煤渣嵌入皮肤时，及时用软刷子刷洗创面，不能有渣屑留于皮肤内，一般不要涂抹紫药水。如果擦伤面较大，在面部创面清洁消毒后，敷上油纱布，再包扎好。

（3）擦伤的伤口不适宜用创可贴，应该消毒后让伤口自然暴露在空气中，以待愈合。这是因为，擦伤皮肤的创面比普通伤口大，再加上普通创可贴的吸水性和透气性不好，不利于创面分泌物及脓液的引流，反而有助于细菌的生长繁殖，容易引起伤口发炎，甚至导致溃疡。

2. 四肢扭伤的处理

首先是不应该随便活动已经扭伤的部位，可将扭伤肢体抬高。若无皮肤破损可以在局部冷敷。用两块毛巾浸泡在冷水中，交替使用，或用热水袋灌入1/2～1/3冷水，排出空气如图4-8所示。要经常翻转，保证接触部位有凉感，达到冷敷的作用，使受伤部位血管收缩，减少出血，敷1小时左右即可。24小时后如局部仍有红肿、疼痛，可改用热敷，

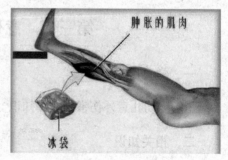

图4-8　肢扭伤的处理

以扩张血管，促进血液循环，促进康复。也可用七厘散等中成药，用水调匀后

敷受伤部位，能起活血化瘀的作用。如局部疼痛严重，或有其他异常情况，应及时去医院诊治。

注意事项

（1）不能随便扭动。很多时候随便扭动会使损伤的部位症状加重，尤其在没有进行确切诊断之前，更不应该随便活动已经扭伤的部位。

（2）24小时内不能热敷。热敷会使破裂的毛细血管进一步扩张，加重血肿，延迟愈合。

（3）24小时内不应随意涂抹红花油。在损伤的急性期（24小时）内，若使用红花油涂抹揉搓，会加重损伤部位的血液渗出，加重肿胀，所以使用红花油应在发生损伤24小时之后，同时皮肤破溃或者过敏的患者也不宜使用。

3. 皮下血肿的处理

皮下血肿多是在外力作用下，皮下毛细血管破裂出血所致。因血液从毛细血管破裂处渗致皮下，所以在完整的皮肤上可以看到淤青。因皮下神经丰富，所以疼痛感明显。当婴幼儿发生磕碰时应立即抱起婴幼儿，观察婴幼儿的面色、四肢及全身损伤状况。立即从冰箱中取出冰块，用布包裹后敷在血肿处，以减少皮下出血，如果没有冰块，用冷湿毛巾冷敷也有助于止血。然后局部加压包扎，让其自然吸收，小血肿1～2周，大血肿4～6周即可吸收。

注意事项

（1）皮下血肿不能用手揉，越揉血肿越大，出血越多，疼痛越强烈。

（2）如血肿发生在头部，且颅骨正常，血肿没有持续增大，精神如常，没有出现呕吐，可以先观察，否则应及时送医院就诊。

4. 蚊虫叮咬、蜂蜇后的处理

大部分的蚊虫叮咬或蜜蜂蜇伤可出现疼痛、局部皮肤红肿、瘙痒，但不会对孩子产生很大的危害。少数孩子被蜇伤后会出现过敏反应，需要紧急治疗。需要急救的急症症状包括呼吸困难，出现伴有伤痕的广泛分布的皮疹，头晕眼花或晕厥感，出现休克症状，在宝宝口腔内有蜇伤的情况。如果孩子出现以上症状，家长需要做急救处理后，再送往医院。

紧急措施及注意事项

（1）如果孩子被蜜蜂蜇伤，要检查皮肤内是否留有蜂刺。如果有的话，应用指甲刀或是镊子把蜂刺夹出来。夹的过程动作一定要轻，以免把毒囊挤破。

（2）为缓解蜇伤部位的肿胀和瘙痒等症状，可在蜇伤部位的周围涂些医用酒精或少许抗组胺软膏。注意不要用花露水，因其非但没有消炎作用，还会刺激伤口。

（3）可以把一块浸透冰冷水的纱布拧干，敷在被蜇咬或是叮咬的部位。

本章小结

1. 了解婴幼儿三浴锻炼与抚触的相关知识，掌握对婴幼儿进行三浴锻炼与抚触的基本技巧。

2. 了解婴幼儿常见症状护理的相关知识，掌握对婴幼儿进行常见症状护理的基本技巧。

3. 了解婴幼儿意外伤害处理的相关知识，掌握对婴幼儿进行意外伤害处理的基本技巧。

练 习 题

一、选择题

1. 抚触一般在婴儿吃完奶后（　　　）左右进行。

　　A. 半小时　　　　　B. 2 小时　　　　　C. 3 小时　　　　　D. 1 小时

2. 最常用的体温计是（　　　）。

　　A. 水银体温计　　　　　　　　B. 电子体温计

　　C. 可弃式体温计　　　　　　　D. 红外体温检测仪

3. 婴幼儿喂药原则正确的是（　　　）。

　　A. 由于婴儿喂药总会吐掉一些，量取药物剂量可多量一些

　　B. 可采用恐吓、威胁等多种手段让孩子吃药

　　C. 由于小勺喂药总是会漏得弄脏衣服，因此不要用小勺喂

　　D. 喂药后最好给孩子喂几口白开水

4. 皮下血肿吸收时间一般不超过（　　　）周。

　　A. 2　　　　　　B. 4　　　　　　C. 6　　　　　　D. 8

二、是非题

1. 给眼滴药是让药液滴落到眼球与眼睑之间。（　　　）

2. 进行日光浴锻炼，要防止阳光直射婴儿的眼睛；如果太阳光很强，要给

婴儿带上太阳帽，或选择在树荫下进行，以保护眼睛。（　　　）

三、简答题

1. 三浴锻炼指的是什么？

2. 婴幼儿发生意外伤害的常见原因有哪些？

四、论述题

测量体温的注意事项？

第五章 教育实施

第一节 训练婴幼儿粗大动作能力

一、学习目标

了解婴幼儿粗大动作发展的特点和规律，掌握与婴幼儿进行粗大动作训练的基本技巧。

二、相关知识

1. 婴幼儿粗大动作发展的意义

（1）粗大动作发展是婴幼儿大脑成熟的一项重要指标。人的动作是在大脑神经系统的支配下实现的，动作的发展在一定程度上反映大脑皮层神经活动的发展，新生儿如果出生时有缺氧、窒息、脑伤等情况，会表现出动作发育迟缓和动作异常。

（2）婴幼儿时期是大脑发育的关键期，粗大动作训练可以促进大脑发育的协调性，使人脑各有关部位的神经联系更加丰富，更加精确。

（3）婴幼儿粗大动作的发展有利于平衡感的建立，对宝宝自信心的培养和独立性的形成具有促进作用。

2. 婴幼儿粗大动作发展的特点与规律

1）粗大动作发展的特点

（1）0～6个月为原始反射支配时期，以移动运动为主，包括仰卧、侧卧、俯卧、翻身、蠕行、抱坐、扶坐等。

（2）7～12个月为步行前时期，仍然以移动运动为主，包括独坐、爬行、扶站、姿势转换、花样爬（障碍爬）、扶走等。

（3）13～18个月为步行时期，以行走平衡感发展为主，包括站立、独立走（向不同方向走、直线走、曲线走、侧身走、倒退走）、攀登、掌握平衡等。

（4）19～36个月为基本运动技能时期，以技能运动为主，包括跑（追逐跑、障碍跑）、跳（原地向上跳、向前跳）、投掷（投远、投向目标）、单脚站立、翻滚、走平衡木、抛物接物、玩运动器械（坐滑梯、荡秋千、蹬童车）等。

2）粗大动作发展的规律

（1）最初的动作是全身性的、笼统的、散漫的，以后逐步分化为局部的、准确的、专门化的。

（2）从身体上部动作到下部动作：婴儿最早的动作发生在头部，其次在躯干，最后是下肢。其顺序是沿着抬头、翻身、坐、爬、站、行走的方向发展。

（3）从大肌肉动作到小肌肉动作。

3. 婴幼儿粗大动作训练的原则及注意事项

粗大动作训练的原则

（1）循序渐进原则：任何一个婴幼儿粗大动作的发展过程中都遵循抬头—翻身—坐—爬—站—走的顺序，婴幼儿粗大动作练习必须遵循这个发展顺序，不可随意选择。

（2）适宜性原则：婴幼儿处于发育阶段，精力有限，练习时间过长容易疲劳，收效不好。所以一次的训练时间不宜太长，由于个体存在差异，以婴幼儿不感觉疲劳为宜。

（3）趣味性原则：在进行大动作训练时，除了达到动作发展的目的，还需要培养婴幼儿对运动的乐趣，体验与成人合作游戏的快乐，所以在进行训练时，要尽量营造快乐的游戏氛围。

注意事项

（1）训练动作技能要循序渐进，不可操之过急。

（2）选择的训练项目要适合婴幼儿的年龄特点。

（3）粗大动作训练时要注意上下肢同时进行刺激。

（4）粗大动作训练应做到时间短、次数多。

（5）粗大动作训练时要关注婴幼儿的情绪和表情，大人随时用表情和语言跟婴幼儿沟通。

三、工作内容与方法

1. 抬头动作训练

适宜年龄：0～3个月。

练习次数：每天 4～5 次。

训练方法：

（1）竖抱抬头：喂奶后竖抱宝宝使其头部靠在父母肩上，轻拍几下背部，使其打个嗝以防吐奶。然后不要扶住头部，让头部自然立直片刻，以促进颈部肌肉张力的发展。

（2）俯腹抬头：宝宝空腹时将他放在母亲胸腹前，并使宝宝自然地俯卧在母亲的腹部，把双手放在宝宝脊部按摩，引逗宝宝抬头。如图 5-1 所示。

（3）俯卧抬头：两次喂奶之间让宝宝俯卧，抚摩宝宝背部，用哗铃棒引逗宝宝抬头，并左右侧转动。

图 5-1　俯腹抬头

2. 翻身动作训练

适宜年龄：3～6 个月。

练习次数：每天 4～5 次。

训练方法：

（1）被动翻身（滚西瓜游戏）：两次喂奶中间，宝宝处于觉醒状态时，将宝宝放置硬床板上，取仰卧位，衣服不要太厚，把宝宝左腿放在右腿上，以你的左手握宝宝左手，右手轻轻刺激宝宝背部，边做动作边念儿歌"滚滚滚，滚西瓜"使宝宝被动向右翻身。然后用同样的方法进行相反方向的训练。如图 5-2 所示。

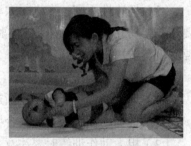

图 5-2　被动翻身

（2）引逗翻身：宝宝侧卧在床上，用玩具在宝宝一侧引逗，让宝宝半自主翻身。

（3）自主翻身：宝宝仰卧在床上，自主地从仰卧到俯卧。

3. 坐的动作训练

适宜年龄：5～7 个月。

练习次数：每天 4～5 次。

训练方法：

（1）拉坐：宝宝在仰卧位时，握住宝宝的手，将其拉坐起来，注意让宝宝自己用力，大人仅用很小的力，以后逐渐减力，或让宝宝仅握住大人的手指拉坐起来，宝宝的头能伸直，不向前倾。如图 5-3 所示。

（2）扶坐：大人坐姿，宝宝坐在大人腿上，大人双手托着宝宝的腋下或扶着髋部，让宝宝坐稳。时间不能太长，几分钟即可。如图 5-4 所示。

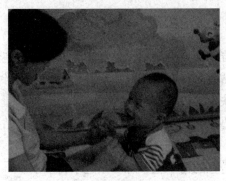 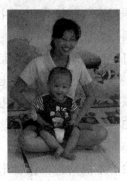

图 5-3　拉坐　　　　　　　　　　　　　图 5-4　扶坐

（3）靠坐：将宝宝放在有扶手的沙发或小椅子上，让宝宝靠坐着玩，家长给予一定的支撑，逐渐减少支撑，每日数次，每次 10 分钟。

（4）独坐：在靠坐的基础上练习独坐，先给予一定支撑，以后逐渐撤去支撑。但每次坐的时间不能超过 15 分钟。

4. 爬的动作训练

适宜年龄：7～10 个月。

练习次数：每天 4～5 次。

训练方法：

（1）俯卧，抵足匐行：宝宝胸部离床，身体重心落在手上，有时宝宝双腿也离开床铺，以腹部为支点在床上打转。大人用手抵住足底，促进宝宝出现匐行。如图 5-5 所示。

（2）匐行：用玩具在前方逗引宝宝练习匐行，大人或抵住足底或用毛

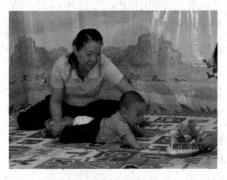

图 5-5　抵足匐行

巾提起小腹，使宝宝身体中心落在手脚上，便于匍行。

（3）手足爬行：用毛巾提起宝宝腹部，练习手足爬行。

（4）花样爬行：用玩具逗引宝宝向前、向后、向左、向右爬行。

5. 站立动作训练

适宜年龄：10～12个月。

练习次数：每天4～5次。

训练方法：

（1）扶物站起：让宝宝从卧位拉着东西或牵一只手站起来，或把宝宝抱到椅子、沙发旁边，诱导婴儿扶着东西站起来，在站位时用玩具引逗3～5分钟，扶住双手慢慢坐下，扶站几分钟后要扶坐，以免疲劳。

（2）坐膝站起：成人盘腿坐在地垫上，让宝宝坐在腿上，成人帮助其站起来再坐下，反复多次。

（3）坐椅站起：让婴儿坐在高度适宜的椅子上，练习站起来再坐下。

（4）站起坐下：大人用语言要求宝宝站起或坐下，训练宝宝能较灵活地站起坐下，建立平衡感。

6. 行走动作训练

适宜年龄：12～16个月。

练习次数：每天4～5次。

训练方法：

（1）推车走：提供小推车，让宝宝扶着推车的扶手，边推车边走。大人要跟着旁边保护宝宝，及时用语言鼓励宝宝。如图5-6所示。

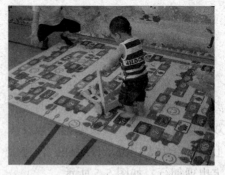

图5-6　推车走

（2）独走几步：两个成人对面站立，让宝宝在成人之间走过来，再走过去。也可以用玩具在距离宝宝几步远的地方逗引宝宝前进，当宝宝走到玩具处，要让宝宝玩玩具，体验成功的喜悦。

（3）踢球走：大人将球放在宝宝脚的前方，鼓励宝宝用脚踢球，并鼓励宝宝追球走，追上了再踢球，反复进行。大人要及时帮助宝宝将球放在脚的前方。

7. 跑的动作训练

适宜年龄：17～24个月。

练习次数：每天4～5次。

训练方法：

（1）跑步扶停：宝宝刚开始学习跑步，平衡感不够好，动作的控制能力不够强，往往跑起来很难停下来，所以要让宝宝和家长面对面一段距离，让宝宝向家长方向跑，家长扶停。如图5-7所示。

（2）抛球捡球：大人将球抛到远处，并鼓励宝宝跑步捡球。捡到球再抛球，反复进行。大人要及时表扬宝宝捡到球。

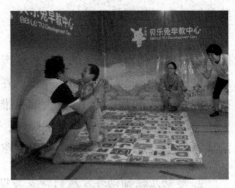

图 5-7　跑步扶停

8. 跳的动作训练

适宜年龄：25～30个月。

练习次数：每天4～5次。

训练方法：

（1）双足跳下一级台阶：大人用双手牵着宝宝从最后一级台阶跳下，或散步时由父母牵着双手宝宝双足往前跳跃。

（2）双脚向上跳：大人和宝宝面对面手拉手，鼓励宝宝用力向上跳。

（3）兔子跳：大人让宝宝模仿小兔子双脚向前行进跳的动作。

第二节　训练婴幼儿精细动作能力

一、学习目标

了解婴幼儿精细动作发展的特点和规律，掌握与婴幼儿进行精细动作训练的基本技巧。

二、相关知识

1. 婴幼儿精细动作发展的意义

（1）手是人进行活动的主要器官，也是人认识事物的重要器官。婴幼儿精细动作的发展主要体现在手指、手腕、手掌等部位的活动能力、手眼协调的能力。0～3岁是婴幼儿精细动作发展极为迅速的时期，婴儿最初是用手来感知事物的属性和事物间的关系的。

（2）经常训练婴幼儿的手指动作，可以加速大脑的发育。因为手和手指精细的、灵巧的动作以及手的关节、肌肉、韧带、皮肤的接触为大脑提供丰富的内源性信息，能把大脑中的某些创造性区域激发起来，使大脑的神经树突的连接更加复杂而合理，从而促进大脑思维能力的发展。

（3）婴幼儿两手的动作发展顺序，标志着大脑神经、骨骼肌肉和感觉统合的成熟程度，为将来学习能力的提高奠定基础。

2. 婴幼儿精细动作发展的特点与规律

1）精细动作发展的特点

（1）婴幼儿精细动作发展的顺序是：从用满手抓握到用拇指与其他四指对握，再到食指与拇指对捏。

（2）婴幼儿精细动作的发展必须在大动作发展基础上才能得到发展。

2）精细动作发展的规律

（1）0～6个月是抓、握动作发展时期。可以在婴儿床上方或周围悬挂不同材料做的或能发出响声的玩具，引导宝宝经常用手去摸和抓出现在眼前的东西。

（2）7～12个月是拍打、取物、对击、松手、扔物动作发展时期。可以提供能发出声音的玩具（小鼓、琴等）让宝宝拍打；提供小玩具和容器让宝宝取物和投放；提供不同规格和质地的小球让宝宝抓捏和扔球。

（3）13～18个月是套圈、垒高、食指按压、敲打、舀的动作发展时期。可以提供彩色套圈、方形小积木、按拨器、打击飞人、打球台、小勺、小碗等玩具进行练习。

（4）19～24个月是串、二指捏、套叠、旋转、镶嵌的动作发展时期。可以提供串珠、二指捏镶嵌板、套碗、套塔、开锁模具、2～4片简易拼图等玩具进行练习。

（5）25～36个月是构造组合、拼拆、捏、搓、折、画画的动作发展时期。

可以提供拼插玩具、积木、橡皮泥、折纸、6～12 片拼图、蜡笔画纸等玩具进行练习。

3.婴幼儿精细动作训练的原则及注意事项

1）精细动作训练的原则

（1）刺激性原则：在婴幼儿发展的不同时期，提供合适的刺激物让婴幼儿有机会进行精细动作的训练，通过触摸、抓握、拍打、敲击、拼插等动作的训练，可以发展良好的感知觉和动作行为，促进大脑细胞的发育和手眼协调能力的形成。

（2）操作性原则：进行精细动作训练，离不开配套的操作玩具，这种玩具不是让婴幼儿自行玩耍，而是在成人的引导下有步骤地进行操作，等婴幼儿掌握了操作技巧后，就可以让婴幼儿自行玩耍了。

（3）递进性原则：精细动作的发展有一个由简单到复杂的过程，这是大脑发育逐渐成熟的过程，因此为婴幼儿提供的玩具学具也要遵循由简单到复杂的特点。

2）精细动作训练的注意事项

（1）婴幼儿精细动作练习要注重训练的过程对大脑发育的作用，不要过分追求技能的结果。

（2）婴幼儿精细动作练习要结合日常生活进行，做到生活化、具体化、游戏化。

（3）婴幼儿精细动作练习要注意手的卫生，结束时要及时洗手，预防铅中毒。

三、工作内容与方法

1.抓握动作训练

适宜年龄：0～3 个月。

练习次数：每天 4～5 次。

训练方法：

（1）"小沙锤"游戏，练习手指的抓握能力。将小沙锤放进宝宝的手心，育婴师用手掌帮助宝宝握住圆柄；当宝宝握紧后，再轻轻地将沙锤拔出，如图 5-8 所示。反复进行练习，两手都要练习。

（2）"小摇铃"游戏，培养宝宝看听能力，练习抓握动作。步骤如下：①宝宝仰卧，在宝宝眼前 30cm 处轻轻地摇晃小摇铃，让宝宝听和看。当宝宝注视后再从左到右、从右到左地摇晃摇铃，让宝宝追随转头。②在宝宝左手侧摇，并说"宝宝拿"，把摇铃放在宝宝手中，让其抓握。③在宝宝右手侧摇，并说"宝宝拿"，把摇铃放在宝宝手中，让其抓握。

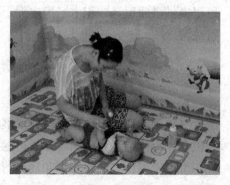

图 5-8　小沙锤

2. 拍打动作训练

适宜年龄：3～5 个月。

练习次数：每天 4～5 次。

训练方法：

（1）"拍拍打打"游戏，训练用手够取、抓握、拍打物品。步骤如下：①宝宝仰卧，将音乐健身架放在宝宝胸前，育婴师拉动绳子，使音乐响起来，吸引宝宝兴趣。②握着宝宝的手，拍打健身架上的玩具，使其发出声音。③鼓励宝宝自己用手拍打抓握。

（2）"拍打串铃"游戏，训练用手拍打串铃的动作，感知动作与声音的关系，建立听觉和动觉的联系。步骤如下：①串铃吊在音乐健身架上（取下健身架上的其他物品）。②宝宝仰卧，将音乐健身架放在宝宝胸前，育婴师拍打串铃，吸引宝宝兴趣。③握着宝宝的手，拍打健身架上的串铃，同时说"拍拍拍，铃铛叮叮叮"；鼓励宝宝自己用手拍打串铃。如图 5-9 所示。

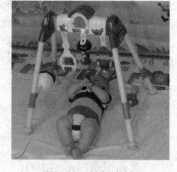

图 5-9　拍打串铃

3. 取物、对击、倒手动作训练

适宜年龄：6～9 个月。

练习次数：每天 4～5 次。

训练方法：

（1）"选择天线宝宝"游戏，学习选择不同颜色相同形状的玩具，练习准确抓眼前的物品。步骤如下：①准备一套捏响天线宝宝玩具。②宝宝靠坐在家长前面，育婴师逐一出示玩具，介绍颜色及名称。③让宝宝自由选择，当宝宝选择一个玩具时，育婴师马上说出玩具的颜色和名称并及时给予鼓励。

（2）"抓糖果"游戏，训练宝宝五指抓的动作。步骤如下：①准备纸包的糖果人手一大碗。②育婴师出示一碗的糖果，示范五指抓。③宝宝独自在妈妈的前面，提供一碗的糖果，鼓励宝宝抓糖果，妈妈在一旁说"宝宝抓糖果"，并将洒出的糖果拣起放进碗里。

（3）"换手拿"游戏，认识玩具名称，模仿动物叫声，练习倒手。步骤如下：①准备捏响动物玩具，人手3个。②妈妈坐抱宝宝，育婴师示范，先逐一出示玩具，说名称，再示范讲解。③先递给宝宝一个玩具，然后从宝宝拿玩具这一侧再递玩具，说"宝宝再拿"，刺激宝宝将手中玩具倒手后，再接另一个玩具。④游戏可重复几次。

（4）"敲敲敲"游戏，练习两手对击的动作。步骤如下：①准备小沙锤两个。②育婴师和宝宝面对面坐着，育婴师示范对击小沙锤。③育婴师将小沙锤递给宝宝，边示范边说"敲敲敲"，让宝宝模仿对击动作。

4. 松手投入动作训练

适宜年龄：10～12个月。

练习次数：每天4～5次。

训练方法：

（1）"小动物搬家"游戏，训练宝宝松手投入的动作。步骤如下：①准备捏响小动物玩具若干个，塑料小盆2个。②育婴师出示装有小动物的小盆，逐一介绍小动物的名称，说这是小动物的家。让宝宝把小动物搬到新的家，示范将动物从一个盆子搬到另一个盆子。③鼓励宝宝给小动物搬家。

（2）"小球入杯"游戏，训练宝宝松手动作和对准投入的动作。步骤如下：①准备乒乓球若干个，高杯子一个。②育婴师示范将小球投入杯子。③育婴师让宝宝把小球投入杯子，并发出"咚咚"的声音，激发兴趣。如图5-10所示。

（3）"形状投入"游戏，学习将不同形状积木对应投入孔内，练习手眼协调。步骤如下：①准备几何投放盒，每人一个。②育婴师示范将圆形、方形、三角形积木投入相应的洞穴内，然后先让宝宝投放圆形积木，当宝宝放进去时，育婴师要给予鼓励，然后再让宝宝投放其他形状的积木。③反复进行2～3次后，育婴师指导宝宝收拾玩具。如图5-11所示。

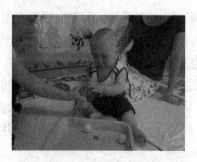
图 5-10　小球入杯

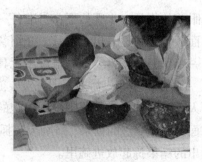
图 5-11　形状投入

5. 套、垒高动作训练

适宜年龄： 13～15 个月。

练习次数： 每天 4～5 次。

训练方法：

（1）"彩色套塔" 游戏，练习将套圈拿出柱子、套进柱子的动作，训练手眼协调。步骤如下：①准备彩色套塔玩具，每人一个。②育婴师和宝宝面对面，示范将套圈一个一个地拿出柱子，再一个一个地将套圈套进柱子。③鼓励宝宝将套圈一个一个地拿出柱子，再由育婴师按大小的序将套圈逐个递给宝宝，让宝宝一个一个地将套圈套进柱子。反复 2～3 次。如图 5-12 所示。

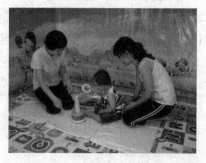
图 5-12　彩色套塔

（2）"搭积木" 游戏，初步学习积木垒高 6～8 块，训练手眼协调，培养信心。步骤如下：①准备方形小积木（字母冲印），每人 8 块。②育婴师示范指导宝宝搭积木的方法，语言清晰、动作夸张，强调家长要悄悄保护宝宝搭高的积木不让倒下，让宝宝体验成功，培养垒高的兴趣和信心。③宝宝搭高后家长要欢呼。

6. 食指动作训练

适宜年龄： 13～15 个月。

练习次数： 每天 4～5 次。

训练方法：

（1）"按一按、拨一拨"游戏，训练食指按的动作，五指拨的动作，初步理解开和关的意义，加强动作的目的性。步骤如下：①准备按拨器，人手一个。②育婴师出示按拨器，示范操作，引起宝宝的注意，强调开和关。③宝宝坐在妈妈前面，育婴师示范给宝宝看。④育婴师鼓励宝宝用食指按按钮，使其发出音乐，妈妈把着宝宝的手按开和关，同时说"开"和"关"的词。如图5-13所示。

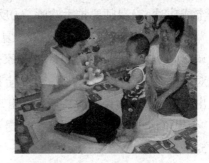

图5-13　按一按、拨一拨

（2）"拨珠子"游戏，训练用食指拨珠的动作，感知红色。步骤如下：①准备五色拨珠器每人一个。②育婴师和宝宝面对面坐着，示范用食指拨红色的珠子，让宝宝模仿。③可以手把手指导宝宝用食指一个一个地拨红色的珠子。

7. 敲打、舀动作训练

适宜年龄：16～18个月。

练习次数：每天4～5次。

训练方法：

（1）"拍小鼓"游戏，练习敲打的动作，通过敲打小鼓发出声音，理解动作和声音的关系。步骤如下：①准备小鼓、鼓锤每人一个。②育婴师出示小鼓，告诉宝宝"这是小鼓"，敲打小鼓引起宝宝的兴趣。③育婴师和宝宝面对面，育婴师敲打鼓，再让宝宝自己敲打鼓，使其发出声音。同时嘴里发出"咚咚咚"的节奏。

（2）"抢球大赛"游戏，复习对颜色、圆形的认识，训练舀的动作。步骤如下：①准备"抢球大赛"玩具、托盘，每人一份。②育婴师出示"抢球大赛"托盘，让宝宝说出小球的颜色和形状。③宝宝练习用小勺舀小球。④育婴师和宝宝比赛用小勺舀小球。

8. 串、二指捏动作训练

适宜年龄：19～21个月。

练习次数：每天4～5次。

训练方法：

（1）"虫吃苹果"游戏，练习两手配合针穿洞的动作，训练两手动作配合的协调性。步骤如下：①准备虫吃苹果玩具，每人一个。②育婴师和宝宝面对面坐着，育婴师发给宝宝玩具说"给你红色的苹果，小青虫想吃苹果，请你帮个忙"，育婴师手把手帮助宝宝将"虫子"穿过苹果。③然后让宝宝自己穿，在宝宝换手拉线时育婴师用食指顶住针的末端，不让其滑下，确保宝宝成功。当宝宝成功时，育婴师要拍手欢呼。④反复2次后让宝宝收拾玩具。如图5-14所示。

（2）"家畜小抓手板"游戏，复习对家畜的认识，练习二指捏动作，手眼协调对应镶嵌。步骤如下：①准备家畜小抓手板，每人一片。②育婴师和宝宝面对面坐着，指着板上的图，让宝宝说出家畜的名称。③育婴师让宝宝请小动物出来玩，边拿边说"请某某动物出来玩"，把小动物放到板的外面。④育婴师说"天黑了请小动物回家"，让宝宝摆放嵌板，边放边说"请某某动物回家"。如图5-15所示。

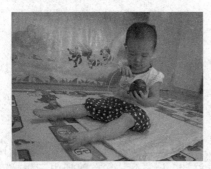
图5-14　虫吃苹果

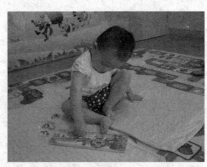
图5-15　家畜小抓手版

9. 旋转、套叠动作训练

适宜年龄：22～24个月。

练习次数：每天4～5次。

训练方法：

（1）"瓶子瓶盖配对"游戏，学习按大小对应配对，练习旋转的动作。步骤如下：①准备大小不一的瓶子和瓶盖若干个，托盘一个。②育婴师出示装有瓶子、瓶盖的托盘，让宝宝区分大小。③让宝宝给瓶子找盖子，找到了将盖子旋上。

（2）"套碗"游戏，理解大小的序，学习按大小的序套碗，学习1～5的手口一致的点数。步骤如下：①准备"套碗"玩具，每人一套。②育婴师出示"套碗"玩具，指导宝宝按碗的大小将碗排成一排，并进行点数。③将碗从大到小地垒高。④将碗按顺序套叠。如图5-16所示。

（3）"搭高楼"游戏，学习用积木垒高、架空的技巧，培养想象建构能力。步骤如下：①准备彩色积木，每人一盒。②育婴师出示彩色积木，示范用积木垒高、架空盖高楼。③育婴师和宝宝一起搭高楼。④欣赏宝宝的作品，让宝宝说说高楼的门在哪里，窗户在哪里。如图5-17所示。

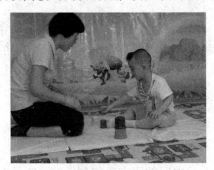

图5-16　套碗

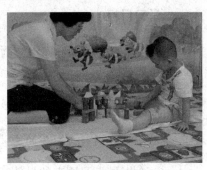

图5-17　搭高楼

10. 捏、搓、折动作训练

适宜年龄：25～36个月。

练习次数：每天2～3次。

训练方法：

（1）"搓萝卜"游戏，学习用橡皮泥搓长的动作，初步能根据萝卜形状搓出上粗下细。步骤如下：①准备红色橡皮泥每人一条，塑料垫板每人一块，塑料萝卜玩具一个，小兔手偶一个。②育婴师出示小兔手偶和萝卜玩具，说"兔子肚子饿了，请宝宝用橡皮泥帮助兔子做萝卜"。③让宝宝观察萝卜的形状，一头粗，一头细，育婴师用橡皮泥示范搓萝卜。④宝宝在育婴师指导下学习搓萝卜。⑤将搓好的萝卜喂兔子。如图5-18所示。

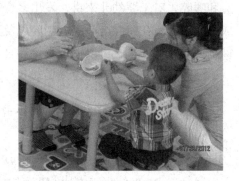

图5-18　搓萝卜

（2）"折手绢"游戏，学习边对边对折的动作，训练手眼的协调性。步骤如下：①准备彩色正方形毛边纸，每人一张。②育婴师发给每个宝宝一张，让宝宝跟着老师折"手绢"；先边对边折成长方形，强调要对齐，转个方向，再边对边折成正方形。③让宝宝欣赏自己折的方形"手绢"。

第三节　训练婴幼儿听和说能力

一、学习目标

了解婴幼儿听和说的能力发展的特点和规律，掌握与婴幼儿进行听和说的能力训练的基本技巧。

二、相关知识

1. 婴幼儿听和说能力发展的意义

（1）0～3岁是学习语言的最佳时期，大脑皮层的语言区特别敏感，容易对听到的语音进行记录和整理。

（2）1岁以前是婴儿分辨语音的敏感期，如果缺乏面对面的语言交流环境，1岁后就很难接受新的语音；1～2岁是婴幼儿理解词的意义的敏感期，如果看和听说相结合的训练太少，婴幼儿的理解能力就比较差，听不懂成人说的话。

（3）1岁以内没有得到足够爱的婴幼儿，大脑额叶发育迟缓，造成迟说话或发音不清。

（4）发音是说话的准备，发音器官包括呼吸器官、喉头、声带、口腔、鼻腔和咽腔，对于婴幼儿来讲，发出多音节语音有赖于这些器官的运动和功能的成熟，语音是在口腔与鼻腔、咽腔以及其中各部位的协调运动中形成的。经常训练婴幼儿的发音，可以促进发音器官的发育及协调性。

（5）婴幼儿的听说能力是婴幼儿与同伴和成人之间沟通的工具。

2. 婴幼儿听和说能力发展的特点与规律

1）听和说能力发展的特点

（1）理解先于表达。语言交往需要具备理解能力和表达能力，在婴幼儿语言发展过程中，理解先于表达，婴幼儿在听懂别人说话的基础上才开始说话的。一般在说出10个词之前，已经能听懂50个词了，因此理解是语言发展的基础，听懂话是说话的前提。

（2）非口语表达突出。口语表达包括发音、音调、语法、语意等，非口语表达包括书面表达和身体动作表达。在婴儿期，非口语表达主要依靠眼神、身体姿势及动作，婴儿的语言就是指面部表情、发音、懂话和说话。面部表情、肢体动作、哭笑，都可以正确表达婴儿的感受和需求。

（3）对词的理解是有序的。婴幼儿理解成人的语言是按照名词—动词—其他词类的顺序进行的。所以，大人一般先告诉婴幼儿这是什么，让婴幼儿给周围的事物配上名称，属于名词阶段。再告诉婴幼儿做什么，属于动词阶段。最后才告诉婴幼儿事物的性质，属于形容词阶段。

（4）语言的理解与经验有关。婴幼儿对语言的理解是建立在婴幼儿的感知经验、概念建立、对符号口语理解的基础上。所以概念的建立、掌握词汇的多少，是测量婴幼儿语言发展的一个重要标志。

（5）电视机对婴幼儿语言的发展有阻碍作用。美国加利福尼亚大学旧金山分校的儿科专家，总结了一些担心看电视对处于大脑发育期的婴幼儿造成不良影响的研究。这些研究发现，看电视不能给予视觉系统以适当的刺激，看电视时瞳孔没有放大，眼睛要一直盯着屏幕，视线不会移动，而视线移动正是阅读活动中关键的技巧。另一方面，电视中的画面每5～6秒变化一次（广告更快），对于处于大脑发育期的婴幼儿来说，大脑的高级思维活动区（额叶）没有足够的时间来加工这些图像。再者，当我们在户外看物体时，眼睛可以接收各种不同频率的光波，对视神经的发育有帮助，而电视显像管中的磷产生的波长是非常有限的。最后指出电视还减少了婴幼儿脑创造表象的机会。婴幼儿在早期接触的语言环境越多，就能越快地辨别语音，识别出词与词之间的界限。但仅仅让婴幼儿坐在电视机前面似乎不能实现这个目标。因为婴幼儿在大脑发育的关键期，需要真正地在现实中与人进行互动，才能让他们将字词与其意义联系起来。而且父母和婴幼儿交流时用的是那种缓慢的、富有感情的语言，是婴幼儿需要和喜欢的语言。而在电视中的语言则完全不是这样，婴幼儿是受电视中快速变化的声音和图像的吸引，对他们的语言发展却没有什么提高。更多的研究证据显示，长时间地观看电视会导致婴幼儿脑发育受损，语言发育迟缓，患孤独症等。

2）婴幼儿听说能力发展的规律

0～1岁是语言的准备阶段，又称为前语言阶段。需要大量地倾听各种不同性质的声音，促进大脑听神经的发育，而且大脑此时会对听到的语音音素进行分析和储存。婴幼儿语言发展是以生理的成熟度为基础的，要加强婴幼儿肺、咽、唇、舌4个发音器官的锻炼，如伸舌、动唇等动作。当婴幼儿的发音器官成熟时，说出第一批具有概括性意义的词的时候，标志着婴幼儿开始进入了正式学说话的阶段。

1～3 岁是婴幼儿语言的发生阶段，也称为语言发展的突发期。大多数婴幼儿在 1 岁左右都能说出单字，如爸、妈、走、要等，有的还能说再见、谢谢、回家、吃饭等。1 岁半左右可以说出 2～4 个字的句子，如不要、我的娃娃等，能够把眼前的事情用语言表达出来。

婴幼儿语言的发展有自身发展的阶段性，是一个连续发展、从量变到质变的过程。一般发展顺序是从单个字、多词句到完整句子，从名词到动词、形容词、指示代词、人称代词，从不完整到完整，需要经历如下 4 个阶段。

（1）单字句阶段：1 岁左右用 1 个字的声音表达许多意思时称为单字句阶段。如说"水"，可能是要喝水，也可能看到桌子上有水，还可能是水龙头在滴水。了解单字的意思，需要根据婴幼儿的音调、情景进行判断。

（2）电报句阶段：2 岁左右会说 2～3 或 3～4 个字组成的句子，把名词和动词组合在一起被称为电报句阶段。如宝宝上街、妈妈抱抱等。

（3）简单句阶段：2 岁半左右开始使用叙述、感叹、疑问句来表达思想。能够说出 4 个词以上的简单句子。

（4）复合句阶段：3 岁左右可能会说 2 个或 2 个以上的简单句子。语言发展越好，每句话的含词量越多，有的还能恰当地回答"为什么"的问句。

3. 进行婴幼儿指认游戏的要求与注意事项

（1）指认的内容应是婴幼儿日常生活中常见的事物，一般指认的顺序是家庭里的人物和物体—卡片、书上的人物和物体—小区周围的人物和物体—马路街道上的人物和物体。

（2）同一时间内指认的品种不能太多，每次 1 种，当婴幼儿认识了，再更换另一种类。

（3）指认一种物品要反复多次，才能进行大脑神经连接，建立永久记忆。

4. 为婴幼儿讲故事、念儿歌及童谣的要求与注意事项

（1）为婴幼儿选择的故事内容应是婴幼儿生活中经历的内容，容易理解，可以将听到的与看到的进行有机的结合，并促进左右脑神经的联结。像三字经、唐诗等的内容对婴幼儿就不合适。为婴幼儿选择的儿歌、童谣的要求是词句简单、押韵、有节奏感、有变化、容易上口。

（2）为婴幼儿讲故事、念儿歌及童谣每次最好固定内容，不宜频繁更换，频繁更换内容，不利于婴幼儿大脑神经的联结，影响记忆力的培养。婴幼儿不会说话时，可以跟着大人背诵的节奏做动作，过一段时间就可以随着大人说出最后押韵的字，以后就可以逐渐说出一句儿歌，最后可以说出完整的儿歌。

（3）为婴幼儿讲故事、念儿歌及童谣时，最好配有卡片或图书，而且应让婴幼儿自己拿着卡片和书，使婴幼儿真正成为阅读的主人。

三、工作内容与方法

1. 婴儿听觉发展的训练

适宜年龄：0～6个月。

练习次数：随时进行。

训练方法：

（1）"说悄悄话"游戏，熟悉妈妈的声音，体验安全感。在给宝宝喂奶时，妈妈轻轻呼唤着宝宝的名字，对他说"宝贝饿了，妈妈来了，给宝宝喂奶了！"当宝宝哭的时候，妈妈用温和亲切的语调哄宝宝："宝宝怎么了，别哭了，妈妈在这儿呢！"无论在给宝宝做什么事情的时候，妈妈都用亲切柔和的声音、富于变化的语调跟宝宝说话。

（2）"山谷回音"游戏，训练宝宝听声音回应，将无意识发音转变为有意回应发音。当宝宝吃饱睡足时，经常会无意识地发出咿咿呀呀的声音，这时大人要及时地和宝宝"凑热闹"，也发出和宝宝一样的声音。宝宝听到大人的声音，再次发出咿咿呀呀的声音，这就是一种回应，是有意识的发音，这时大人要鼓励宝宝，继续做"山谷回音"的游戏。经常进行此类游戏，宝宝发音的积极性会比较高。

（3）"寻找声源"游戏，训练寻找从不同方向发出的声音。拿一个拨浪鼓离宝宝30cm处摇动，当宝宝注意到鼓响时，对宝宝说："你看，拨浪鼓在这里"。然后在宝宝的后方，让他看不到你的脸，再摇拨浪鼓，问"拨浪鼓在哪里？"再左右摇动，观察宝宝眼、耳、手的动作，看宝宝对声源的反应。

2. 婴儿发音的训练

适宜年龄：0～6个月。

练习次数：随时进行。

训练方法：

（1）"逗笑"游戏，通过逗笑让宝宝练习发音，愉悦心情，增进亲子关系。当宝宝吃饱睡足情绪好的时候，大人和宝宝面对面逗笑，可以用动作挠痒痒让宝宝发笑，也可以用夸张的表情和声音逗宝宝发笑，宝宝越早出现发声的笑，就比较早会说话。

（2）"模仿面部表情"游戏，通过模仿面部表情，学习口腔的运动方式。方法如下：①大人反复做张口、闭口动作并发"啊"的音，引发宝宝的注意和模仿。②大人反复做撅嘴的动作及发"呜"的音，引发宝宝的注意和模仿。③大人反复做露齿、圆唇的动作及发"衣"的音，引发宝宝的注意和模仿。④大人反复做鼓腮、吸吮的动作，引发宝宝的注意和模仿。以上 4 个动作要一个一个地教，等第 1 种动作学会了，再学习第 2 种动作。

3. 婴儿视听结合的训练

适宜年龄：0～12 个月。

练习次数：每天 3～4 次。

训练方法：

（1）"播放卡片"游戏，学习看卡片听名称，进行视听结合训练。方法如下：①准备卡片 2～3 张，卡片内容是相同类别，比如学习水果卡片时，不能出现蔬菜卡片，宝宝在类的环境中学习，容易形成概念，培养概括能力。②大人和宝宝面对面，小宝宝仰卧位，6 个月后可以坐着，大人将卡片放在脸的左侧，与口腔平行，用缓慢的速度播放卡片，宝宝的视线在卡片和大人的口腔之间移动着，这是最初的视线移动——即阅读行为的产生。③每周播放的卡片 2～3 张，卡片一式两份，一份用来播放，另一份贴在墙上，高度是宝宝抱着的视线高度，一个视野范围内只能贴 1 张卡片，这样才不会混淆。

播放卡片的速度缓慢，每张卡片播放的次数以宝宝视线离开之前为准，当宝宝的视线即将离开卡片之前，更换第 2 张卡片，可以循环往复。

（2）"学发音"游戏，学习模仿发音，建立音与物的联系。拿一个带响的玩具，一边逗宝宝玩，一边说玩具名称，让宝宝建立音与物的联系；同时拉住宝宝的手让他握住玩具，大人用夸张的口型发音，激发宝宝发音。

（3）"铃儿响叮当"游戏，练习发象声词的音，理解动作与声音的关系。方法如下：①在距离宝宝 30 厘米处出示手摇铃，摇晃发出声音，问宝宝："'叮叮'在哪里？"②大人边摇铃铛边发出"叮叮"声音，鼓励宝宝发音。③将铃铛递给宝宝说"宝宝拿"，让宝宝摇晃铃铛，大人发出"叮叮"声音，鼓励宝宝发音。如图 5-19 所示。

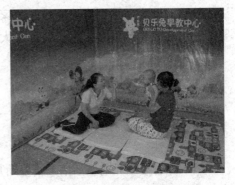

图 5-19　铃儿响叮当

4. 婴幼儿指认的训练

适宜年龄：13～18 个月。

练习次数：每天 3～4 次。

训练方法：

（1）"指认人物"的游戏，认识家庭成员，学习称呼大人。方法如下：①当家庭成员在家比较集中时，逗引宝宝进行指认。②大人以"爸爸在哪里？""妈妈在哪里？""奶奶在哪里？""爷爷在哪里？"的形式，让宝宝指认，当宝宝指认正确时，要及时鼓励宝宝。③让宝宝指着大人学习说称谓。

（2）"指认物品"的游戏，认识家庭中的物品，听到名称会用手指出来，模仿说名称。方法如下：①家长抱着宝宝在家里走走，引导宝宝观察周围的物品。②大人指着某件物品反复说名称，如"灯"，每天都重复进行，一次只能教一种物品，待宝宝认识之后，再认识第 2 种。③大人以"宝宝，灯在哪里？""电视机在哪里？""门在哪里？"的问话，让宝宝指认。

5. 给婴幼儿讲故事

适宜年龄：19～36 个月。

练习次数：每天 1～2 次。

训练方法：

（1）故事欣赏：培养婴幼儿对文学作品的兴趣，养成认真倾听的习惯。①选择适合婴幼儿年龄的故事内容，让婴幼儿欣赏故事书的封面，引发听故事的欲望。②家长有表情地边翻书，边讲述故事。③第二遍讲述故事时，可以让婴幼儿模仿故事情节做相应的动作或表情。

（2）和大人一起讲故事：培养婴幼儿讲述故事的兴趣和能力。①选择婴幼儿已经欣赏过的故事，家长有表情地讲述故事一遍。②用提问的形式引导婴幼儿学习讲述。③家长尝试和婴幼儿一人一句地讲述故事。

（3）复述故事：培养婴幼儿独立讲述故事的兴趣和能力。①家长和婴幼儿一起讲述曾经讲过的故事。②鼓励婴幼儿自己讲述故事，家长可以帮助婴幼儿讲述故事的开头，遇到讲述困难时，家长提醒一句，让婴幼儿接着讲述。③当婴幼儿讲述故事结束时，家长应以极大的热情表示鼓励。

6. 给婴幼儿念儿歌、童谣

适宜年龄：19～36 个月。

练习次数：每天 1～2 次。

训练方法：

（1）结合婴幼儿的生活情景给婴幼儿念儿歌、童谣。比如洗澡时，妈妈可以念儿歌"洗澡盆，像小船，宝宝坐在小船里；妈妈手，像划桨，划着小船向前开。"

（2）结合图片内容给婴幼儿念儿歌、童谣。比如"小黄狗，雨里走，淋湿了，抖一抖。"

第四节　指导婴幼儿认知活动

一、学习目标

了解婴幼儿认知能力发展的特点和规律，掌握与婴幼儿进行认知能力训练的基本技巧。

二、相关知识

1. 婴幼儿认知能力发展的意义

（1）婴幼儿从出生开始就敞开着心灵的"窗口"。婴幼儿的眼、耳、鼻、舌、皮肤等感觉器官，具备了会看、能听、有味觉、有触觉的生理基础。如果经常给予婴幼儿适宜的刺激，可以刺激大脑神经细胞的发育，为将来的学习、生活奠定智力的基础。

（2）认知能力是智力的基础。智力与一个人的感觉、知觉、学习能力有密切关系。认知能力的强弱可以反映出一个人智力水平的高低。婴幼儿双手精细动作是智慧发展的基础，通过看一看、摸一摸、闻一闻、咬一咬、敲一敲、动一动等方式来认识和了解事物。加强手的精细动作训练，可以促进认知能力的发展。

（3）婴幼儿的认知能力的形成是大脑发育成熟的结果。提高婴幼儿的认知能力主要通过感觉和知觉。依靠眼、耳、鼻、舌、身等感觉器官去收集信息，通过中枢神经的作用，变为视觉、听觉、嗅觉和触觉等知觉，中枢神经系统进一步将知觉整合为感知。如婴幼儿用手去摆弄物体、抓握物体等就是通过触觉去感知和认识事物。婴幼儿就是在这样感知认识的活动中，使大脑的感觉统合能力逐渐地提高。

2. 婴幼儿认知能力发展的特点与规律

1）婴幼儿认知能力发展的特点

（1）婴幼儿认知能力包括感知、注意、学习、记忆、思维和想象等多种能力。婴幼儿需要在丰富而适宜探索环境中发展认知能力，在观察、动手操作和思考中认识世界。

（2）每一个正常的婴幼儿都具有惊人的学习能力。成人可以跟随婴幼儿探索的兴趣，创设丰富的环境，启发婴幼儿自主学习。通过视觉、听觉、触觉和前庭平衡方面的训练，可以大大提高婴幼儿大脑的感觉统合功能。

（3）婴幼儿的认知能力包括感知、注意、学习、记忆、思维和想象等多种能力。认知在婴幼儿时期称为适应性行为，是婴幼儿对外界物质刺激的综合反应。

2）婴幼儿认知能力发展的规律

（1）0～12 个月的婴儿，还不会使用语言，以感觉、知觉和动作来适应环境，以行动来"指挥"或"控制"周围的环境。婴儿最常用的认知方式是动作，如抓、握、嚼等，通过这样的动作来了解世界和事物。

（2）13～24 个月婴幼儿，认知能力与手的精细动作和手眼协调密切相关，比如用手触摸看到的物体，使用简单的工具，用手的运动增长经验，用手表达意思等。

（3）25～36 个月婴幼儿，应用视觉、听觉、触觉的能力有了提高，通过观看图片、参观等方式来了解事物。如去动物园观察动物以后，可以启发婴幼儿根据观察到的动物特点，按照鱼、鸟、兽进行分类；观察植物后，按照根、茎、叶、花、果的特点，了解植物的生长繁殖过程。通过观察和思考，慢慢学会分析，提高比较和综合的能力。

3. 婴幼儿认知能力训练的要求和注意事项

1）婴幼儿认知能力训练的要求

（1）自我身体的概念：对身体各个位置的认知、了解和控制，培养婴幼儿的自我意识。

（2）几何图形和颜色概念：大约在 3 个月可以分辨简单的图形，1 岁左右开始认识红色和平面图形的大小；2 岁时认识红色、黄色两种颜色，并能认识一些如圆形、方形、三角形等基本的形状；3 岁时能区分红、黄、蓝、绿 4 种颜色，分辨并区分圆形、方形、三角形等基本的形状。

（3）大小概念：由于视觉的发展，1 岁婴幼儿有了大小知觉的恒常性，2 岁左右开始有了大小的概念，3 岁的婴幼儿可以在一组大小不等的东西中挑出最大的和最小的，还可以认识中等的概念。

（4）空间概念：空间概念的发展始于感知反应，最早的感觉是触觉。出生至 3 个月主要靠嘴巴的触觉来感触，接着是视感觉和听感觉：1 个月能够盯着进入眼帘的东西；2 个月以后会追视，4 个月具有了视觉分辨的能力，可以看清不同距离的物体。2～3 个月的婴儿会做出闭眼睛的反应，这是感物知觉。声音、光亮的刺激会使婴儿转头去寻找声源或光源。会爬的婴儿有了深度意识，会走以后，空间概念有了进一步发展，3 岁婴幼儿可以掌握上下、内外方位的概念。

（5）时间概念：婴幼儿从一日生活节奏中逐渐感受到时间的概念，如白天、黑夜、时间长短等。

（6）记忆力的发展：新生儿只是对刺激的习惯化，这是短时记忆。2～3 个月时，开始有了长时记忆。4 个月可以识别人与物，6 个月能够区别生熟人，1 岁有了回忆，会寻找藏起来的东西，2 岁以后形象记忆占主导地位。婴幼儿时期机械（照相）记忆模式以无意记忆为主，遗忘率很高。

2）婴幼儿认知能力训练注意事项

（1）挑选婴幼儿最感兴趣的东西激发好奇心，让婴幼儿多说、多听、多看、多摸、多动。

（2）适度帮助，尽量不给答案。

（3）要一件一件地教，避免混淆。

（4）多次重复，强化记忆（需要重复十几遍甚至几十遍才有效果）。

（5）使用简洁、正规的语言，如不要把汽车说成"嘀嘀"，把电灯说成"亮亮"等。

（6）对同一类东西要提供不同的样品。如吊灯、台灯、壁灯、路灯、车灯等，使婴幼儿从具体到抽象，逐步理解"词"的概括作用，发展思维能力。

（7）认知能力要注重训练过程，不要过分追求训练结果。

三、工作内容与方法

1. 婴儿触觉训练

适宜年龄：0～12个月。

练习次数：每天3～4次。

训练方法：

1）婴儿皮肤按摩

婴儿的皮肤是暴露的大脑，经常抚摸婴儿的皮肤，可以促进脑细胞的发育。

（1）让婴儿躺在床上或将其抱在怀里时，可以轻轻地揉揉他的小腿、大腿；轻轻拉拉婴儿的手和脚；用揉、抓、弹、压、拉、捏等各种方式，与婴儿的身体器官产生接触。

（2）母亲经常将脸盘靠近婴儿的脸，让婴儿抚摸妈妈的脸。

（3）经常给婴儿挠痒痒，逗笑。

2）婴儿触摸

让婴儿触摸不同材料、不同质地的物品，可以增强婴儿触觉的敏锐性，从而提高大脑的辨析能力。

（1）在婴儿床上方悬挂不同材料制作的玩具，让婴儿伸手可以拍打和触摸。

（2）抱婴儿至坐位，面前放上玩具，婴儿手一伸即可触到，让婴儿可以自己伸手触碰玩具。玩具有不同质地的材料，扩大婴儿触摸的感觉。

（3）洗澡时有意触摸婴儿的皮肤，在水里提供不同的玩具，让婴儿触摸。

注意：缺乏触觉训练的婴儿，长大后性格孤僻内向，不合群，情绪不佳。

2. 婴儿听觉训练

适宜年龄：0～6个月。

练习次数：每天3～4次。

训练方法：

1）熟悉语言

婴儿出生后，就具备了接受成人的谈话、物品敲击、汽车喇叭等外界声音的能力。

（1）可把婴儿抱起来，面对面地与之说话，或以婴儿躺着的地方为中心，从不同的角度温柔地呼唤婴儿的名字。听到后婴儿会转过头来寻找声音的来源，不久就能辨认出家人的声音，听懂自己的名字，找出声音发出的方位。

（2）无论是喂奶、洗澡还是在换尿布的时候，都要用温柔、亲切、富于变化的语调，告诉婴儿你正在做什么。

（3）每天给婴儿念节奏鲜明、句子短小、朗朗上口的"儿歌"或歌谣，临睡前念《婴儿画报》、讲故事等，声调要抑扬顿挫，面部要富有表情，有意识地培养婴儿的语言接受能力。

2）追声寻源

婴儿睡醒后，用哗铃棒、八音盒、钟表、小杯和小勺、橡皮捏响玩具等多种发声的物体训练婴儿的听觉辨别力和方位感。可先将各种发声物体在婴儿的视线内进行演示，并告诉其物品的名称，待其注意后再慢慢移开，让婴儿追声寻源。当辨出声源后，再变换不同距离或方位。还可以把动物的叫声、电话声、火车、汽车等声音的录音放给婴儿听，使他更多地熟悉生活中的事情。但每次听的时间不能太久，一般3～5分钟即可，避免听觉疲劳，造成听神经损伤。

3）听音乐

每天可以结合婴儿起床、喂奶、做操、游戏、入睡前等日常生活环节，在固定的时间播放节奏明快、旋律优美的音乐，既可增强婴儿的音乐记忆力，又能帮助婴儿养成良好的行为习惯。还可以把模仿动物叫声和大自然中某些声音的音乐，配上相应的实物或图片，让婴儿看一看、摸一摸，使听觉、视觉、触觉都得到综合的训练。

注意：视听训练的声响不能太强、太刺耳，要柔和，否则形成噪音，妨碍婴儿听觉统合的健康发展，甚至造成日后的拒听。

3. 婴儿视觉训练

适宜年龄：0～6个月。

练习次数：每天3～4次。

训练方法：

1）注视活动

0～6个月婴儿是视神经发育的关键期，注视活动可以促进婴儿的视力集中。

（1）在婴儿卧位的上方，挂一些使之感兴趣的能动的物体，如彩色的花环、气球等。每次挂一件，定时更换，最好是红色、绿色或能发出响声的玩具。触动这些玩具，能引起婴儿的兴趣，使他的视力集中到这些玩具上。每次几分钟，每日数次。

（2）看黑白卡片：研究证明，高对比度的黑白图形对新生儿最有刺激性。在床栏的左右侧挂上家长自画的黑白脸形，大小与人脸相仿。先画似母亲的脸形，让婴儿观看，父母可用秒表记录婴儿集中观看的时间。新的图形会引起婴儿注视 7～13 秒。当婴儿看熟了一幅图后，注视时间缩短到 3～4 秒就应该换另一幅图。婴儿注视新图时间越长就越聪明。

由于注视比逗笑出现较早，所以观察注视时间是婴儿第一个智力测验方法。婴儿以时间反应来区分新图和旧图，表明婴儿具有分辨能力和记忆能力。

2）视听定向：训练视觉听觉的统合

（1）非生物视听定向：距婴儿眼睛 20～25cm 处，将彩色带响的玩具边摇边缓慢移动，使婴儿的视线随玩具移动。

（2）生物视听定向：和婴儿面对面，待婴儿看清家长的脸后，边呼喊宝宝名字，边移动脸，婴儿会随家长的脸和声音移动，以此可以促进宝宝视听识别和记忆的健康发展。新生儿对盯人比盯物更有兴趣。

3）视线转移：训练婴儿的追视和视线转移能力

（1）在原视听训练的基础上，继续在婴儿觉醒时多看周围的人和物。

（2）用两个人训练，让婴儿的视线从一个人（物）转移到另一个人（物）上，或者在他注视一个物体或人脸时，让其迅速移开，用声音或动作吸引宝宝视线转移。

4. 形状颜色认知的训练

适宜年龄：13～24 个月。

练习次数：每天 3～4 次。

训练方法：

1）认红色

红色是较抽象的概念，认识颜色的目的是培养宝宝概括能力。

（1）家长有计划地和宝宝开展认色游戏，先认红色，如皮球，告诉他这是红色的，下次再问红色，他会指着皮球。再告诉他西红柿也是红色的，宝宝会睁大眼睛表示怀疑，这时可再取 2～3 种红色玩具放在一起，肯定地说"红色"。

（2）把日常接触到的常用的红色物品集中在一起，创造认颜色的环境，让宝宝挑出红色的帽子、红色的袜子、红色的衣服等。

2）认形状

认识形状主要是训练宝宝的视觉和触觉的统合。

（1）家长示范将圆形、方形、三角形板放入相应的洞穴内，先让宝宝拿一个形板，刚开始宝宝会这里放放、那里放放，最后总算放进去了。宝宝高兴极了连拍手带笑，家长要给予鼓励。兴趣促使他再放三角形的、方形的。如图 5-20 所示。

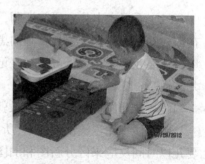

（2）认识圆形：看图书上的圆形、并让宝宝触摸圆形积木片，感知圆形的特征。

图 5-20　认形状三角形

5. 大小概念认知的训练

适宜年龄：13～24 个月。

练习次数：每天 3～4 次。

训练方法：

将宝宝喜欢的饼干大小各一块放在桌上，告诉宝宝这是大的，这是小的，用口令让宝宝拿饼干，拿对了就给他吃，拿错了不能吃。

注意：大小的概念需要在众多的相同类型的不同大小物品的认识中概括出大小的概念，所以应该提供许多对大小的物体给宝宝感知，在长时间积累中才能理解。

6. 物体的恒常性训练

适宜年龄：8 个月～12 个月

练习次数：每天 3～4 次

训练方法：

寻找小物：将五颜六色的糖豆投入透明的瓶内盖上，宝宝会拿着瓶子摇，看着糖豆，如果此时将瓶子放入大纸盒内，宝宝会将瓶取出，继续观看糖豆是否还在瓶中。在寻找小物的游戏中，物质的永久性的概念就在无意识的探索中建立起来。

注意：宝宝最初只认识当前在眼前的物，不在眼前的东西认为不存在了。通过多种形式的寻找游戏，可以培养宝宝对物体存在的客观认识，形成物体的恒常性概念。

本章小结

1. 了解婴幼儿粗大动作发展的特点和规律，掌握与婴幼儿进行大动作训练的基本技巧。

2. 了解婴幼儿精细动作发展的特点和规律，掌握与婴幼儿进行精细动作训练的基本技巧。

3. 了解婴幼儿听和说的能力发展的特点和规律，掌握与婴幼儿进行听和说的能力训练的基本技巧。

4. 了解婴幼儿认知能力发展的特点和规律，掌握与婴幼儿进行认知能力训练的基本技巧。

练 习 题

一、选择题

1. 婴幼儿粗大动作训练的原则是（　　）。

    A. 循序渐进原则　　　　　　　　B. 时效性原则

    C. 趣味性原则　　　　　　　　　D. 适宜性原则

2. 精细动作训练的原则是（　　）。

    A. 操作性原则　　　　　　　　　B. 趣味性原则

    C. 刺激性原则　　　　　　　　　D. 递进性原则

3. 婴幼儿听和说能力发展的特点是（　　）。

    A. 表达先于理解　　　　　　　　B. 非口语表达突出

    C. 理解先于表达　　　　　　　　D. 对词的理解是有序的

二、简答题

1. 婴幼儿听说能力发展经历哪四个阶段？

2. 婴幼儿认知能力训练注意事项是什么？

第三部分 育婴师（四级）

第六章 生活照料

第一节 婴幼儿食品制作

一、学习目标

了解制作婴幼儿食品制作及一日膳食安排的知识与方法。

二、相关知识

1. 食物品种的选择

（1）婴幼儿1周岁之前以奶为主。从4～6个月开始逐步合理添加辅食，尝试多种多样的食物，膳食少糖、无盐、不加调味品（可添加少量食用油）。

（2）1周岁后，婴幼儿过渡到以谷类食品为主食。以米、面为主，同时搭配动物食品及蔬菜、水果、禽、蛋、鱼、豆制品等。食物的搭配制作上也要多样化，尽可能经常更换花样，如小包子、小饺子、馄饨、馒头、花卷等，以提高宝宝的食欲和兴趣。

（3）适合婴幼儿的蔬果：深绿色叶状蔬菜及橙黄色蔬菜含有较高的维生素C、维生素B2和胡萝卜素及矿物质（如钙、磷、铁、铜等），比较适合婴幼儿食用的蔬菜有油菜、小白菜、菠菜、苋菜、莴笋叶、圆白菜、胡萝卜、西红柿。水果中的有机酸能促进婴幼儿的食欲、有帮助消化的作用。适合婴幼儿的水果有苹果、柑橘、香蕉、桃子、葡萄、梨、芒果、木瓜等。

注意：橘子易导致过敏，最好在6个月后添加。水果与蔬菜所含营养成分不尽相同，两者不能相互代替。

2. 食物质地的选择

不同月龄的婴幼儿由于其消化吸收的功能及营养需求存在一定的差别，在选择食物的质地方面有较大的差别，1岁以内的婴幼儿以奶类为其主要食物，6

个月内最好是纯母乳喂养，4～6个月后应开始添加辅食。不同月龄的婴幼儿对食物质地的选择见表6-1。

表6-1　不同月龄的婴幼儿对食物质地的选择

月　　龄	食　物　质　地
4～6个月	稀糊状（米汤、菜汁、菜泥、果汁、果泥）
6～7个月	泥状（烂粥、鱼泥、肝泥、豆腐泥、蛋羹）
8～10个月	碎末状（稠粥、烂面、馒头、碎肉末、碎菜末）
11～12个月	碎块状（软米饭、面条、带馅食品、碎肉、碎菜）
18个月	逐步向成人饮食过渡
3岁	成人饮食

三、工作内容与方法

1. 蔬果汁及点心制作

1）蔬果汁制作方法

蔬果汁的制作方法是根据不同蔬果的营养成分及其外部结构决定，否则易破坏其营养。不同蔬果汁制作方法见表6-2。

表6-2　蔬果汁制作方法

类　　别		制作方法	备　　注
果汁	橙汁	① 将鲜橙横切一刀 ② 用榨汁器手工榨汁 ③ 将橙汁倒入茶漏过滤 ④ 加少许温水（或加点糖）	水果的选择原则： ① 新鲜、无裂伤、无碰伤的水果 ② 水果应是成熟期采摘的 ③ 应季的、多汁的水果既便宜又好做、应为首选
	苹果汁（生）	① 洗净、去皮、去核 ② 用擦子擦成丝 ③ 放入茶漏中用勺挤出汁	
	苹果汁（熟）	① 洗净、去皮、去核、切成小块 ② 放入沸水中煮3分钟 ③ 碾碎、过滤、取汁	
	西瓜汁	将西瓜瓤放入碗中，用勺捣烂，再用消毒纱布过滤后取汁即成	

续表

类　别		制作方法	备　注
菜水的制作	胡萝卜水	① 将胡萝卜洗净，切成小丁 ② 放入小奶锅中，加水 50mL（没过胡萝卜的水量），煮开后换小火再煮 10 分钟，用勺压一下，感觉胡萝卜已煮软即可关火 ③ 过滤、晾凉后使用	选择新鲜蔬菜。一般可选白菜、小白菜、油菜、卷心菜、胡萝卜、黄瓜、西红柿等。像菠菜、苦瓜之类又涩又苦的菜不适合做菜水
	油菜水（白菜、小白菜、卷心菜、芹菜）	① 取 2 颗小油菜（约 6～7 片叶子）洗净、切碎 ② 锅中放 50mL 水，煮开后将碎菜汁放入锅中，不盖锅盖煮 2～3 分钟，关火 ③ 过滤、晾凉后食用	
	胡萝卜山楂汁	新鲜山楂 1～2 颗，胡萝卜半根。山楂洗净，每颗切四瓣；胡萝卜半根洗净切碎。将山楂、碎萝卜放入炖锅内，加水煮沸再用小火煮 15 分钟后用纱布过滤取汁	胡萝卜中含丰富的 β 胡萝卜素，可促进上皮组织生长，增强视网膜的感光力，是婴幼儿必不可少的营养素
	白萝卜生梨汁	将白萝卜切成细丝，梨切成薄片。将白萝卜倒入锅内加清水烧开，用微火炖 10 分钟后，加入梨片再煮 5 分钟取汁即可食用	白萝卜富含维生素 C、蛋白质等营养成分，具有止咳润肺，帮助消化等保健作用
	西红柿苹果汁	新鲜西红柿半个，苹果半个。将西红柿洗净，用开水烫后剥皮，用榨汁机或消毒纱布把汁挤出。苹果削皮蒸熟或直接榨汁，取 1～2 汤勺兑入西红柿汁中	新鲜西红柿中富含维生素 B1、维生素 B2、尼克酸

2）婴幼儿点心制作

表 6-3　婴幼儿点心制作

类　别		制作方法	备　注
米汤		将锅内水烧开，放入淘洗干净的 200g 大米，煮开后用文火煮成烂粥，取上层米汤即可食用	米汤汤味香甜，含有丰富的蛋白质、脂肪、碳水化合物及钙、磷、铁，维生素 C、维生素 B 等
果泥	苹果泥	洗净、去皮，用勺子慢慢刮成泥状即可食用	水果的选择原则： ① 新鲜、无裂伤、无碰伤 ② 水果应是成熟期采摘的 ③ 应季的、多汁的水果既便宜又好做应为首选
	木瓜泥	木瓜用清水洗干净，切开外皮去籽，然后把果肉压成泥状即可给婴幼儿喂食	
	猕猴桃泥	将猕猴桃用清水洗干净去皮，再把里面有籽的部分也去除，然后把果肉压成泥状	
	香蕉泥	选择成熟的香蕉一个，用勺子将果肉压成泥或者刮出泥	

续表

类 别		制作方法	备 注
蔬菜泥	蛋黄泥	先把鸡蛋煮熟，注意不能煮的时间太短，以蛋黄刚好凝固为宜，然后将蛋黄剥出，碾碎，用温开水、米汤、牛奶或肉汤拌匀，用小勺喂给婴幼儿吃	鸡蛋黄里不仅含有丰富的铁，也含有婴幼儿需要的其他各种营养素，而且比较容易消化，添加也很方便
	土豆泥	把土豆洗净削皮后放入锅内煮或蒸，熟后用勺子背将其碾成泥状（也可用在市场上卖的现成土豆泥），再加入牛奶（或黄油），搅拌后煮至黏稠状	选择新鲜时令蔬菜
	青菜泥	将适量青菜叶子洗净，加入沸水内煮约1～2分钟后，取出菜叶用粉碎机，或在铜丝网上研磨，滤出菜泥	
	鲜红薯泥	将红薯洗净后去皮，切碎捣烂，稍加温水，放入锅内煮15分钟，烂熟后加入白糖少许，稍煮即可	
	蛋黄土豆泥	蛋黄煮熟后捣碎过滤（防止颗粒进入），把切碎的土豆煮软捣碎后，加入蛋黄和牛奶中混合，然后放火上稍加热即可	
蛋黄羹		① 生蛋黄1个加水1～2倍，打成蛋汁，置于刚冒气的蒸锅中，微火蒸约10分钟即可 ② 起锅前用筷子拨一下，看看蛋羹内部是否已成形。如果尚未完全凝固，可再蒸一会儿，约2～3分钟即可 ③ 切忌大火猛蒸，否则蛋羹表面一下就会起泡，整个蛋羹也就失去了应有的滑嫩	待婴幼儿适应后，可以在做蛋羹前加入香菇末、菜末、鱼泥、碎豆腐、虾末等适合相应年龄段婴幼儿的食物1～2种，通过这些变化来让婴幼儿保持对蛋羹的喜好，同时也可让他获得更多的味觉体验和营养
全蛋羹		生鸡蛋1个加1倍水，打成蛋汁，微火蒸约10分钟	

2. 不同月龄婴幼儿一日膳食安排

对0～3个月的婴儿来讲，提倡纯母乳喂养，按需哺乳。只有当母乳不足时，才适当补充婴儿配方奶。从第4个月起，即可添加辅助食物。表6-4至表6-8分别为4～6个月、7～12个月、13～18个月、19～24个月、25～36个月婴儿的一日食谱膳食食谱。

表6-4 4～6个月一日膳食

上午	06:00	母乳或配方奶150 mL
	08:00	果汁或蔬菜汁80mL
	10:00	米糊25g，菜泥20g，蛋黄或鱼泥10g

	13:00	母乳或配方奶 150mL
下午	15:00	果泥或菜泥 25g
	17:00	母乳或配方奶 150mL
晚上	20:00	母乳或配方奶 150mL
	24:00～02:00	母乳或配方奶 150mL

表 6-5　7～12 个月一日膳食

	06:00	母乳或配方奶 150～200mL
	09:00	母乳或配方奶 150～200mL
上午	10:00	蛋黄（全蛋）+果汁（果泥）
	12:00	鸡肝粥（肝泥 15g）1 小碗，碎菜 25～50g
下午	15:00	母乳或配方奶 150～200mL
	16:30	果泥或菜泥 25～50g
晚上	18:00	面片，菜泥 20g，鱼泥 25g
	21:00	母乳或配方奶 150～200mL

表 6-6　13～18 个月一日膳食

	06:00	配方奶 200～250mL，面包 25g
	08:30	炖鸡蛋（鸡蛋 1 个，植物油 5g），苹果 100g
上午	12:00	软饭（米 40～50g）清蒸带鱼（带鱼 30g、盐少许） 虾皮炒青菜（虾皮 3g、青菜 50g、油 5g） 胡萝卜豆腐汤（胡萝卜 5g、豆腐 10g）
下午	15:00	菜肉包子 1 个（面粉 25g、肉 10g、青菜 10g） 芦柑（50g）
	18:00	软饭（米 40～50g）虾仁炒豌豆（虾仁 25g、豌豆 15g、油 5g）
晚上	21:00	配方奶 200～250ml

表 6-7　19～24 个月一日膳食

	08:00	配方奶 100～150mL，花卷 25g，鸡蛋粥 70g
上午	10:00	酸奶 150mL，点心 15g
	12:00	软饭 50g，菠萝鸡丁（菠萝 20g，鸡肉 35g），东坡豆腐 50g，紫菜汤 50g
下午	15:00	银耳小米粥 50g，饼干 1 块，苹果 100g
	18:00	鸡肝瘦肉粥（粳米 35g，鸡肝 25g，瘦肉 25g），青菜 50g，橘子 50g
晚上	21:00	配方奶 200mL

表 6-8　25～36 个月一日膳食

上午	08:00	鲜牛奶 200mL，面包 35g
	10:00	果汁 100g，蛋糕 20g
下午	12:00	八宝粥 75 克，麻将花卷 1 个，砂锅豆腐 100g
	15:00	新鲜水果 60g，面包或番茄豆沙夹 50g，酸奶 125mL
晚上	18:00	南瓜饭 100g，花菜炒肉（花菜 50g，瘦肉 50g）番茄蛋汤（番茄 50g，鸡蛋 25g）
	21:00	牛奶 250mL

注意事项

（1）蔬菜不能代替水果，水果汁不能代替水果。果汁是水果经过压榨而去掉残渣制作的，加工过程会使水果的营养成分损失。

（2）泥糊状食物是婴儿的必要食物，不是辅助食品。

（3）夏天婴幼儿的消化功能减弱，要循序渐进地增加新的品种。

（4）提供食品不要以成人是否喜欢吃为标准。

第二节　婴幼儿作息安排与习惯培养

一、学习目标

了解婴幼儿的生理特点，掌握合理安排不同月龄婴幼儿的生活内容，掌握培养婴幼儿饮食、睡眠、大小便习惯的训练方法，掌握辅助婴幼儿进餐，掌握婴幼儿按时入睡、使用餐具、使用便器的训练方法。

二、相关知识

1. 合理作息与婴幼儿生长发育的关系

（1）睡眠有利于婴幼儿脑细胞的发育。睡眠是大脑皮层的生理性保护性抑制，是恢复人体精神和体力的必要条件。新生儿大脑皮层兴奋性低，神经活动过程弱，如果外界刺激过强，容易产生疲劳，使大脑皮层兴奋性低下而进入睡眠状态。所以新生儿几乎所有的时间都在睡眠，以后随着大脑皮层的发育，婴幼儿的睡眠时间逐渐缩短。

科学研究发现，脑细胞的发育完善过程主要是在睡眠中进行，睡眠有利于脑细胞的发育。睡眠对婴幼儿的健康成长、智力及思维能力的正常发育是极为重要的。睡眠不足，婴幼儿会烦躁不安、食欲不振，以致影响体重的增长，而且还可能造成抵抗疾病的能力下降而易生病。

（2）睡眠有利于婴幼儿身高的增长。科学研究表明，婴幼儿身高的增长除了受遗传、营养、锻炼等因素的影响外，主要受脑垂体分泌的生长激素的控制。人在觉醒状态下时，生长激素分泌减少；睡眠时，生长激素分泌明显升高。因此，充分的睡眠能够促进婴幼儿身高的增长。

生长激素是人体下丘脑分泌的一种蛋白质，它能促进骨骼、肌肉、结缔组织和内脏的生长，对新陈代谢也有一定的促进作用。生长激素的分泌有其特定的昼夜规律。每天夜间 22 点至凌晨是分泌的高峰期，分泌量可占全天的 20%～40%，必须在深睡 1 小时后才能达到这一水平。10 岁以下的儿童晚上 8 点左右睡觉最为适宜，如果入睡过晚，会影响到生长激素的分泌。

（3）3 岁前婴幼儿神经系统发育不够成熟，易疲劳，合理作息可以保护婴幼儿神经系统的正常发育。

2. 安排婴幼儿一日作息的要点及注意事项

（1）每天坚持婴幼儿按时进餐、睡眠、活动，逐渐养成良好的生活习惯，促进婴幼儿身心正常发育。

（2）婴幼儿的消化系统发育不够成熟，消化能力弱，合理安排婴幼儿的饮食，能保证婴幼儿获得充足的营养，能促进婴幼儿的生长发育，合理的作息可以保护婴幼儿的消化系统的功能。

（3）注意婴幼儿的睡眠安全，仔细观察婴幼儿睡眠状态。健康婴幼儿入睡后安静、呼吸均匀，头部略有微汗，时而出现微小的表情；如果出现睡眠不安，时而哭闹乱动，睡后易醒或婴幼儿皮肤干燥发烫，呼吸急促，脉搏加快，摇头抓耳等现象，应尽快带婴幼儿去医院进行检查和治疗。

（4）根据婴幼儿不同月龄生理特点进行安排。年龄越小，吃、睡的时间和次数越多，随着年龄的增长，就相对减少。表 6-9 为不同年龄婴幼儿的睡眠次数和时间对照表。

（5）根据季节特点，冬季夜长，可安排晚上早些睡；夏季日长，晚上晚些上床，午睡时间可适当延长，保证婴幼儿有充分的休息。

（6）要做好动静活动结合，脑力与体力活动的结合，室内和室外活动的结合，使婴幼儿生活规律，精神愉快。

表 6-9 不同年龄婴幼儿的睡眠次数和时间对照表

年龄	次数	白天持续时间（小时）	夜间持续时间（小时）	合计（小时）	活动时间（小时）	饮食	
						次数	间隔（小时）
2～6个月	3～4	1.5～2	8～10	14～18	1.5～2	6	3.5～4
7～12个月	2～3	2～2.5	10	13～15	2～3	5	4
1～3岁	1～2	1.5～2	10	12～13	3～4	3～4	4

注意事项：按作息安排的执行，最好不要随意更改，以满足婴幼儿的生长发育的需要。

3. 良好饮食习惯的培养及注意事项

（1）新生儿因每次进食量较少，常常是不定时进食，因而要按需喂养。随着时间的推移，进食量逐渐增加应培养按时进食的习惯。

（2）婴幼儿每天按时进食，到吃饭时间消化液就开始分泌，消化道开始蠕动，产生食欲，有利于食物的消化和吸收。

（3）婴幼儿消化系统功能未发育成熟，消化能力弱，胃的容量小，且年龄越小，生长发育越迅速，每日需要营养的量又相对较成人多，养成良好的饮食习惯，才能保证满足婴幼儿生长发育需要。

注意事项：进食的环境不太嘈杂，以免影响进食情绪；进食最好一次性喂饱，一次时间不要太长；不要让其含着嘴儿玩；进食的位置要固定，不边走路边进食。

4. 训练婴幼儿使用餐具的要点及注意事项

（1）训练婴幼儿使用餐具可以增加婴幼儿的食欲，锻炼其动手能力。因此要从小开始，从开始使用奶瓶起就让婴儿抱着奶瓶吃。到10个月左右可以用杯子喝水、奶、果汁等，开始时总是会呛、洒，只要多练就会慢慢好起来。到1岁半就可以自己捧着杯子喝了，刚开始每次在杯里只倒一点水，然后试着用手扶着让婴幼儿喝。

（2）到1岁左右要教婴幼儿自己吃饭，开始手把手教，要耐心，逐渐过渡到让婴幼儿自己拿着小勺舀着吃。开始会很糟，也许吃到嘴里比弄到桌上的多。但也要尊重婴幼儿自己吃饭的热情。

注意事项：进食前应先给婴幼儿洗手；餐具要选择安全、无毒、小巧玲珑且不易摔破的；教婴幼儿吃饭时要看好婴幼儿，以免发生意外，特别是开始训练用筷子时。

5. 婴幼儿良好睡眠习惯的培养

（1）足够的睡眠是保证婴幼儿健康成长的首要条件之一，良好的睡眠习惯又是保证婴幼儿足够睡眠的前提。

（2）在睡眠过程中氧和能量的消耗最少，有利于消除疲劳。脑细胞的发育完善过程主要是在睡眠中进行，睡眠有利于脑细胞的发育。

（3）睡眠过程中婴幼儿脑垂体分泌的生长激素比清醒状态时增加 3 倍，有利于婴幼儿的生长发育。

6. 婴幼儿良好"二便"习惯的培养

（1）了解婴幼儿大小便的规律，培养婴幼儿定时大便，自己主动坐盆的良好习惯，从小进行常规性训练，可养成婴幼儿有规律的生活习惯，帮助婴幼儿建立自信心。

（2）培养婴幼儿良好的大小便习惯，有利于帮助婴幼儿建立健康的行为和生活方式。

（3）培养婴幼儿有规律地大小便，可以在大脑建立起一系列的条件反射，提高机体的工作效率，以保证各器官良好的工作和休息。

三、工作内容与方法

1. 不同月龄婴幼儿的一日作息安排

根据不同月龄婴幼儿的生理特点，编制了一日作息安排表，详见表 6-10 至表 6-13。

表 6-10　7～12 个月婴儿的一日作息安排参考

时　间	生　活　安　排
07:00—07:30	起床、喂哺
07:30—08:30	室内活动
08:30—10:30	睡眠
10:30—11:00	喂哺

续表

时　间	生 活 安 排
11:00—12:00	室内活动或户外活动，做婴幼儿体操
12:00—14:00	睡眠
14:00—14:30	喂哺
14:30—16:30	室内活动或户外活动，做婴幼儿体操
16:30—18:00	睡眠
18:00—18:30	喂哺
18:30—19:00	室内活动
19:00—20:00	盥洗、坐盆
20:00—22:00	睡眠
22:00—22:30	喂奶
22:30—次日	继续睡眠

表 6-11　13~18 个月幼儿的一日作息参考

时　间	生 活 安 排
07:00—08:00	起床、坐盆
08:00—08:30	早餐
08:30—10:00	室内或户外活动、游戏、喝奶
10:00—11:30	睡眠
11:30—12:00	午餐
12:00—14:30	午睡
14:30—15:00	午点
15:30—17:30	室内或户外活动、游戏
17:30—18:00	晚餐
18:00—20:00	室内活动
20:00—21:00	盥洗
21:00—次日	睡眠

表 6-12　19~24 个月幼儿的一日作息参考

时　间	生 活 安 排
07:00—07:30	起床、坐盆、盥洗
07:30—08:00	早餐
08:00—09:00	室内活动
09:00—09:30	早点
09:30—11:30	室内或户外活动、游戏
11:30—12:00	午餐

续表

时　间	生　活　安　排
12:00—15:00	午睡
15:00—15:30	午点
15:30—17:30	室内或户外活动、游戏
17:30—18:00	晚餐
18:00—20:00	亲子活动
20:00—21:00	盥洗、喝奶
21:00—次日	睡觉

表 6-13　25～36 个月幼儿的一日作息参考

时　间	生　活　安　排
07:00—07:30	起床、坐盆、盥洗
07:30—08:00	早餐
08:00—09:00	室内活动
09:00—11:00	户外活动、游戏、喝水
11:00—11:30	午饭
11:30—12:00	室内活动
12:00—14:30	午睡
14:30—15:00	午点、喝奶
15:00—17:30	室内或户外活动、游戏、喝水
17:30—18:00	坐盆、洗手
18:00—18:30	晚餐
18:30—19:30	亲子活动时间
19:30—21:00	盥洗、坐盆
21:00—次日	睡眠

2. 婴幼儿良好饮食习惯培养

1）餐前准备

（1）要有良好的进餐环境，保持环境安静、整洁，桌椅应适应婴幼儿的特点。

（2）餐前婴儿换尿布，提醒幼儿去小便。

（3）吃饭前避免过度兴奋或剧烈运动。

（4）在烹调食物时要做到色、香、味俱全，以刺激婴幼儿的食欲。

（5）餐前半小时不吃零食，以免影响婴幼儿的食量。

（6）每天定时、定点、定量喂饭，有利于营养的充分吸收。

（7）饭前洗脸，洗手，围上围嘴。

（8）饭前不处理问题，不引起婴幼儿哭闹，用温和的语言告诉婴幼儿餐具、食物及有关动作的名称。

2）辅助婴幼儿进餐

（1）婴儿要随醒随吃。

（2）给婴幼儿选择合适的餐具。

（3）让婴幼儿与家人一起共餐，通过模仿来学习吃饭。

（4）婴幼儿刚开始学用小勺吃饭时，由于手的动作还不协调，大人要协助正确握持，可做示范动作，让婴幼儿模仿。

（5）婴幼儿开始学习吃饭时，自己只能吃几口，主要还是靠大人喂，这样可避免婴幼儿吃不饱或饭菜变凉。

（6）在练习过程中，可能会洒饭到身上，育婴员要有耐心，及时处理干净，不要斥责婴幼儿。

（7）应让婴幼儿多练习自己吃饭，不要随意中止。

（8）吃饭的时间不要太长，一般30分钟左右，如果不想吃了或不好好吃时，可以把饭菜先收起来，等到饿了自然就会吃了。

（9）婴幼儿自己能独立吃上几口，都要及时给予鼓励，这样可以增加婴幼儿自己吃饭的信心。

（10）进餐过程要保持婴幼儿情绪愉快，专心进食，细嚼慢咽。

（11）不要边吃边玩，不挑食，不剩饭菜。

（12）对于挑食或偏食的婴幼儿要多讲解食物的营养对生长发育的益处，让婴幼儿乐于接受。

（13）婴幼儿拒食时要查原因，不要强喂，采取措施，保证婴幼儿吃饱。

（14）可通过讲故事、看图说话、游戏等形式教育婴幼儿学会独立吃饭的能力。

（15）一次不要给太多的食物，吃完再添加，避免浪费食物。

3）餐后整理

（1）餐后要擦手擦嘴。

（2）2～3岁吃饭动作逐渐协调，可独立吃饭，可以学习做简单的家务，如主动放好餐具、椅子等。

（3）育婴员要对碗筷进行清洁消毒，可用流动自来水冲洗净，再煮沸消毒10分钟，或用消毒柜消毒。

4）婴幼儿使用餐具的训练

要根据婴幼儿的发育顺序的特点来训练餐具的使用。3～4个月的婴儿就可以训练让他自己抱奶瓶喝奶，5～6个月自己拿饼干往嘴里喂食，9～10个月学会捧杯喝水，1岁半就学会自己拿勺吃饭，两岁以后就可以学用筷子吃饭。

具体训练方法如下。

（1）扶瓶吃奶

一般在婴儿4个月时就可以教婴儿扶奶瓶吃奶。

（2）用汤匙喂食

6个月以下的婴儿，可以抱在大人的怀中取半卧位用匙喂食；7个月以上婴儿，可坐在饭桌或椅子上喂食，喂时大人可做示范动作；9个月婴儿开始对汤匙产生兴趣，会伸手抢大人手中的汤匙，此时大人可让婴儿自己试着使用。刚开始大人可协助婴儿正确握持，多次练习，多鼓励婴儿，不久婴幼儿就学会用汤匙吃饭。

（3）扶杯喝水

7～8个月时训练婴儿用杯子喝水，10个月时培养婴儿自己两手扶杯喝水，开始大人要托住杯子以免打翻，等动作稳定后让婴幼儿自己扶杯喝水。开始杯中水量要装少一些，喝完再加，以免太重拿不动或拿不稳而打翻。

（4）扶碗吃饭

选择婴幼儿适宜的餐具，开始教婴幼儿右手拿汤匙，左手扶碗，可同时备两把汤匙，一把让婴幼儿拿着自己学吃，另一把大人用于喂食，以免婴幼儿吃不饱或饭菜变凉。只要坚持让婴幼儿训练，婴幼儿1岁半就能学会自己拿勺吃饭。

（5）训练使用筷子

筷子的使用较为困难，属于精细动作，最好等婴幼儿2岁以后再尝试练习。选幼儿专用的筷子，幼儿容易掌握。大人可以拿筷子给幼儿作示范动作，幼儿的模仿能力很强，坚持练习，慢慢就会掌握筷子的使用。

学习使用餐具是一个循序渐进的过程，一定要有耐性，不要随便责怪婴幼儿，应给予必要的鼓励。训练时要结合婴幼儿的特点，反复练习，定能成功。

让婴儿头、背紧贴在自己身上，两手轻轻扶住婴儿的双腿，成蹲位，用"嘘"表示小便，用"嗯"表示大便。多次训练让婴儿形成条件反射，利于习惯的养成。

（2）养成每天早晨起床后，或者午睡起床后，或者临睡前排便的习惯。

（3）8个月左右可以让婴幼儿坐便盆。

（4）1岁半左右会用不同的方式表示排尿的需要。

（5）一般2岁半左右就可以自己排便了。

2）婴幼儿使用便器，专心排便的训练

（1）6个月以后的婴儿，可以开始练习坐盆。6～8个月婴儿要在固定地方的便盆中进行大小便。

（2）应选择一个安全的婴幼儿专用便盆，大小规格与婴幼儿的臀部相合适的便盆。

（3）冬天要注意便盆不要太凉，以免婴幼儿不舒服不排便，如果一时不解便，可过一会儿再坐。每次坐盆的时间不要太长，一般3～5分钟，久坐易引起婴幼儿脱肛。

（4）练习坐便盆时，必须由大人扶着，婴幼儿坐不稳时易摔倒、疲劳。

（5）大人要细心观察，掌握婴幼儿大小便的规律，婴幼儿通常在什么时候大便，小便前会有什么表情如凝视、不动、脸发红，及时发现后立即让婴幼儿坐便盆，并用"嘘"或"嗯"的声音建立条件反射。

（6）坐盆时不要玩玩具或吃东西。

（7）每天坚持让婴幼儿练习坐盆，就可以逐渐形成习惯。

（8）婴幼儿每次排完便后，应立即把婴幼儿的小屁股擦干净。

（9）排便后要洗手，养成良好的卫生习惯。

（10）便盆要经常消毒，保持清洁。

注意事项

（1）婴幼儿有时会把大小便便在裤子上，不要责怪婴幼儿，应提醒和引导婴幼儿坐盆。

（2）要注意观察婴幼儿大小便的信号，及时做出反应。

（3）每个婴幼儿的生理成熟程度不同，大小便控制有明显的差异，培养时要因人而异。

（4）婴幼儿学会用动作或语言表示大小便时，要及时给予鼓励和表扬。

（5）坐盆时不可喂食或玩玩具。

（6）外出时不要让婴幼儿随地大小便。

3. 培养婴幼儿的睡眠习惯

婴幼儿按时独自入睡的训练

（1）创造一个适宜的睡眠环境：居室安静，光线柔和，室温控制在25℃右。根据季节变化，给婴幼儿选择厚薄适宜的盖被。

（2）睡前将婴幼儿的脸、脚和臀部洗净或睡前可给婴幼儿洗澡、按摩，都有助于婴幼儿更好入睡。

（3）睡前排一次尿。

（4）睡前换上宽松的、柔软的睡衣，冬天可给婴幼儿使用睡袋，既保暖又舒适，又不容易着凉。

（5）睡前可利用固定乐曲催眠入睡。

（6）睡前不拍、不摇、不抱，更不可用喂哺催眠。

（7）睡前要避免过度兴奋。

（8）对于1岁前的婴儿不会刷牙，睡前可用清水或淡茶水漱口，以保护牙齿。

（9）每次到了睡觉时间，要把婴幼儿放在小床上，培养他独自睡觉。如果暂时没有睡着，不要去逗他，婴幼儿不久自然就会入睡。

注意事项

（1）按婴幼儿的月龄，合理安排婴幼儿睡眠的时间和每日次数。在婴幼儿出生后可开始训练，新生儿日间除了吃奶、清洁卫生外均为睡眠时间，夜间则要任其熟睡，不要因喂奶而将其弄醒。

（2）让婴幼儿按时入睡，保证充分的睡眠时间。按照每天固定的时间上床和起床。睡前不做剧烈的活动，不看刺激性的电视节目，不讲可怕的故事，不宜玩新的玩具。

（3）创造良好的睡眠环境。保持室内空气新鲜，温度适宜，被褥干净舒适，无噪音等。

（4）保持正确的睡眠姿势，养成不蒙头、不含奶头、不咬被角、不吮吸手指的睡眠习惯。

（5）对睡眠不安的婴幼儿要找原因，发现问题及时处理。

4. 婴幼儿大小便习惯培养的训练

1）婴幼儿定时大小便习惯的训练

（1）满月后，就可以试着训练婴儿定时、定点大小便的习惯。育婴员取坐位，

（7）培养大小便的习惯，要有耐心，不可以让婴幼儿长期用尿布和穿开裆裤，使婴幼儿任意大小便。婴幼儿会走后，白天就不要用尿布。

（8）要注意观察大小便的情况，发现异常及时处理。要掌握婴幼儿大小便的规律，及时提醒和把大小便。

（9）2岁后要穿整裆裤。

（10）便后要洗手。

本章小结

1. 婴幼儿食物的品种和质地及制作方法，随着月龄的增长，不断变换，必须根据该月龄的生长特点，选择适合婴幼儿的食物，以满足婴幼儿生长发育所需要的营养。

2. 婴幼儿一日食谱的安排各个年龄段也是有所区别的。由按需喂养过渡到定时定点喂养，一周岁之后再过渡到一日"三餐三点"或"三餐两点"的膳食安排。

3. 掌握培养婴幼儿饮食、睡眠、"二便"习惯的方法。

4. 掌握7个月至3岁婴幼儿的作息安排。

5. 掌握培养婴幼儿基本自理生活的能力。

练 习 题

一、选择题

1. 婴儿喂养可以选择的奶类有（　　）。

　　A. 原奶　　　　　B. 配方奶　　　　C. 炼奶　　　　D. 酸奶

2. 婴幼儿可以在（　　）个月龄开始添加辅食。

　　A. 1～2　　　　　B. 2～3　　　　　C. 4～6　　　　D. 7～8

3. 除新生儿外，婴幼儿每天日间睡眠要求 1 岁以下（　　）次，1～2 岁（　　）次，2 岁以上（　　）次，每次平均1.5～2.5小时。

　　A. 2～3 次　　　B. 1～2 次　　　C. 1 次　　　　D. 4～5 次

4. 婴幼儿每次坐盆的时间不要太长，一般（　　）分钟，久坐易引起婴幼儿脱肛。

　　A. 3 分钟　　　　B. 5 分钟　　　　C. 10 分钟　　　D. 20 分钟

二、判断题

1. 给婴幼儿补充钙时，直接补充鱼肝油就可以了。（　　）

2. 婴幼儿如果不喜欢蔬菜，可以用水果替代。（　　）

3. 新生儿每天睡眠时间应保证 16 小时左右。（　　）

三、简答题

1. 简述橙汁制作的步骤。

2. 简述辅食添加的原则。

四、论述题

如何训练婴幼儿按时入睡？

第七章 保健与护理

第一节 生长监测

一、学习目标

了解婴幼儿体格发育的相关知识,掌握婴幼儿体格发育测量的内容与方法。

二、相关知识

婴幼儿体格发育测量的评价指标有体重、身高（长）、头围、胸围、上臂围及坐高。

1. 体重

体重是衡量体格生长的重要指标，其代表身体各器官、系统与体液重量的总和。也是反映婴幼儿营养状况最容易获得的灵敏指标。

新生儿出生时体重约为 3kg，生后 2～3 天可出现生理性体重下降，生后 7～10 天恢复到出生时体重。1 岁时体重为出生时的 3 倍，满 2 岁时达 4 倍，2 岁后到 7～8 岁，体重每年增长值不足 2kg，7～8 岁后体重增长值维持在 2kg 以上，直到青春期增长又加速。

2. 身高（身长）

身高代表头、脊柱和下肢长度的总和。3 岁以内婴幼儿因立位测量不易准确，而采用卧位测量，故称身长。

新生儿出生时身长平均为 50cm，1 岁时为出生时的 1.5 倍，第二年平均增长 10cm，约为 85cm，以后每年递增 5～7.5cm。身高受种族、遗传和环境的影响较明显，受营养的短期影响不显著，但与长期营养状况关系密切。

3. 头围

头围的大小与脑和颅骨的发育有关。新生儿出生时头围平均为 34cm，生后第一年头围增长 12cm，1 岁时为 46cm，第二年增长 2cm，2 岁时头围为 48cm，

5 岁时为 50cm，15 岁为 53～54cm，与成人接近。大脑发育不全时，可出现小头畸形。头围过大常见于脑积水。

4. 胸围

胸围代表胸廓与肺的发育。新生儿出生时胸围小于头围 1～2cm，一般在 1 岁后胸围赶上头围，头胸围交叉时间与婴幼儿的营养状况有关，大约在 15 个月左右。

5. 坐高

坐高是从头顶至坐骨结节的长度。3 岁以下婴幼儿卧位测量，故也称顶臀长。坐高的增长反映脊柱和头部的增长。新生儿出生时坐高平均为 33cm，占身长的 66%，2 岁时为 61.1%，4 岁时为 60.0%，6～7 岁时为 56.4%。如婴幼儿此比例大于正常时，应考虑内分泌疾病或软骨发育不全等疾病。

三、工作内容与方法

1. 婴幼儿体格发育测量工具及使用方法

1）体重的测量

（1）工具：新生儿采用杠杆式访视秤或婴儿磅秤，最大载重 10kg，准确读数至 50g。1～6 岁用磅秤或杆秤，最大载重 50kg，准确读数至 50g。7 岁以上用磅秤，最大载重 100kg，准确读数至 100g。

（2）方法：给被测儿童脱去衣帽鞋袜（可只穿薄的背心、短裤），排空小便。婴儿取卧位，1～2 岁取坐位，3 岁以上取站位。

（3）记录：以千克为单位，准确记录至小数点后 2 位。

2）身长或身高的测量

（1）3 岁以下小儿测身长（卧位长）：脱去鞋、帽和袜子，穿单衣仰卧于身长测量器底板中线上，面向上，两耳在同一水平，两侧耳垂儿上缘和眼眶下缘连线构成的想象平面与底板垂直，两下肢互相接触并紧贴底板，两侧足跟接触足板，读刻度，记录至 0.1cm。

（2）3 岁及 3 岁以上小儿量身高（立位高）：脱去鞋、帽，立正姿势立于平台上，两眼直视正前方，稍挺胸收腹，手指并拢，双臂自然下垂，足跟靠拢，脚尖分开约 60°，足跟、臀部、两肩胛角间同时靠触立柱，头部正直，滑板底面与颅顶点接触，读刻度，记录至 0.1cm。

3）头围的测量

小儿取坐位或立位。测量者立于被测者之前或右方，用软尺自眉弓上缘处始，经枕后粗隆环绕头部 1 周再回到起点（软尺在头两侧的水平应一致），记录至 0.1cm。所用软尺应无伸缩性，并有 0.1cm 的刻度。测量前要检查软尺刻度是否正确，测量数十人后应检查刻度，防止因反复牵拉而影响正确性。

4）胸围的测量

3 岁以前取卧位，3 岁及 3 岁以后取立位。使小儿处于安静状态（立位时双肩放松、两上肢自然下垂），将软尺上缘经背部双肩胛骨下角下缘绕至胸前，男童及未开始青春发育的女童软尺经过乳头上缘，已发育的女童软尺经乳头上方第四肋骨处，使各处软尺轻触皮肤，于平静呼吸时读数，记录至 0.1cm。

5）囟门的测量

囟门有前后囟门之分，前囟门位于头顶正中线，由两额骨和两顶骨交接构成，故前囟门似菱形，应量其对边之距离。前囟门大小即两对边距离乘积，以厘米为单位，精确至 0.1cm。前囟门于 1～1.5 岁时闭合。后囟门位于枕部，是由两顶骨和枕骨交接构成，3～4 个月以内闭合（25%初生时已关闭）。

6）坐高的测量

（1）3 岁以下小儿用身长测量器测顶臀长：体位同小儿身长的测量。测量者站在小儿右侧，左手提起小儿小腿，同时使骶骨紧贴底板，大腿与底板垂直，右手移动足板，使其压紧臀部，读刻度至 0.1cm。

（2）3 岁以上儿童用坐高计：使儿童坐在坐高计的坐板上，使骶部、两肩胛之间紧靠立柱（可先使身体前倾、待骶部紧靠立柱后再坐直），两腿并拢，两大腿伸面与躯干成直角并与地面平行，大、小腿间呈直角，双足尖并拢、向前，躯干自然挺直,头部与测身高时相同,移动滑板使之与头顶接触，读刻度至 0.1cm。

2. 六级评价方法的应用

目前我国评价小儿体格生长发育的评价方法，一般采用均值离差法，即以各项体格生长发育指标的均值为基准值，以标准差为离散距，而划分为 6 个等级，即：①高：为均值加 2 个标准差以上。②中高：为均值加 1 个标准差到均值加 2 个标准差之间。③中上：为均值到均值加 1 个标准差之间。④中下：为均值到均值减 1 个标准差之间。⑤中低：为均值减 1 个标准差到均值减 2 个标准差之间。⑥低：为均值减 2 个标准差以下。

表 7-1 和表 7-2 分别为 0～2 岁和 2～5 岁男童身高、体重参考值。

表 7-1　0～2 岁男童年龄别身长、体重参考值

体格发育评价标准——（1）

《2006 年世界卫生组织（WHO）标准》

年龄岁月	身长(cm)							体重(kg)						
	-3SD	-2SD	-1SD	SD	+1SD	+2SD	+3SD	-3SD	-2SD	-1SD	SD	+1SD	+2SD	+3SD
0	44.2	46.1	48.0	49.9	51.8	53.7	55.6	2.1	2.5	2.9	3.3	3.9	4.4	5.0
1	48.9	50.8	52.8	54.7	56.7	58.6	60.6	2.9	3.4	3.9	4.5	5.1	5.8	6.6
2	52.4	54.4	56.4	58.4	60.4	62.4	64.4	3.8	4.3	4.9	5.6	6.3	7.1	8.0
3	55.3	57.3	59.4	61.4	63.5	65.5	67.6	4.4	5.0	5.7	6.4	7.2	8.0	9.0
4	57.6	59.7	61.8	63.9	66.0	68.0	70.1	4.9	5.6	6.2	7.0	7.8	8.7	9.7
5	59.6	61.7	63.8	65.9	68.0	70.1	72.2	5.3	6.0	6.7	7.5	8.4	9.3	10.4
6	61.2	63.3	65.5	67.6	69.8	71.9	74.0	5.7	6.4	7.1	7.9	8.8	9.8	10.9
7	62.7	64.8	67.0	69.2	71.3	73.5	75.7	5.9	6.7	7.4	8.3	9.2	10.3	11.4
8	64.0	66.2	68.4	70.6	72.8	75.0	77.2	6.2	6.9	7.7	8.6	9.6	10.7	11.9
9	65.2	67.5	69.7	72.0	74.2	76.5	78.7	6.4	7.1	8.0	8.9	9.9	11.0	12.3
10	66.4	68.7	71.0	73.3	75.6	77.9	80.1	6.6	7.4	8.2	9.2	10.2	11.4	12.7
11	67.6	69.9	72.2	74.5	76.9	79.2	81.5	6.8	7.6	8.4	9.4	10.5	11.7	13.0
12	68.6	71.0	73.4	75.7	78.1	80.5	82.9	6.9	7.7	8.6	9.6	10.8	12.0	13.3
1.1	69.6	72.1	74.5	76.9	79.3	81.8	84.2	7.1	7.9	8.8	9.9	11.0	12.3	13.7
1.2	70.6	73.1	75.6	78.0	80.5	83.0	85.5	7.2	8.1	9.0	10.1	11.3	12.6	14.0
1.3	71.6	74.1	76.6	79.1	81.7	84.2	86.7	7.4	8.3	9.2	10.3	11.5	12.8	14.3
1.4	72.5	75.0	77.6	80.2	82.8	85.4	88.0	7.5	8.4	9.4	10.5	11.7	13.1	14.6
1.5	73.3	76.0	78.6	81.2	83.9	86.5	89.2	7.7	8.6	9.6	10.7	12.0	13.4	14.9
1.6	74.2	76.9	79.6	82.3	85.0	87.7	90.4	7.8	8.8	9.8	10.9	12.2	13.7	15.3
1.7	75.0	77.7	80.5	83.2	86.0	88.8	91.5	8.0	8.9	10.0	11.1	12.5	13.9	15.6
1.8	75.8	78.6	81.4	84.2	87.0	89.8	92.6	8.1	9.1	10.1	11.3	12.7	14.2	15.9
1.9	76.5	79.4	82.3	85.1	88.0	90.9	93.8	8.2	9.2	10.3	11.5	12.9	14.5	16.2
1.10	77.2	80.2	83.1	86.0	89.0	91.9	94.9	8.4	9.4	10.5	11.8	13.2	14.7	16.5
1.11	78.0	81.0	83.9	86.9	89.9	92.9	95.9	8.5	9.5	10.7	12.0	13.4	15.0	16.8
2.0	78.7	81.7	84.8	87.8	90.9	93.9	97.0	8.6	9.7	10.8	12.2	13.6	15.3	17.1

表7-2　2～5岁男童年龄别身高、体重参考值

体格发育评价标准——（2）

《2006年世界卫生组织（WHO）标准》

年龄岁月	身高(cm)							体重(kg)						
	-3SD	-2SD	-1SD	SD	+1SD	+2SD	+3SD	-3SD	-2SD	-1SD	SD	+1SD	+2SD	+3SD
2	78.0	81.0	84.1	87.1	90.2	93.2	96.3	8.6	9.7	10.8	12.2	13.6	15.3	17.1
2.1	78.6	81.7	84.9	88.0	91.1	94.2	97.3	8.8	9.8	11.0	12.4	13.9	15.5	17.5
2.2	79.3	82.5	85.6	88.8	92.0	95.2	98.3	8.9	10.0	11.2	12.5	14.1	15.8	17.8
2.3	79.9	83.1	86.4	89.6	92.9	96.1	99.3	9.0	10.1	11.3	12.7	14.3	16.1	18.1
2.4	80.5	83.8	87.1	90.4	93.7	97.0	100.3	9.1	10.2	11.5	12.9	14.5	16.3	18.4
2.5	81.1	84.5	87.8	91.2	94.5	97.9	101.2	9.2	10.4	11.7	13.1	14.8	16.6	18.7
2.6	81.7	85.1	88.5	91.9	95.3	98.7	102.1	9.4	10.5	11.8	13.3	15.0	16.9	19.0
2.7	82.3	85.7	89.2	92.7	96.1	99.6	103.0	9.5	10.7	12.0	13.5	15.2	17.1	19.3
2.8	82.8	86.4	89.9	93.4	96.9	100.4	103.9	9.6	10.8	12.1	13.7	15.4	17.4	19.6
2.9	83.4	86.9	90.5	94.1	97.6	101.2	104.8	9.7	10.9	12.3	13.8	15.6	17.6	19.9
2.10	83.9	87.5	91.1	94.8	98.4	102.0	105.6	9.8	11.0	12.4	14.0	15.8	17.8	20.2
2.11	84.4	88.1	91.8	95.4	99.1	102.7	106.4	9.9	11.2	12.6	14.2	16.0	18.1	20.4
3.0	85.0	88.7	92.4	96.1	99.8	103.5	107.2	10.0	11.3	12.7	14.3	16.2	18.3	20.7
3.1	85.5	89.2	93.0	96.7	100.5	104.2	108.0	10.1	11.4	12.9	14.5	16.4	18.6	21.0
3.2	86.0	89.8	93.6	97.4	101.2	105.0	108.8	10.2	11.5	13.0	14.7	16.6	18.8	21.3
3.3	86.5	90.3	94.2	98.0	101.8	105.7	109.5	10.3	11.6	13.1	14.8	16.8	19.0	21.6
3.4	87.0	90.9	94.7	98.6	102.5	106.4	110.3	10.4	11.8	13.3	15.0	17.0	19.3	21.9
3.5	87.5	91.4	95.3	99.2	103.2	107.1	111.0	10.5	11.9	13.4	15.2	17.2	19.5	22.1
3.6	88.0	91.9	95.9	99.9	103.8	107.8	111.7	10.6	12.0	13.6	15.3	17.4	19.7	22.4
3.7	88.4	92.4	96.4	100.4	104.5	108.5	112.5	10.7	12.1	13.7	15.5	17.6	20.0	22.7
3.8	88.9	93.0	97.0	101.0	105.1	109.1	113.2	10.8	12.2	13.8	15.7	17.8	20.2	23.0
3.9	89.4	93.5	97.5	101.6	105.7	109.8	·113.9	10.9	12.4	14.0	15.8	18.0	20.5	23.3
3.10	89.8	94.0	98.1	102.2	106.3	110.4	114.6	11.0	12.5	14.1	16.0	18.2	20.7	23.6
3.11	90.3	94.4	98.6	102.8	106.9	111.1	115.2	11.1	12.6	14.3	16.2	18.4	20.9	23.9
4.0	90.7	94.9	99.1	103.3	107.5	111.7	115.9	11.2	12.7	14.4	16.3	18.6	21.2	24.2
4.1	91.2	95.4	99.7	103.9	108.1	112.4	116.6	11.3	12.8	14.5	16.5	18.8	21.4	24.5
4.2	91.6	95.9	100.2	104.4	108.7	113.0	117.3	11.4	12.9	14.7	16.7	19.0	21.7	24.8
4.3	92.1	96.4	100.7	105.0	109.3	113.6	117.9	11.5	13.1	14.8	16.8	19.2	21.9	25.1
4.4	92.5	96.9	101.2	105.6	109.9	114.2	118.6	11.6	13.2	15.0	17.0	19.4	22.2	25.4
4.5	93.0	97.4	101.7	106.1	110.5	114.9	119.2	11.7	13.3	15.1	17.2	19.6	22.4	25.7
4.6	93.4	97.8	102.3	106.7	111.1	115.5	119.9	11.8	13.4	15.2	17.3	19.8	22.7	26.0
4.7	93.9	98.3	102.8	107.2	111.7	116.1	120.6	11.9	13.5	15.4	17.5	20.0	22.9	26.3
4.8	94.3	98.8	103.3	107.8	112.3	116.7	121.2	12.0	13.6	15.5	17.7	20.2	23.2	26.6
4.9	94.7	99.3	103.8	108.3	112.8	117.3	121.9	12.1	13.7	15.6	17.8	20.4	23.4	26.9
4.10	95.2	99.7	104.3	108.9	113.4	118.0	122.6	12.2	13.8	15.8	18.0	20.6	23.7	27.2
4.11	95.6	100.2	104.8	109.4	114.0	118.6	123.2	12.3	14.0	15.9	18.2	20.8	23.9	27.6
5.0	96.1	100.7	105.3	110.0	114.6	119.2	123.9	12.4	14.1	16.0	18.3	21.0	24.2	27.9

第二节　常见症状护理

一、学习目标

了解婴幼儿体温调节的特点及体温的正常值，掌握婴幼儿发热、呕吐、便秘时的护理，掌握婴幼儿皮肤护理的技能及脐部护理的方法。

二、相关知识

婴幼儿特别是新生儿的体温调节中枢发育还不完善，其体温受外环境的影响较大，需要细心的护理。

1. 婴幼儿正常体温及影响体温的因素

（1）正常体温：正常腋温36～37℃，正常肛温36.5～37.7℃范围内。

（2）发热可分为低热（37.5～38℃），中度发热（38～39℃），高热（39.1～40℃），超高热（高于40.5℃）。

（3）体温的高低与许多的因素有关，如哭闹、进食活动、室温过高、衣着过多等都会使体温升高，通常不超过37.5℃为正常范围。

2. 婴幼儿皮肤护理相关知识

（1）皮肤有保护身体不受病菌入侵的屏障作用，还有调节体温、感受刺激、排泄废物等一系列重要功能。盥洗是保护婴幼儿皮肤正常功能的重要措施。

（2）皮肤排出的皮脂、汗液及皮肤本身脱落的上皮细胞和周围环境中的尘土形成的污垢，是细菌生长繁殖的温床，还能堵塞毛囊口，影响皮肤的排泄作用。

（3）通过经常为婴幼儿盥洗、清洁个人卫生，逐步培养婴幼儿良好的卫生习惯。婴幼儿的皮肤十分娇嫩，由于角质层发育不完善，受外界侵袭易出现感染，因而应倍加呵护。

脐带是连接胎儿和母亲的纽带，在婴幼儿出生后经无菌操作结扎处理，其后逐渐干燥，一般在出生后3～7天之间脱落，脱落后形成一个凹陷创面，且有少量分泌物排出，由于特殊的解剖位置容易引起感染而出现败血症。为预防感染需要我们细心的护理，当脐部发生炎症时，出现脐部及其周围皮肤红、肿甚至透亮，脐部分泌物增多呈脓性有臭味，一旦发现新生儿脐炎应到医院就诊。

由于脐部的解剖特点该处易出现细菌感染而发生脐炎，因此新生儿脐部护理非常重要。

三、工作内容与方法

1. 发热

婴幼儿发热时包裹不要太紧，穿衣不要太厚。在发高烧而身体发烫时，衣服或被子要比平时少点，只是当婴幼儿觉得冷，手脚凉时可多穿一层。经常开窗通风，保持室内空气新鲜，但不要让婴幼儿吹对流风。

发热时身体容易排出更多的水分，应多给婴幼儿喂温开水或温热饮料及含水量多的流质或半流质食物，如面汤、粥、蛋羹，以清淡为宜，要适当吃些新鲜水果及果汁，水果以梨、西瓜、荸荠等为好，避免油脂、辛辣及生冷食物。

出汗多时要及时更换干净的衣服，防止再次受凉。完全退烧的第二天起可给婴幼儿洗澡，之前可以用热水拧的毛巾擦身。

降温措施：婴幼儿发热降温目的在于防止高热引起的抽搐或惊厥，当体温超过39℃时，在家可采用以下方式进行物理降温：温水浴或温水擦浴进行物理降温，温水可使血管扩张，使水分蒸发增加带走热量，使体温下降，用温水毛巾从颜面部开始，从上到下擦拭，先面部再躯干，最后四肢。酒精擦浴，用纱布或棉球蘸25%～35%酒精（52℃的白酒兑相同量的水）擦浴，擦四肢及背部各3～5分钟，全部擦浴时间在10分钟左右。擦至腋窝、腘窝、腹股沟等血管丰富处，停顿时间稍长一些，禁擦前胸、后颈、腹部，这些部位对冷敏感，如发生寒战、神色、呼吸、脉搏异常症状时应立即停止擦拭浴。擦浴过程注意不要受凉，保护好腹部，擦浴完毕要擦干皮肤。也可以用凉水枕或冷水毛巾置于婴幼儿额部使婴幼儿感觉凉爽。

注意事项

（1）如室内闷热，温度超过35℃可用空调，使温度不低于28℃，且停止摆风，最好不要用风扇吹婴幼儿。

（2）如果婴幼儿的体温超过39.4℃，可以采取用温水不间断地擦身体降温，并且每隔10分钟量一次体温。

2. 哭闹

婴幼儿许多意愿是用哭闹来表达，当婴幼儿感到不适时首先表现为哭闹，在排除排便、排尿、饥饿、过冷、过热等后，应仔细检查婴幼儿全身，从头开始到四肢抚摸一遍，看是否存在皮肤损伤、硬物压迫、小虫叮咬，查看耳朵、鼻腔是否有异物、口腔有无溃疡、鹅口疮而影响进食；观察排便、排尿情况；有无腹胀等。这些问题都可能引起婴幼儿的哭闹。除此之外，婴幼儿哭闹也可能为一些疾病引起，如婴幼儿腹胀且伴停止排便排气，可能是出现肠套叠，应及时就医；婴幼儿哭闹且见腹股沟或阴囊侧有包块，可能为疝气嵌顿；婴幼儿阵发性哭闹伴腹胀或肠鸣音加剧可能是肠痉挛。在婴幼儿不停哭闹时应保持镇静，认真查看婴幼儿全身，发现问题及时处理，有发生疾病可能时应及时就医。

3. 呕吐

1）发生呕吐的原因

（1）喂养不当：母乳喂养儿，含接姿势不正确，吸入过多空气；人工喂养，奶水温度过凉、过热或婴幼儿对奶粉过敏；婴幼儿进食不洁食物等。

（2）消化不良、消化道疾病如幽门梗阻。

（3）脑部疾病等。

2）呕吐的观察

（1）观察呕吐物的色、量和性质。

（2）呕吐的方式：喷出或溢出。

（3）婴幼儿的精神状态及有无其他伴随症状。

3）呕吐的护理

（1）喂奶前要先换好尿布，在每次喂奶后将婴幼儿轻轻抱竖靠在母亲的胸肩前，轻拍其背部让其打个饱嗝将胃内空气排出，可预防溢奶。容易吐奶的婴幼儿喂完奶让他上身抬高，脸朝侧面躺，避免呕吐物堵塞气道。

（2）婴幼儿发生呕吐时，应侧向一边，以免发生呛奶，稍大些的婴幼儿身体稍高，头向前倾，轻拍其背部将呕吐物吐出，以免发生误吸。

（3）及时清理衣物上的污迹，用温水擦净下颌颈部等处的污迹，更换污染的衣物，保持局部清洁干燥。

（4）用温开水漱口。

（5）分析并查找可能引起婴幼儿发生呕吐的原因。

由于新生儿的胃较直，贲门较为松弛，因而常发生呕奶，随着时间的推移，这种现象会逐渐好转，它表现为喂奶后奶液从口中溢出，一般不影响宝宝的生长发育。但是如果吃奶后奶水像喷水一样从口中甚至从鼻孔向外喷出或喂奶后1 小时以上仍出现呕吐，且呕出物酸臭伴有食欲减退、疲乏等，可能伴有内、外科疾病，应到医院就诊。

4. 腹痛

婴儿腹痛只能是用哭泣来表达，这样就不容易识别症状。如果没有感冒等其他症状，只是剧烈地哭泣或蜷缩肚子，这时就有必要考虑为腹痛。

1）腹痛的原因

（1）便秘：表现为数日没有排便，腹胀痛，没有食欲。

（2）先天性巨结肠：自幼经常便秘，有时呕吐，情绪不好，哭得厉害。

（3）肠套叠：腹痛呈阵发性，痛一阵停一阵，大便带血。

（4）胆道蛔虫症：面色苍白或带黄，阵发性发作，痛时打滚呕吐。

（5）感冒、急性胃肠炎：腹痛伴随发烧、腹泻、呕吐。

2）腹痛护理

（1）因便秘或感冒引起的轻度腹痛，不必太担心，可进行腹部按摩，腹痛发生时用手掌置于婴幼儿腹部进行顺时针按摩，持续 3～5 分钟。

（2）0～3 个月的婴儿，一个劲哭泣时，可能是肚子内空气太多引起的腹痛，除了进行腹部按摩外还可让婴儿趴着睡，让气体排出就不会哭泣了。

（3）在婴幼儿精神状态好，无其他伴随症状时可用热水袋等热一下肚子。

（4）注意观察婴幼儿的面色、精神状态、如果伴随有剧烈的腹痛、腹泻、呕吐、发烧等症状应去医院看医生。

5. 腹泻

一天排便 1～2 次的婴幼儿，突然大便次数增加且拉得像水一样，这就是发生腹泻了。导致腹泻的原因有病毒、细菌，也有食物中毒引起的腹泻。腹泻呕吐可使体内水分迅速流失，出现脱水。

1）识别脱水要点

（1）嘴唇、口部及皮肤干燥。

（2）眼周围出现皱纹，眼睛有塌陷的感觉，眼泪少，小婴儿可有囟门塌陷。

（3）脸色苍白，尿少。

（4）精神疲乏，无力，肚子扁或腹胀。

出现上述情况时应立即到医院就诊。

2）腹泻护理

（1）调整好婴幼儿的饮食，减轻胃肠道负担。进食高热量易消化食物如软面条、米汤、糖盐开水、严重时则应禁食，尽可能少地吃巧克力、牛奶、蛋等高蛋白、高脂肪的食物，使胃肠功能得以恢复。

（2）注意婴幼儿腹部的保暖。婴幼儿腹部容易受凉，患腹泻的婴幼儿胃肠蠕动加快，一旦受凉则肠蠕动更快，从而加重病情。

（3）做好婴幼儿臀部的护理，由于排便次数多，肛门周围的皮肤、黏膜受到一定程度的损伤，因此就勤换尿布，便后应用细软的卫生纸轻擦或用细软的纱布蘸温水轻洗，洗后可涂些油脂类药膏，以防红臀。

（4）婴幼儿用过的便具、尿布及污染过的衣服、被单应及时洗涤消毒处理。

（5）密切观察婴幼儿的脸色及精神状态。排便的次数及排出物的性状。

3）腹泻的预防

教会婴幼儿养成饭前便后洗手的习惯，不喝生水，不吃不洁食物。

6. 便秘

便秘是指大肠内积存过多或过久的废物，或大便太干和硬。由于每个婴幼儿习惯不同，便秘是没有绝对的日数限制的。出生后1周内的新生儿，平均每天排便4次，而有些哺喂母乳的婴儿可以多至6、7次，1岁以上的幼儿约每天2次都算是正常。事实上，除了大便次数，大便质地的软硬、排便时用力程度、疼痛与否等，都可判别是否便秘。

1）便秘原因

（1）饮食因素：婴幼儿饮食太少，饮食中糖量不足，大便量少。饮食中蛋白质含量过高使大便呈碱性、干燥，次数减少。食物中含钙多也会引起便秘，如牛奶含钙比人奶多，而且酪蛋白含量高，因而牛奶喂养比母乳喂养发生便秘的机会多。过量补钙及过多摄入蛋白质营养物如蛋白粉、牛初乳等也会造成便秘。蔬菜中的纤维可以刺激肠蠕动，促进排便。有些婴幼儿不喜欢吃蔬菜，也是造成便秘的一个主要原因。

（2）习惯因素：由于生活没有规律或缺乏定时排便的训练，或生活环境突然改变，均可出现便秘。

（3）疾病因素：佝偻病、营养不良、甲状腺功能低下的患儿腹肌张力差，或肠蠕动减弱，便秘比较多见。肛裂或肛门周围炎症，大便时肛门口疼痛，婴幼儿因怕痛而不解大便，导致便秘。先天性巨结肠和乙状结肠冗长症的患儿，生后不久便有便秘、腹胀和呕吐。腹腔肿瘤压迫肠腔时大便不能顺利通过，也可引起便秘。

（4）服用药物：婴幼儿如因病服用抗生素等药物过多，肠道内益生菌就会减少，腐败菌繁殖，产生大量毒素，肠内环境变差，肠蠕动减慢，pH 值上升，肠功能紊乱导致便秘。

2）便秘护理

（1）饮食调整：选择添加 β-植物油的配方奶粉，并增加富含膳食纤维的食品，例如绿色蔬菜粉、多种水果粉等。β-植物油和母乳脂肪结构一致，可减少钙皂的形成。膳食纤维吸水膨胀后可刺激肠道蠕动，这些都可减少便秘的发生。

（2）按摩腹部：以肚脐为中心，顺时针方向为宝宝按摩腹部，每天 3 次，每次 3～5 分钟，这样不仅可以帮助排便，而且有助消化。

（3）养成定时排便的习惯：3 个月以上的婴儿就可以训练定时排便，幼儿可在清晨或进食后坐便盆，并应养成每日定时排便的习惯。

（4）适当使用开塞露和缓泻药：除医嘱外，不能常用开塞露、肥皂头通便，因为一旦形成习惯性便秘，就更难纠正了。要遵医嘱服用缓泻药，因为婴幼儿消化功能不完善，用泻药不当可能导致腹泻。

7. 鹅口疮

1）主要症状

婴儿嘴里长白膜多见于鹅口疮，是白色念珠菌感染所致。患儿口腔黏膜可见白色斑点，以颊部黏膜多见，但齿龈、舌面、上腭部都可受累，重者可蔓延到悬雍垂、扁桃体等，口腔黏膜较干，多有流涎。这种白色斑不易擦去。如果不治疗，病变可以向下蔓延到食管及整个消化道，发生全身性白色念珠菌感染。

2）治疗

可用 1%碳酸氢钠（小苏打）溶液清洁口腔，也可用制霉菌素溶液涂患处（50 万单位制霉菌素 1 片加 20mL 蒸馏水或鱼肝油），每日 3～4 次，直至痊愈后再治疗 2～3 天。注意口腔卫生，保持舌头清洁，奶具应严格消毒，不要用纱布擦洗口腔黏膜。

3）护理

将婴儿的食具如奶瓶、奶嘴、小勺、口杯等进行消毒处理。保持口腔清洁，每天可用 1%碳酸氢钠（小苏打）溶液清洁口腔 2 次，婴儿拒绝吸奶时可用小勺喂。

8. 新生儿黄疸

1）生理性黄疸

足月儿的生理性黄疸是在出生后第 2～3 天开始，在自然光下观察可发现，这时皮肤呈浅黄色，巩膜（白眼珠）以蓝为主微带黄色，尿稍黄但不染尿布，婴儿没有什么不适，第 4～5 天最黄，在第 1～2 星期消退，早产儿的生理性黄疸会出现得较迟、较高，也持续较久。

2）病理性黄疸

黄疸较深，严重时可引起"核黄疸"，即胆红素脑病，则其预后差，除可造成神经系统损害外，严重的可引起死亡。符合下列情况之一的要考虑为病理性黄疸。表现为生后 24 小时内出现黄疸；足月儿黄疸时间超过 2 周，早产儿超过 4 周，或黄疸进行性加重；黄疸较深，连同足底、手心的皮肤也发黄；皮肤呈黄绿色，伴大便色泽变淡或呈灰白色如油灰状，同时小便深黄；生理性黄疸消退后，又重新出现皮肤黄染。在皮肤黄染期间，婴幼儿伴有拒奶、少哭、多睡、呕吐、腹泻、两眼凝视、尖声哭叫以及抽搐等异常情况。

3）护理

（1）增加喂奶的量和次数，使婴儿排便排尿增加，以促进体内胆红素的排出。

（2）仔细观察黄疸变化，若黄疸加深，应及时到医院就诊，以免发生胆红素脑病。

（3）观察婴儿日常生活，只要觉得婴儿看起来愈来愈黄，精神疲乏及食欲差，或者嗜睡，容易尖声哭闹等状况，要及时去医院检查。

（4）注意婴儿大便的颜色，如果是肝脏胆道发生问题，大便会变白，但不是突然变白，而是愈来愈淡，如果再加上身体皮肤颜色突然又黄起来，就必须去看医生。

9. 新生儿脐炎

新生儿脐炎是指细菌侵入脐残端并繁殖所得的急性软组织炎症。

　　脐带没有脱落前，要保持脐带干燥，新生儿从医院回家后，无特殊情况，如无脐部感染，则可不用纱布覆盖，这样能促进脐带更快地干燥脱落。不要让湿衣服或尿布捂住脐部。如果覆盖的纱布湿了或伴有渗液、渗血时，必须重新扎紧，用75%的酒精棉球，轻轻地从脐带根部向周围的皮肤擦洗，不可来回地乱擦，以免将周围皮肤的病菌带入脐根部而发生感染。此外，要避免尿布上的粪便等弄脏包扎的纱布而污染脐带，洗澡时最好用脐带保护贴保护，脏水尽量不要碰湿脐部。洗澡后用75%的酒精棉球消毒脐部。

　　脐带脱落后，要注意保持干燥，如果脐部潮湿或有少许液体渗出，可用消毒棉签蘸75%的酒精轻轻擦洗，再用75%的酒精涂在脐根部和周围皮肤上。

10. 脐部护理

1) 保持肚脐干爽

　　脐部护理最重要的是干净和干燥。

　　婴儿的脐带脱落前或刚脱落脐窝还没干燥时，一定要保证脐带和脐窝的干燥，因为即将脱落的脐带是一种坏死组织，很容易感染上细菌。所以，脐带一旦被水或被尿液浸湿，要马上应用干棉球或干净柔软的纱布擦干，然后用酒精棉签消毒。脐带脱落之前，不能让宝宝泡在浴盆里洗澡。可以先洗上半身，擦干后再洗下半身。

　　消毒脐带的方法是如下。

　　（1）准备婴儿脐敷料：消毒棉签、75%的酒精、纱布。

　　（2）彻底洗手：在脐带护理前，一定要使用香皂或洗手液洗手，而且至少必须搓洗20秒，才可达到杀菌的效果；冲洗时，则由指尖冲洗到手腕，用清水冲净即可。

　　（3）用一根棉签，沾75%的酒精。

　　（4）用手撑开婴儿的脐部，让婴儿脐带根部露出来。可用食指和中指撑开脐部周围的皮肤。

　　（5）用75%酒精浸湿的棉签，以从脐带根部到脐带再到周围皮肤的先后顺序以螺旋式从内到外来擦拭。如果局部较湿可用数根棉签消毒。注意：浓度75%的酒精才具有消毒效果，95%的酒精只有干燥作用。

　　（6）如果婴儿脐部的干燥状况良好，则完成步骤（5）之后，包上尿布即可，但如果婴儿的脐部显得有些潮湿，则可以包上纱布以防感染。

2）不要让纸尿裤或衣服摩擦脐带残端

脐带未脱或刚脱落时，要避免衣服和纸尿裤对婴儿脐部的刺激。可以将尿布前面的上端往下翻一些，以减少纸尿裤对脐带残端的摩擦。

3）如何分辨是否发生脐炎

愈合中的脐带残端经常会渗出清亮的或淡黄色黏稠的液体。这是愈合中的脐带残端渗出的液体，属于正常现象。脐带自然脱落后，脐窝会有些潮湿，并有少许米汤样液体渗出，这是由于脐带脱落的表面还没有完全长好，肉芽组织里的液体渗出所致，用75%的酒精轻轻擦干净即可，一般1天1～2次即可，2～3天后脐窝就会干燥。

如果肚脐的渗出液像脓液或有恶臭味，肚脐和周围皮肤变得很红，而且用手摸起来感觉皮肤发热，那很可能是肚脐出现了感染，因脐部感染极易诱发败血病，要及时带婴儿去看医生。

11. 尿布疹的护理

尿布疹多见于1岁以内的婴儿。尿液或大便内的尿毒素，经过细菌消化产生腐蚀性物体，会使婴儿娇嫩的表皮损害，使表皮的肌肤容易被细菌所感染，形成尿布疹。

尿布疹的原因有3种，引起的表现各不相同，治疗的方法也不同。

（1）粪便引起的尿布疹，皮肤会红一整片，好像烧坏了的皮肤。只要购买保护皮肤的药膏或尿布疹药膏，涂抹在患处即可。

（2）霉菌引起的尿布疹，先会出现病毒引起的尿布疹症状，然后出现稀疏的红点，在发红的皮肤上散布红点。

（3）细菌引起的尿布疹，皮肤会变红、破损，有细小的溃疡。有霉菌和细菌引起的需要有医生给予合适的含有抗生素或抗癣的药膏。

护理方法：平时注意婴儿屁股的清洁，大小便后及时换尿布，不要给大小便产生粪毒的时间；选择适宜的尿布，除合格的一次性尿布外也可用棉纱的尿布，清洗后置于阳光下晒干；换下尿布后不必马上包上尿布，可让小屁股通风一会，使其保持干燥。

12. 湿疹的护理

湿疹是由内、外因素引起的皮肤炎症反应，会反复发作。婴幼儿期的湿疹叫婴幼儿湿疹，一般出现在出生后1个月至两岁期间；儿童期湿疹大多是由婴幼儿湿疹延续而来。

1）主要表现

皮肤表面长出很多红斑或者小丘疹，有明显渗出，如果用手挠抓，会使皮肤表面溃烂，皮肤溃烂处会流出黄色液体而结痂。湿疹常发于头部和面部，比如额部、双颊、头顶部等，也有可能蔓延全身。得了湿疹的婴幼儿会感到患处刺痒，因而会焦躁不安、哭闹不止，以致影响夜间睡眠。如果护理不当，极有可能使患处皮肤感染化脓，形成脓疱疹。

2）湿疹的护理

（1）如果是吃奶粉引起的，可酌情停用一段时间，或将奶粉冲稀些再喝。

（2）尽量少用肥皂，除用适用婴幼儿的擦脸油外，不用任何化妆品。

（3）不穿化纤、羊毛衣服，以柔软浅色的棉布衣为宜，衣服要宽松，不要穿盖过多。

（4）为避免抓破皮肤发生感染，婴幼儿睡觉时可用软布松松包裹其双手。

（5）头发和眉毛等部位结成的痂皮，可涂消过毒的食用油，第二天再轻轻擦洗。

（6）在湿疹发作时，不作预防接种，以免发生不良反应。

（7）根据医生要求进行涂药，不用刺激性止痒药，保持皮肤清洁，以免感染。

第三节　意外伤害的预防与处理

一、学习目标

了解婴幼儿意外伤害的预防相关知识，掌握意外伤害的处理。

二、相关知识

1. 居家安全知识

（1）家里的药物应放在婴幼儿无法打开的瓶子里，最好锁在柜子里。

（2）保持好药品和化学品容器上原有的标签，不要把有毒物质装在曾经装无害药物和食品的瓶子里，如柠檬或果汁瓶等。

（3）尽可能把药物放在远离婴幼儿食物的地方。

（4）不要到处乱放喷雾剂瓶，因为瓶口可能会被婴幼儿好奇按下，受到伤害。

（5）在有火的地方安放防护栏。

（6）保证婴幼儿接触不到有电线的设备。

（7）用毛巾盖好暖气片或暖气管，或者用家具挡好。早些教会婴幼儿，暖气片是热的，不能摸。

（8）挡好所有的上层橱柜，附近不要留有可以爬上去的东西。

（9）不要让婴幼儿接触到针、别针、火柴、打火机、锋利的刀剪等，把这些东西都要锁好。

（10）家具一定要结实、固定好，以防婴幼儿把家具弄翻。

（11）确保浴室和厕所可以从外面打开门。

（12）把药物、剪刀和刀片放在婴幼儿够不到的地方。

（13）盖好便池的盖子。

（14）给婴幼儿放洗澡水时，要先放冷水，以免烫伤。把婴幼儿放在水里前，一定要先用手试好温度。

（15）在浴盆旁加上安全抓手。

（16）使用防滑垫或防滑地板。

（17）不要让婴幼儿自己待在浴池里。

（18）电（热）加热器应安在婴幼儿够不到的墙上。

（19）把清洗剂、漂白粉和消毒剂都锁在柜子里。

（20）不要把热锅等东西放在炉子上没人照管。

（21）不要使用台布，会爬的婴幼儿容易抓住台布，可能把上面的东西拉下来。

（22）不要让婴幼儿拿到塑料袋。

（23）不要把电熨斗打开后离开，婴幼儿可能会把熨斗和熨衣架弄翻。

（24）不要让婴幼儿接触到易碎的东西。

（25）不把热水或含酒饮料放在婴幼儿能够到的地方。

（26）不要随处放置打火机和火柴。

（27）训练婴幼儿写字画画应用蜡笔，以防戳伤。

（28）训练婴幼儿精细动作（抓捏黄豆、花生等小物品）时，每次只能放下一粒，成人应严格看护。

（29）家具角一定为圆形，如果不是圆角，要安上塑料防护桌角。

（30）不要把婴幼儿放在床边玩。

（31）不要把婴幼儿单独放在活动的桌子上。

（32）楼梯两边应该设有护栏，栏杆要结实、间隙小，避免婴幼儿掉下来。

（33）楼梯上的地毯要固定好，防止滑动。

（34）经常检查家庭不安全的因素，防止婴幼儿发生意外伤害。

2. 户外安全知识

（1）教育幼儿活动前衣着整齐，衣服束在裤子里并系紧鞋带，以防摔跤。

（2）教育幼儿懂得安全要点，明白什么是危险并说明防范措施。

（3）教导幼儿正确运用活动器具以自制玩具。

（4）教导幼儿不在拥挤、有坑洞、潮湿等场地进行活动。

（5）教育幼儿游戏中不可随意藏入无人照顾的地方。

（6）教育幼儿在游戏中勿推挤、拉扯、互丢东西。

（7）玩绳子时，教育幼儿不可将绳子套住脖子。

（8）玩爬网活动，要求幼儿攀爬时要双手抓牢，不推别人。

3. 交通安全知识

1）行走时注意交通安全

（1）在道路上行走要走人行道，没有人行道的道路要靠路边行走。

（2）集体外出时，最好有组织、有秩序地列队行走；结伴外出时，不要相互追逐、打闹、嬉戏；行走时要专心，注意周围情况，不要东张西望、边走边看书报或做其他事情。

（3）在没有交通民警指挥的路段，要学会避让机动车辆，不与机动车辆争道抢行。

2）横穿马路注意安全

（1）穿越马路要听从交通民警的指挥，要遵守交通规则，做到"绿灯行，红灯停"。

（2）穿越马路要走人行横道线，在有过街天桥和过街地道的路段，应自觉走过街天桥和地下通道。

（3）穿越马路时要走直线，不可迂回穿行，在没有人行横道的路段，应先看左边再看右边，在确认没有机动车通过时才可以穿越马路。

（4）不要翻越道路中央的安全护栏和隔离墩，更不能在马路上滑滑板。

（5）不要突然横穿马路，特别是马路对面有熟人、朋友呼唤，或者自己要乘坐的公共汽车已经进站，千万不能贸然行事，以免发生意外。

3）认识交通信号灯

（1）绿灯亮时准许车辆、行人通行，但转弯的车辆不准妨碍直行的车辆和被放行的行人通行。

（2）黄灯亮时不准车辆、行人通行，但已越过停止线的车辆和已进入人行横道的行人，可以继续通行。

（3）红灯亮时不准车辆、行人通行。

（4）绿色箭头灯亮时准许车辆按箭头所示方向通行。

（5）黄灯闪烁时车辆、行人在确保安全的原则下可以通行。

4）乘坐公共汽车注意事项

（1）乘坐公共汽（电）车要排队候车，按先后顺序上车不要拥挤。上下车均应等车停稳以后，先下后上不要争抢。

（2）不要把汽油、爆竹等易燃易爆的危险品带入车内。

（3）乘车时不要把头、手、胳膊伸出窗外，以免被对面来车或路边树木等刮伤。也不要向车窗外乱扔杂物，以免伤及他人。

（4）乘车时要坐稳扶好，没有座位时要双脚自然分开，侧向站立，手应握紧扶手，以免车辆紧急刹车时摔倒受伤。

三、工作内容与方法

1. 心肺复苏

如果婴幼儿失去知觉，应立即采用以下急救措施。

1）检查呼吸和脉搏

首先检查婴幼儿是否还有呼吸和脉搏。最简单的方法是触摸颈动脉，即颌下与其耳间的连线处。如果婴幼儿心脏停跳，要立即实施胸外心脏按压。

2）与急救中心联系

马上与急救中心进行电话联系。如果发现呼吸停止，需要采取口对口的方式进行急救。

3）口对口急救步骤

（1）先将婴幼儿的头部略向后倾15°左右，以使其呼吸道畅通，检查喉内有无异物。

（2）操作者先深吸一口气，如患者是1岁以下婴儿，将嘴覆盖婴儿的鼻和嘴。如果是较大的婴幼儿或儿童，用口对口封住，拇指和食指紧捏住患儿的鼻子，保持其头后倾，将气吹入，同时可见患儿的胸廓抬起。停止吹气后，放开鼻孔，使患儿自然呼气，排出肺内气体。重复上述操作，儿童18～20次／分，婴儿可稍加快。

如口对口呼吸无效，要立即实施胸外心脏按压。

4）胸外心脏按压

复苏抢救在血液循环系统工作之前，即可以摸到脉搏之前不能停止。如果婴幼儿的颈动脉不好摸到，可以摸臂动脉，其位置在上臂的内侧，肩肘连线的正中间。摸脉搏时，将拇指置于臂外侧，中指与食指置于内侧，将手指轻轻朝向臂骨压下，就可以摸到搏动。

救助1岁以下的婴儿时，用一只手垫着背部，支撑起婴幼儿的头颈，用另一只手的两个手指，按压胸骨下部的位置，每分钟至少100次，压下的深度约为4厘米。2次呼吸配合30次压迫（单人操作）；2次呼吸配合15次压迫（双人操作）。

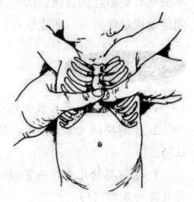

救助较大婴儿及幼儿时，将其放置在一块平地上，一只手根部压迫胸骨的下部，每分钟至少100次，压下的深度约为5厘米。2次呼吸配合30次压迫（单人操作）；2次呼吸配合15次压迫（双人操作）。如图7-1所示。

图7-1

2. 气管异物

常见异物类型有花生米、瓜子、豆类、糖球、小瓶盖、塑料等。呼吸道异物，如处理不当或处理不及时，能造成婴儿窒息死亡。异物进入气管后，引起呛咳，成人常会错误地直接给婴儿拍背，这样很易使异物进入气管的深部。合适的方法是将婴儿倒置、头向下，拍击背部。或从身后将其抱住，双手握拳放在婴儿腹部正中顶端（即胸骨剑突下），然后突然向上用力，使一股气流猛然从气管中冲出，将异物排出。边急救边送医院。如图7-2所示。

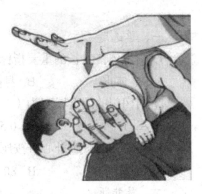

图7-2

3. 宠物咬伤

婴幼儿被宠物咬伤后，要及时注射狂犬疫苗，以行之有效地预防发病。伤口的正确处理是防止发病的第一步，越早越好。最好能取得医生的帮助，若自行处理，其方法是先将伤口挤压出血，并用浓肥皂水反复冲洗伤口，再用大量清水冲洗，擦干后用 5%碘酒烧灼伤口，以清除或杀灭污染伤口的狂犬病毒。只要未伤及大血管，一般无需包扎或缝合。若条件许可，可在伤口周围注射狂犬病血清和破伤风抗霉素，边处理边尽快送医院注射狂犬疫苗。如果因诸多因素而未能及时注射疫苗，应本着"早注射比迟注射好，迟注射比不注射好"的原则使用狂犬疫苗。在注射疫苗期间，应注意不要让婴幼儿喝浓茶、咖啡，也不要吃有刺激性的食物，诸如辣椒、葱、大蒜等。同时要避免婴幼儿受凉、剧烈运动或过度疲劳，防止感冒。

本章小结

1. 了解婴幼儿生长监测的相关知识，掌握婴幼儿生长监测的基本技巧。

2. 了解婴幼儿常见症状护理的相关知识，掌握婴幼儿常见症状护理的基本技巧。

3. 了解婴幼儿意外伤害预防与处理的相关知识，掌握婴幼儿意外伤害预防与处理的基本技巧。

练　习　题

一、单选题

1. 衡量体格生长的重要指标是（　　　）。

　A. 体重　　　　　B. 身高　　　　　C. 头围　　　　　D. 胸围

2. 前囟门的闭合时间为（　　　）。

　A. 1～1.5 岁　　　B. 0.5～1 岁　　　C. 2 岁左右　　　D. 3 岁左右

3. 婴幼儿急救胸外心脏按压频率每分钟至少（　　　）次。

　A. 60　　　　　　B. 80　　　　　　C. 100　　　　　　D. 120

二、是非题

1. 身高代表头、脊柱和下肢长度的总和。（　　　）

2. 便秘时给婴儿按摩腹部：以肚脐为中心，逆时针方向为宝宝按摩腹部，每天 3 次。（　　）

三、简答题

1. 婴幼儿气管异物的急救措施有哪些?

2. 试述婴幼儿心肺复苏操作流程。

四、论述题

婴幼儿发热时如何护理?

第八章 教育实施

第一节 训练婴幼儿动作能力

一、学习目标

了解婴幼儿主被动操与婴幼儿发展的关系，为婴幼儿进行主被动操训练的要求与注意事项。

二、相关知识

1. 婴幼儿主被动操训练与婴幼儿发展的关系

（1）婴幼儿主被动操训练，可以直接让婴幼儿被动地改变身体姿势，为婴幼儿的运动机会提供更多的次数，促进婴幼儿动作由被动向主动发展。

（2）婴幼儿主被动操训练，可以促进婴幼儿血液循环与呼吸功能，增强新陈代谢、锻炼骨骼肌肉和身体活动的协调性、灵活性、身体的自控能力。

（3）婴幼儿主被动操训练，通过抚摸、拥抱和一起做运动游戏，可以帮助婴幼儿建立安全感和自信心，学会与人交流及与社会合作的技巧。

2. 婴幼儿主被动操训练的要求与注意事项

（1）婴幼儿的主被动操适用于0～1岁的宝宝，每天可做4～5次，做时少穿些衣服，注意不要操之过急，要循序渐进。

（2）操作时，动作要柔软而有节奏，可配上音乐，也可以在户外进行。

（3）婴幼儿主被动操训练既是健身锻炼的过程，也是亲子情感交流的良好时机，在帮助宝宝做操时，大人要始终保持关注的心情与婴幼儿进行肢体和语言的交流。

三、工作内容与方法

1. 婴幼儿被动操训练

适宜年龄：0～3个月。

练习次数：每天 4～5 次。

训练方法：

1）动作名称：扩胸运动

预备姿势：婴儿仰卧，操作者握住婴儿两腕。大拇指放在婴儿掌心内，使婴儿握拳，两臂放在体侧，全身自然放松。

动作说明：第一个 8 拍，重复 4 次；两臂在胸前交叉；两臂左右分开；掌心向上；还原。

要求：活动胸部肌肉。

注意事项：两臂分开时稍微用力，胸前交叉时放松。配合婴儿的生理发育来做，不要勉强进行，次数越多越好。

2）动作名称：屈伸运动

预备姿势：婴儿仰卧，操作者握住婴儿两脚踝，使婴儿两腿伸直，放松。

动作说明：第一个 8 拍，重复 4 次；分别做左右腿屈伸动作。

要求：活动腿部肌肉。

注意事项：屈伸动作要柔和，缓慢。

2. 婴儿主被动操训练

适宜年龄：3～6 个月。

练习次数：每天 2～3 次。

训练方法：

1）横托抱

动作说明：育婴员或家长站在床前或坐在床上，右手抓住婴儿的右手腕上提，左手托在婴儿的颈背部，再用右手托住婴儿的臀部，托至胸前后两手距离逐渐加大；婴儿身体受重力作用背部开始下垂，当身体下降到一定程度出现本能的挺胸动作后，双手向一起靠拢。如图 8-1 所示。

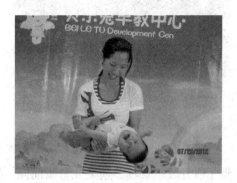

图 8-1　横托抱

练习方法：新生儿每日练习 2～3 遍，每遍重复 2～3 次，每次 3～5 秒钟。可根据婴儿的实际承受能力增加时间和次数。

训练效果：训练婴儿背部尤其是底脊肌力量、身体的自控能力；增加腹部压力，促进肠胃成熟和大便通畅；让头部的自如控制力提前出现，为坐姿挺拔、预防驼背奠定基础。

注意事项：①如果做操时两手距离过窄，会达不到锻炼目的。②不要裹着被子做操，这样产生不了对身体的刺激。③细致观察婴儿身体和情绪状况。④在可控制的范围内操作，距离床的位置要近一些。

2）起坐运动

婴儿仰卧，成人双手握住婴儿手腕，拇指放在婴儿掌心里，让婴儿握拳，两臂放在婴儿体侧。让婴儿双臂伸向胸前，两手距与肩同宽。拉引婴儿，成人不要过于用力。让婴儿自己用力坐起来。

3）起立运动

婴儿俯卧，成人双手握住婴儿肘部，让婴儿先跪再立。扶婴儿站起后，再由跪到俯卧。如图 8-2 所示。

4）提腿运动

婴儿俯卧，成人双手握住婴儿两小腿。将两腿向上抬起，做推车状，随月龄增大，可让婴儿两手支撑抬起头部。重复两个 8 拍。如图 8-3 所示。

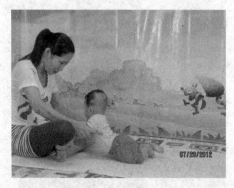
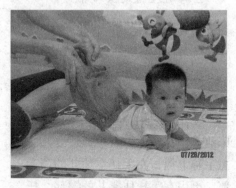

图 8-2　起立运动　　　　　　　　　图 8-3　提腿运动

5）弯腰运动

婴儿与成人同方向直立，成人左手扶住婴儿两膝，右手扶住婴儿腹部，在婴儿前方放一玩具。使婴儿弯腰前倾，拣桌（床）上玩具。拣起玩具后成直立状态。成人放回玩具。重复两个 8 拍。如图 8-4 所示。

6）游泳运动

让婴儿俯卧，成人双手托住婴儿胸腹部。使婴儿悬空向前后摆动，活动婴儿四肢，做游泳动作。重复两个8拍。如图8-5所示。

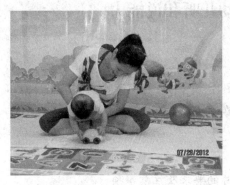

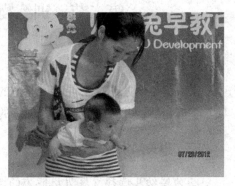

图8-4　弯腰运动　　　　　　　　图8-5　游泳运动

7）跳跃运动

婴儿站在成人对面，成人用双手扶住婴儿腋下。把婴儿托起离开桌（床）面（让婴儿足尖着地）轻轻跳跃。重复两个8拍。

8）扶走运动

婴儿站立，成人站在婴儿背后或前面，扶婴儿腋下、前臂或手腕。扶婴儿学走，重复两个8拍。

3. 婴幼儿模仿操

婴幼儿2~3岁，能够独立完成行走、跑、跳等基本动作时，可以让婴幼儿模仿一些动物的常见动作以及成人劳动的动作，通过模仿训练，以达到增强婴幼儿体质的目的。

适合年龄：2～3岁。

练习次数：每天2～3次，每次3～5分钟。

训练方法：

（1）小鸟飞：两臂侧平举，上下摆动，在原地做跑步动作。

（2）开汽车：两臂于胸前模仿司机手握方向盘的动作上下摇动，做开汽车状态，向前走步。

两岁半以上的婴幼儿，动作比较灵活、熟练，语言也逐步发展，可以伴随着儿歌的节奏做模仿操。

第二节　训练婴幼儿听和说能力

一、学习目标

了解为婴幼儿选择发展听说能力的图片、图书、有声读物的要求与注意事项。掌握与婴幼儿进行听说能力训练的游戏、节律游戏的方法及注意事项。

二、相关知识

1. 为婴幼儿选择发展听说能力的图片的要求及注意事项

（1）图片的内容是婴幼儿日常生活中经常看到的人和物、动物、植物等。

（2）图片的图最好是实物图，不提倡卡通图，婴幼儿容易辨认，并能与实际的物品配对。

（3）图片最好没有背景，突出实物或人物的主要特征和动作表情。

（4）图片的分类清楚，一盒的图片最好只有一类的物品，如水果、蔬菜要分开，不能混装。

2. 为婴幼儿选择发展听说能力的图书的要求及注意事项

1）图书的内容要符合婴幼儿的认知水平

1岁以前的图书内容以无情节的实物、人物、动作、表情为主，每页码以词为单位；1～2岁的图书内容以描述婴幼儿生活中简单的情节为主，每页码以简单句为单位；2～3岁的图书内容可以描述以动物为主人公或以人物为主人公的有趣的故事，每页码以完整句子为单位。

2）图书的构图清晰，线条简单

1岁以前的图书没有背景，只有人物的动态和表情，排除干扰。1～2岁的图书在主要人物的基础上，可以添加一些小的辅助图，便于培养婴幼儿对细微图的兴趣和观察能力；2～3岁的图书，在主要情节图的基础上，可以适当添加简单的背景，便于婴幼儿理解人物与背景的关系和变化。

3. 为婴幼儿选择发展听说能力的有声读物的要求及注意事项

1）有声读物的内容要符合婴幼儿的认知水平

有声读物包括磁带、CD碟片、DVD碟片、电视、电脑等，2岁以前的婴幼儿不提倡使用 DVD 碟片、电视、电脑，因为 2 岁以前的婴幼儿视听神经尚未发育成熟，对动态的画面和快速的播音无法正常接收，造成视听疲劳和右脑表象储存困难，影响再造想象的形成，从而影响大脑的发育。2 岁以后的婴幼儿，也只能极少量地看电视，要选择画面大、速度慢、内容简单、能理解的内容，每天 5～10 分钟。

2）选择有声读物的质量要求

选择磁带、CD 碟片要选择质量好、音质好、节奏舒缓优美的音乐，但每次播放的时间不能太长，一般控制在 3～5 分钟。

3）使用有声读物注意事项

不能将有声读物作为替代家长与婴幼儿说话交流的工具，长期单一地使用有声读物，会阻碍婴幼儿的语言发展，婴幼儿语言的获得是在跟人面对面的交往中学会的，有声读物是单向输入，婴幼儿由此失去交流回应的机会，0～3 岁是语言发展的关键期，在关键期失去交流回应的机会，轻者造成语言交流障碍，重者造成孤独症。

4. 进行婴幼儿听和说能力游戏的要求与注意事项

1）婴幼儿听和说能力训练的要求

（1）1 岁前加强听力和发音能力的训练，因为 1 岁以前是听神经发育的关键期，可以选择一些优美的、舒适的乐曲定期播放，但每次的时间只能控制在 1～2 分钟，否则会造成听觉疲劳。不能用音乐代替与婴幼儿的说话，长时间用音乐碟片练习倾听的婴幼儿，会对人的声音不敏感，影响与人的交往。在婴幼儿情绪好并吃饱的情况下，婴幼儿经常会咿咿呀呀地发音，这时成人要及时回应，使婴幼儿无意识的发音成为有意识的"对话交流"。

（2）坚持与婴幼儿面对面地说话：从新生儿开始，就要坚持与婴幼儿说话，要采取面对面的姿势，家长与婴幼儿的距离 20～30cm，让婴幼儿看清楚大人的脸部表情，婴幼儿的理解是从看大人的脸部表情开始的。

（3）与婴幼儿的"对话"应当是婴幼儿当下情景中的内容：把说话融入日常生活，边做边说，把自己正为婴幼儿做的事情说出来。还可以结合婴幼儿生活中经常接触的事物作为说话的内容。讲话时词汇简单、声音响亮、重复多次、反复刺激，为今后开口说话做准备。

（4）用恰当的方法激发婴幼儿说话的欲望：在满足婴幼儿吃、喝、睡等基本需求后，要因势利导与婴幼儿做发音练习，与婴幼儿面对面进行交流，做一些夸张的口型和动作，让婴幼儿反复进行模仿练习。也可以结合生活情景边做动作边练习发音，如"拍手""再见""欢迎""谢谢"等。

（5）帮助婴幼儿增加词汇量：在日常生活中，引导婴幼儿认识生活物品、花草树木、交通工具、动物等，主动告诉婴幼儿想要知道的一切，做到"见啥说啥"。说话的语速要慢，语气要加重，反复多次，并鼓励婴幼儿把听到的说出来。

（6）示范发音要规范：当婴幼儿有了表达意愿和感情的需求后，会主动积极地说话，开始会出现单音重复（如"车车""灯灯"等）、以音代物（如"嘀嘀"代车、"汪汪"代狗）、以词代句（用"抱"代妈妈抱宝宝）等情况，成人要多听婴幼儿发音和说话，用规范的语言做出示范，但不要刻意纠正婴幼儿不正确的发音，避免婴幼儿出现语言障碍。

（7）运用游戏的形式进行听说训练：婴幼儿在游戏的情景中学说话的积极性更高，如打电话、我问你答、手指游戏、情景歌谣等进行语言训练。

（8）选择与婴幼儿发展水平相匹配的儿歌、故事进行练习：要选择内容生动、情节简单、语言规范、音节少的儿歌或每页一句话的故事，让婴幼儿边看图边听，进行视听结合，理解内容，在反复多次中熟悉内容，逐渐地表达出来。

2）婴幼儿听和说能力训练的注意事项

（1）要不失时机地和婴幼儿说话：1 岁以内的婴幼儿具有学习任何一种语言的能力，而这种能力主要是在与人交往的语言环境中获得的，这种语言环境不能由电视机和播放机代替，电视机和播放机的语言是单向输入没有交流，而且语速偏快，婴幼儿听得不清楚，更没有可供婴幼儿理解的对应的表情和动作，婴幼儿长时间看电视或听录音机，会造成交往障碍甚至患孤独症。

（2）要用儿语的声调与婴幼儿交谈：儿语的特点是发音清晰、吐字缓慢；运用高频语音，带有感情；句子短而重复多；一旦有所应答，应给予强化，形成互相的交流。但是，采用儿语的时间不宜过久，婴幼儿掌握了母语的基本语法（主、谓、宾的句型）后，就要让他用规范的语言进行自然的交谈。

（3）要尊重语言发展的差异性：每个婴幼儿开口说话的时间不同，最早会说的词也不同，发音的清晰度不同，家长不要过分着急，更不要与他人相比。说话的迟早与生理发育（脑神经发育、发音器官发育的速度）和后天的语言环境的刺激有关。如果 2 岁以后仍不会说话，要及时去医院检查婴幼儿的听力和语言方面的问题。

（4）要注重发展婴幼儿的语言理解能力：语言理解能力是语言表达的基础，

尽量把婴幼儿听到的词或说出的词与对应的生活实际相联系，帮助婴幼儿理解语言的含义，加深对词的印象。尽量避免让婴幼儿学习不能理解的语言，如三字经、古诗等。

5. 进行婴幼儿节律游戏的要求与注意事项

（1）给婴幼儿选择节律游戏的节奏要简单明了，速度要慢。

（2）节律游戏可以徒手拍手、拍肩、拍腿，也可以用简单的节奏乐器进行游戏，如铃铛、串铃、响板、沙锤等，以增加气氛和提高婴幼儿参加活动的乐趣。

（3）与婴幼儿进行节律游戏时重在培养婴幼儿的兴趣和节奏感，不要过分追求技能。

三、工作内容与方法

1. 发展听说能力的游戏

1）指认卡片游戏：将听到的词用动作进行表达

适宜年龄：13～18个月。

练习次数：每天3～4次。

训练方法：

（1）和宝宝面对面，大人将卡片放在脸的左侧，同时反复播放卡片，每次的卡片数量不宜太多，一般2～4张。

（2）让宝宝模仿大人发音，学习说出卡片物体的名称。

（3）将卡片摆放在宝宝前面，大人说名称，让宝宝用手指出是哪一张。

2）看书、翻书游戏：初步培养看书的兴趣和习惯

适宜年龄：13～24个月。

练习次数：每天3～4次。

训练方法：

（1）大人和宝宝面对面坐着，让孩子自己翻书，看书的主体是孩子。

（2）大人让孩子看图画书，用孩子能理解的语言，讲述图画书的内容。

（3）只要孩子喜欢听，相同的内容可以多次反复讲述，孩子需要反复地倾听，才能逐渐地理解。

（4）大人在孩子多遍倾听的基础上，可以提出简单的问题，如"这是什么？""这是谁？""在干什么？"让孩子指图回答问题或用单词回答问题。

3）识图认物游戏：建立实物与图片的联系，培养理解能力

适宜年龄：19～24个月。

练习次数：每天3～4次。

训练方法：

（1）大人和宝宝面对面坐着，大人出示一张水果卡片，让孩子说出水果的名称。

（2）大人拿出水果实物，让宝宝说出水果名称。

（3）将水果卡片一张一张摆放在宝宝面前，让宝宝将水果实物逐一对应放在卡片上。

4）"儿歌图谱阅读"：学习阅读图谱朗读儿歌，培养阅读兴趣和阅读的技巧

适宜年龄：19～36个月。

练习次数：每天3～4次。

训练方法：

（1）育婴师出示总图，让宝宝观察图回答问题，理解儿歌内容。

（2）宝宝看着总图，育婴师朗读儿歌，让宝宝认真倾听。

（3）让宝宝告诉老师听到了什么？把听到的儿歌说出来，如果宝宝不能全部说出，育婴师就继续念，宝宝继续听，直至把儿歌内容全部说出来。

（4）育婴师打开图谱，说一句儿歌，让宝宝找出相对应的图谱，进行句子和图谱的对应联系。

（5）让宝宝用食指点图谱念儿歌。

5）"图画书阅读"：学习阅读有情节的图画，进行观察和描述

适宜年龄：19～36个月。

练习次数：每天3～4次。

训练方法：

（1）育婴师让宝宝观察图书的封面、提问，让宝宝理解封面的画是一个故事的主要内容，让宝宝很想知道书里面讲什么。

（2）让宝宝逐页观察，育婴师以提问的形式引导宝宝观察和表达。

（3）育婴师和宝宝一起将图书从头到尾讲一遍。

2. 与婴幼儿玩节律游戏

"响板哒哒哒"：能告诉育婴师自己的名字，学习随节奏拍响板，体验集体活动的快乐

适宜年龄：19～36个月

游戏准备：响板每人一个，"小鸭子"的音乐。

游戏过程：

（1）家长带领宝宝坐在育婴师的对面，呈半圆形。

（2）育婴师拍打响板说："小鸭子怎么叫，嘎嘎嘎，宝宝喜欢吗？"育婴师走到宝宝跟前问："你叫什么名字？"宝宝回答了，育婴师让宝宝打响板。

（3）育婴师发给每个宝宝一个响板，让宝宝听音乐拍打响板，并发出"嘎嘎嘎"的声音。

（4）收拾玩具，让宝宝将响板放到育婴师的托盘里。

第三节　指导婴幼儿认知活动

一、学习目标

了解婴幼儿认知游戏的作用与特点，掌握进行婴幼儿认知游戏的要求与注意事项；了解婴幼儿艺术表现游戏的作用与特点，掌握与婴幼儿进行艺术表现游戏的方法及注意事项。

二、相关知识

1. 婴幼儿认知游戏的作用与特点

1）可以促进大脑各个感觉通道的建立

婴幼儿期的认知游戏活动，主要是提高感觉和知觉的能力，婴幼儿依靠眼、耳、鼻、舌、身等感觉器官去收集信息，通过中枢神经的作用，变为视觉、听觉、嗅觉、味觉和触觉等知觉，中枢神经系统进一步将知觉整合变为感知。感知觉是婴幼儿思维的基础。

2）可以促进婴幼儿手眼协调能力的发展

婴幼儿在认知游戏活动中，主要通过动作与玩具、实物接触，在操作摆弄中认识和了解物体的性能和特点，这样的操作过程，就是手眼协调形成的过程。手眼协调能力是婴幼儿学习的最基本的能力。

2. 婴幼儿认知游戏的要求与注意事项

1）认知游戏的内容应符合不同年龄阶段婴幼儿认知的特点

婴幼儿认知水平与感觉器官对应的大脑神经中枢发育速度有关。比如，视神经发育的关键期在出生至 6 个月，此时进行视觉训练效果最好；听神经发育的关键期在出生至 12 个月，此时进行听觉训练效果最好。

2）婴幼儿认知游戏的方法应采取直接动作为主

所有婴幼儿的认知游戏都应当让宝宝亲手动一动、看一看、摸一摸、闻一闻、听一听，宝宝才能理解和建立感知觉通道。

3）在同一个时间，宝宝的认知内容只能有一个对象

比如认识颜色，在一个时间段里，不能同时认识多种颜色，宝宝无法区分，容易受干扰，可以先认识红色，在这期间只告诉宝宝红色的物品，其他颜色暂时回避。当宝宝已经掌握红色的概念后，才能开始认识第二种颜色。

4）婴幼儿的认知游戏相同的内容需要反复进行

婴幼儿的认知游戏是通过各种感觉器官的协调活动实现的，这个过程是各种感觉的统合过程，是培养宝宝具有学习能力的过程，是大脑神经建立暂时神经联系的过程，只有当相同的刺激反复多次之后，这种联系才能建立。无序杂乱的刺激不能建立大脑神经的联系，学习能力就无法培养起来。

3. 婴幼儿艺术表现游戏的作用与特点

1）可以培养婴幼儿最初的想象能力

1 岁半至 3 岁的宝宝语言和动作能力逐渐发展，开始有表现的欲望，通过吟诵歌谣、表演歌曲等形式进行自我表现，模仿歌谣和歌曲中的角色进行表演，婴幼儿在有节奏的韵律和动作中进行最初的想象。

2）可以愉悦身心

宝宝在优美的韵律中感受节奏的美，通过肢体的运动，可以让宝宝充满自信和快乐！

3）需要成人的鼓励

1 岁左右的宝宝听到音乐会不由自主地扭动身体，此时成人要及时鼓励宝宝，为他喝彩，经常鼓励宝宝，宝宝的表现欲望会逐日增加，这样可以把宝宝自发的行为转换为与成人的交流行为。

4）不要求动作的规范

婴幼儿的艺术表现游戏与成人的艺术表现不同，没有质量的要求，只是娱乐身心，训练动作的协调性和激发表现的欲望，所以不需要纠正动作。保护宝宝的表现欲望更重要。

4. 组织婴幼儿进行艺术表现游戏的方法及注意事项

1）自由表现法

成人播放歌谣或儿歌，宝宝边听边自由地扭动身体，脸上充满喜悦。

注意事项：①大人要参与到孩子的活动中，及时喝彩鼓励，让宝宝自主的表现变成有意识的活动。②每次播放的时间不宜太长，最多不超过10分钟，避免听觉疲劳。③不能让宝宝长时间一个人处于听播放状态，容易造成孤独，交往缺失。

2）模仿表现法

成人和宝宝一起听歌谣或韵律，大人做简单的动作，宝宝模仿大人的动作进行表现。

注意事项：①大人的动作一定要简单，速度缓慢，便于宝宝模仿。②宝宝的模仿动作不要求精确，只要有模仿的意识就可以了。③不追求模仿的结果，只注重模仿的过程。

3）自由涂鸦法

提供给宝宝一张纸和一支笔，让宝宝自由地涂鸦。

注意事项：①每次只能提供一张纸和一支笔，养成良好的使用习惯。②第一次握笔就要求正确的握笔姿势，宝宝很容易形成习惯，如果形成不正确的握笔姿势，以后纠正相当困难。③第一次涂鸦就要告诉宝宝不能涂到纸以外的其他地方，否则就要把纸笔收起来，培养良好的习惯比画画本身更重要。④宝宝涂鸦时，成人要及时夸奖，鼓励大胆作画很重要。⑤不要纠正宝宝的涂鸦，这样会让宝宝无所适从，从而失去涂鸦的兴趣。

4）模仿涂鸦法

成人制定一个命题，如画太阳，成人先示范，让宝宝模仿。

注意事项：①命题的内容一定要容易，从最简单的入手，如小雨点。②成人只提供示范，不进行纠正，更不要手把手地教，这样宝宝会失去信心，把笔递给成人画，自己不乐意动手。③不论宝宝的作品水平如何，成人都应用极大的热情鼓励和表扬。

三、工作内容与方法

1. 分类游戏

1）"帮颜色娃娃找家"：学习按颜色特征进行分类

适宜年龄：24～36个月。

练习次数：每天 2～3 次。

训练方法：

（1）出示红、黄、蓝、绿 4 种颜色的几何片装在托盘里，逐一出示不同颜色的几何片，让宝宝说出颜色。

（2）出示红、黄、蓝、绿四种颜色的小塑料盆，让宝宝说出颜色，并告诉宝宝"这是红色的家"、"这是黄色的家"、"这是绿色的家"、"这是蓝色的家"。

（3）让宝宝帮助小塑料片找到自己的家。

注意事项：这个游戏需在宝宝已经认识红、黄、蓝、绿 4 种颜色的基础上进行。

2）"找朋友"：学习按名称分类。

适宜年龄：24～36 个月。

练习次数：每天 2～3 次。

训练方法：

（1）出示许多袜子、手套、手帕等，让宝宝说出他们的名字。

（2）用游戏口吻说："这些东西找不到自己的朋友了，宝宝帮助它们找到自己的朋友。"

（3）出示小塑料盆，上面贴着袜子、手套、手帕的标志，让宝宝辨认。

（4）让宝宝把袜子、手套、手帕放进对应的盆子里。

注意事项：这个游戏使用的标志应是实物标志。

2. 配对游戏

1）"找相同"：学习按相同特征配对

适宜年龄：24～30 个月。

练习次数：每天 2～3 次。

训练方法：

（1）提供几种动物卡片，每种两张，逐一出示卡片，让宝宝说出动物名称。

（2）让宝宝找出一样的动物卡片排在一起。

（3）将相同的卡片重叠，再用塑料夹子夹起。

注意事项：每次提供的动物种类 3～4 种就可以了，不宜太多。

2）"它爱吃什么"：学习按动物的习性配对。

适宜年龄：33～36 个月。

练习次数：每天 2～3 次。

训练方法：

（1）出示猫、狗、鸡、羊的动物卡片，让宝宝说出名称。

（2）逐一出示卡片，问"它爱吃什么？"让宝宝找出对应的食物卡片。

（3）让宝宝根据动物爱吃的食物进行卡片配对。

注意事项：所提供的动物的习性特征要比较明显的。

3. 排序游戏

1）"数字火车"：学习按数字的顺序排序

适宜年龄：30～36个月。

练习次数：每天2～3次。

训练方法：

（1）逐一出示数字卡片，让宝宝说出名称，了解宝宝认识哪些数字。

（2）出示"数字火车"玩具，让宝宝说出车厢上的数字，了解数字的顺序。

（3）根据宝宝认识数字的能力，确定火车车厢的长度，将车厢的每节断开，让宝宝按数字的顺序连接。

（4）让宝宝将连接好的车厢的数字再念一遍，检查是否正确。

注意事项：这个游戏要在宝宝认识数字的基础上，一定要以游戏的形式进行，要根据孩子的能力和兴趣确定序数的长度。如图8-6所示。

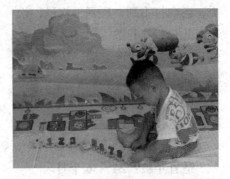

图8-6　"数字火车"

2）"接着排排看"：学习按颜色的特征排序

适宜年龄：30～36个月。

练习次数：每天2～3次。

训练方法：

（1）用游戏口吻激发宝宝的兴趣"要过节了，我们来打扮一下，用气球排出漂亮的彩门"。

（2）成人用圆形塑料片示范，边排边说："一个红色、一个黄色、一个红色、一个黄色"……

（3）让宝宝接着排，成人用语言指导宝宝，边排边说："一个红色、一个黄色、一个红色、一个黄色"。

（4）欣赏宝宝的作品。

注意事项：这个游戏要在宝宝认识颜色的基础上进行，每次游戏的颜色不能超过2种，形状上不能有干扰，只能是相同形状的不同两种颜色。

4. 数的游戏

1）唱数游戏：培养对数的兴趣

适宜年龄：24～30个月。

练习次数：每天2～3次。

训练方法：

（1）宝宝和大人面对面坐着，一起拍手唱数12345……

（2）宝宝和大人面对面坐着，表演唱数歌谣："12345，上山打老虎，老虎打不到，碰到小松鼠，松鼠有几只，让我数一数，数来又数去，12345"。边念歌谣，边表演动作。如图8-7所示。

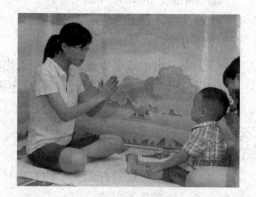

图8-7　唱数游戏

注意事项：只是培养宝宝的兴趣，不要求表演动作的规范准确。

2）点数游戏：学习手口一致点数

适宜年龄：24～36个月。

练习次数：每天2～3次。

训练方法：

（1）在宝宝面前摆放塑料的动物玩具，让宝宝说出动物的名称。

（2）让宝宝伸出右手食指，跟着大人的手，点数小动物。

（3）让宝宝自己独立点数。

注意事项：宝宝手口一致点数需要一个手眼和脑的协调过程，要反复训练一段时间才能实现。点数的玩具要不断更换，保持宝宝点数的积极性。

5. 泥工活动

搓汤圆：学习用橡皮泥搓圆

适宜年龄：30～36个月。

练习次数：每天 2～3 次。

训练方法：

（1）和宝宝面对面坐着，育婴师抱着布娃娃说："元宵节到了，我们做汤圆给布娃娃吃。"

（2）每人一小块橡皮泥，育婴师示范搓圆的动作，让宝宝模仿，强调手掌对搓旋转的动作。

（3）将搓好的汤圆放进小碗，让宝宝喂娃娃吃汤圆。

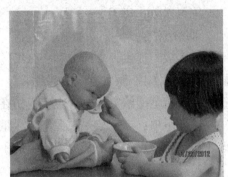

图 8-8　搓汤圆

注意事项：宝宝如果搓得不够圆没有关系，主要训练宝宝动作的协调性，过程比结果重要。如图 8-8 所示。

也可以训练宝宝搓面条等，学习用橡皮泥搓长条。

6. 纸工活动

1）撕面条：学习撕纸。

适宜年龄：13～18 个月。

练习次数：每天 2～3 次。

训练方法：

（1）成人抱着布娃娃说："布娃娃肚子饿了，我们做面条给娃娃吃。"

（2）提供长方形的纸张，成人示范撕面条。

（3）让宝宝模仿将纸撕成条状，放在小碗里。

（4）让宝宝喂面条给娃娃吃。

注意事项：要选择容易撕的纸，结束时要将碎纸张收拾干净，宝宝要洗手。

2）揉纸球：学习用纸揉成纸团，练习揉的动作

适宜年龄：18～24 个月

练习次数：每天 2～3 次

训练方法：

（1）成人示范将方形的纸揉成团，变成纸球。

（2）让宝宝模仿将方形的纸揉成团，变成纸球。

（3）将纸球进行投远游戏，看谁扔得远，也可以将纸球投入桶里，进行投准练习。

注意事项：纸张的大小要考虑到孩子手的大小，不宜太大张，游戏结束宝宝要洗手。

7. 涂鸦活动

1）下雨了：初步学习握笔和用笔戳点

适宜年龄：13～18个月。

练习次数：每天2～3次。

训练方法：

（1）成人提供一支蜡笔和一张纸（纸夹在画板上），在纸上戳点，说："下雨了，下雨了！"激发宝宝的兴趣。

（2）将笔递给宝宝，让宝宝模仿在纸上戳点，说："下雨了，下雨了！"

注意事项：宝宝第一次握笔，尽量指导正确握笔姿势，否则形成习惯很难改正。宝宝戳点大人不要把着宝宝的手，会形成依赖，宝宝没有自信心。

2）画面条：学习画线条

适宜年龄：18～24个月。

练习次数：每天2～3次。

训练方法：

（1）成人提供一支蜡笔和一张纸，在纸上画线条，说："画面条"，激发宝宝的兴趣。

（2）将笔递给宝宝，让宝宝模仿在纸上画线条，边画边说："画面条"。

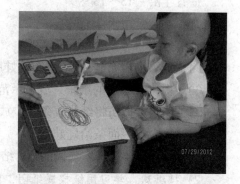

图8-9　画面条

注意事项：让宝宝大胆画画最重要，所以大人不要太干预和指导，当宝宝能大胆画画时，大人要及时鼓励。如图8-9所示。

3）画直线：学习画直线

适宜年龄：24～30个月。

练习次数：每天2～3次。

训练方法：

（1）成人提供一支蜡笔和一张纸（纸夹在画板上），从纸的上方开始向下画直线，同时说："呜——火车开啦"，激发宝宝的兴趣。

（2）将笔递给宝宝，让宝宝从纸的上方开始向下画直线，同时说："呜——火车开啦"！

注意事项：每次画画只提供一支笔和一张纸给宝宝，要求宝宝只能在纸上画，不能画到纸张外面，如果宝宝在纸外面乱画，就把纸和笔收起来。养成良好的习惯要从小做起。

4）画气球：学习画圆

适宜年龄：30～36个月。

练习次数：每天2～3次。

训练方法：

（1）成人提供一支蜡笔和一张纸（纸夹在画板上），示范画圆，边画边说："画气球，圆圆的气球。"

（2）将笔递给宝宝，让宝宝画圆，边画边说："画气球，圆圆的气球。"

注意事项：画圆比较困难，宝宝画不圆时大人不要纠正，更不能指责，保护宝宝画画的兴趣很重要，只要宝宝有画圆的意识就要表扬鼓励。

第四节 培养婴幼儿情绪情感与社会性行为

一、学习目标

了解婴幼儿情绪情感的特点，掌握识别和应答婴幼儿情绪情感反应的方法、要领与注意事项；了解婴幼儿社会性发展的特点，掌握促进婴幼儿社会性发展游戏的方法与注意事项。

二、相关知识

1. 婴幼儿情绪情感的特点

1）婴幼儿情绪发展与先天的气质有关，也与后天的成长环境密切相关

情绪发展有一定的生理基础。在人脑干与边缘系统之间有两个像杏仁状的神经核，在脑干之上左右两侧，是产生激情的源泉。此外，在额叶大脑皮层的前方有调节杏仁核冲动的部位，这两个部分合称"情绪中枢"。杏仁核发育较快，在出生时已大致成熟，而大脑皮层是出生后逐渐成熟的。

2）婴幼儿与生俱来地具有情绪反应的能力

基本情绪大约为8～10种。如愉快、兴趣、惊奇、厌恶、痛苦、愤怒、惧

怕、悲伤等。每种具体情绪都有不同的内部体验和外部表现，而且各有不同的适应功能。例如，新生儿以哭声反映身体痛苦，以微笑反映舒适愉快，以皱眉、纵鼻、摆头反映厌恶（如对酸味刺激物的反应）等。这些是在神经系统和脑中预置并模式化的先天情绪反应。

3）婴幼儿先天情绪的发展与后天的环境有关

婴幼儿的先天情绪反应只有在与成人的应答中，才能发挥其适应的作用。其中成人的感情反应起着不可缺少的示范作用。新生儿以哭声反映他的饥饿、疼痛、寒冷等状态，以此来呼唤成人对他的注意和照抚，帮助离开那些对他来说是危险的有害刺激。新生儿在睡眠中出现反射性微笑，是身体舒适的反应。

4）婴幼儿情绪反应快而缺乏控制力

遇到任何不适都会哭闹，需要大人安慰才能缓和下来。婴幼儿用啼哭对不适作出反应是一种生存所需要的自我保护，但反应过强也会对身体有损害。成人对婴幼儿的体贴和抚慰、母婴交流情绪的经验，会储存在婴幼儿杏仁核中成为情绪发展的基础。

婴幼儿从 7～8 个月起，额叶的情绪管理中枢渐渐成熟，要让婴幼儿逐渐学会控制情绪，学会看成人的表情行事，培养感情智能。如果一味迁就，婴幼儿性格定型以后就较难改变。

5）婴幼儿在生存和生长中迅速进入社会化进程

情绪信号不仅在生理需要的情况下逐渐地发挥作用，而且日益增长着心理和社会的含义。例如，4 个月婴儿不仅在饥饿时哭泣，而且会以哭泣作为呼唤成人陪伴的武器；微笑不仅意味着机体生理运作处于平衡状态，而且是力图维持成人与之接近的手段。刚刚学步的婴儿与母亲的感情依恋驱使他们在房间里追随着母亲，陌生人接近的警觉和恐惧迫使他们躲避或寻求庇护。随着婴幼儿的成长，情绪日益在社会意义上支配、控制与调节着婴幼儿的行为。

6）情绪和语言一样，是婴儿进行人际交流的重要手段

情绪表达有面部肌肉运动模式、声调和身体姿态 3 种形式。成人要通过观察婴幼儿的面部表情、身体姿势、发声的音调来辨别情绪的状态，并及时给予应答。

2. 识别和应答婴幼儿情绪情感反应的方法、要领与注意事项

1）注意观察婴幼儿的情绪变化

如皱眉、纵鼻、噘嘴、哭和笑及身体活跃的感情信息，还包括吸吮、吞咽、睡和醒、呼吸等生理信息，也包括注视、倾听、转向人和物的感官活动。婴幼

儿在学会爬行和步行以后，成人与婴幼儿间情绪信号的交流是婴幼儿学习、经验获得和认知发展的媒介。

2）经常让婴幼儿获得快乐

婴幼儿从出生到1岁期间是情绪萌发期，经常快乐的婴幼儿会对新鲜事物敏感，趋向于探索外界，为智力发展打下良好基础。如婴幼儿看到新鲜玩具、听到响声就会有追视、趋近和抓握动作，4～9个月婴幼儿对自己的活动产生快乐，每认识一种新的东西，都会成为学习新知识的动机。除了生理上的满足外，还可以使婴幼儿产生"我能行"的自我肯定，有助于婴幼儿个性的健康成长。

3）让婴幼儿慢慢学会控制情绪

婴幼儿出生后3～4个月就能察觉成人的表情，此时多与婴幼儿近距离面对面地交谈，婴幼儿会表现出愉悦的丰富的面部表情；而缺乏这样刺激的婴幼儿，面部表情单调，反应迟缓。1～2岁时性格基本定型，要让婴幼儿学会控制和尽快排除不愉快的情绪。如当婴幼儿经常把玩具放进嘴里时，如果大人做出反对的表示，并告诉他不能吃，他就不再放进嘴里，并逐渐学会控制自己不发怒。大人赞扬和反对的态度不断地诱导着婴幼儿形成正确的道德观和价值观。

4）让婴幼儿学会忍耐和宽容

例如，当婴幼儿饿了要吃奶，大人要用语言"等一等，就好了"让他学习等待一会儿；告诉他"粥很烫"，并让他伸出手摸碗边找到烫的感觉；在婴幼儿刚会走路时摔倒后要鼓励不哭；在遇到别人抢夺玩具时学会暂时让步；在别的小朋友哭时产生同情心，学会安慰和宽容。成人的表情和行为会潜移默化地影响婴幼儿情绪的发展。

5）和谐美好的家庭生活是培养良好情绪的环境因素

家庭和睦、成人对婴幼儿温和亲切，会使婴幼儿情绪稳定而快乐；家庭不和睦、成人比较急躁，婴幼儿情绪也容易出现波动。与婴幼儿用互动的方式（说、笑、逗）进行沟通，有利于培养良好的情绪。

6）成人的行为直接影响婴幼儿的情绪

过多的阻止会限制婴幼儿合理的探索和创造性的发展，形成胆小内向的性格；过多的鼓励会引起婴幼儿危险的举动和任性。

3. 培养婴幼儿良好情绪的方法

1）增加爱抚和情感交流的机会

要通过多搂抱、多抚摸、多对视、多说话、多逗笑、多游戏的方式，让婴幼儿充分感受到一种爱意。与婴幼儿建立牢固的依恋关系之后，成人就需要"藏起一半的爱"。

2）为婴幼儿设计一个丰富而适宜的智力游戏

通过向婴幼儿提供实物、色彩、图案、符号，听音乐、念儿歌、讲故事和动手操作的机会，满足婴幼儿日益增长的好奇心和求知欲。

3）不要限制婴幼儿的环境探索活动

在婴幼儿学会爬行和直立行走后，最好能开辟一个安全而富有探索性的"运动场"，任他"摸爬滚打"。

4）满足婴幼儿的合理要求

当婴幼儿提出某种要求时，只要有可能，就要立刻停下手中的事，去关注婴幼儿的行为，为婴幼儿提供适当的帮助，让他感受到别人的尊重，从而学会尊重别人。

5）对婴幼儿的行为进行评价

当婴幼儿能够听懂语言后，要及时对他的言行加以肯定和赞赏，让婴幼儿在爱抚和赞赏气氛中体验成功的欢乐，经受"挫折"的考验。

6）不用恐怖的表情和语言吓唬婴幼儿

不要把成人的不满情绪发泄在婴幼儿身上，更不能冷落、甚至打骂婴幼儿。

7）扩大婴幼儿的接触面

让婴幼儿在陌生的环境中经受"锻炼"和"考验"。用成人对待客人的热情态度和友好气氛去感染婴幼儿，帮助他克服怯生情绪，学会逐渐适应生人和熟悉环境。

4. 婴幼儿社会性发展的特点及培养的方法

0～3岁婴幼儿期的社会性行为的发展表现为自我意识的发展、亲子关系的建立、玩伴关系的建立。

1）婴幼儿自我意识的发展

婴幼儿自我意识的发展一般需要经历如下4个阶段。

（1）认识自己：0～4个月为"妈妈阶段"。对妈妈的镜像微笑、点头、发出叫声，而不是对自己的镜像感兴趣；5～6个月为"同伴阶段"，把自己的镜像当做另一个同伴对待，有时伸手到镜子后面去找镜中人；7～12个月为"伴随行动"。看见镜像中自己张嘴的动作，会跟着学；1岁以后为认识"自我阶段"。会对着镜像中的自己指眼睛、鼻子，对自己发生兴趣。12～15个月能够把自己所做的动作和别人的动作分开，能从照片中认出自己。

（2）认识"我的……"：包括认识形容我的词，知道自己的名字、认识自己身体的部位、认识自己的玩具和属于自己的东西。会用"我"表示自己，用"我的"表示自己的所属。会用语言表示"我自己来……"就说明有了一定的独立性，如自己吃饭、自己喝水等。为自己能够独立完成一件事时感到兴奋，如在游戏时能搭起"高楼"，能够获得成功的喜悦。

（3）从别人评价到自己评价：婴幼儿会从别人的语言评价中理解"乖"和"不乖"的含义，知道发脾气、抢别人玩具、爱哭闹是"不乖"的行为，从成人的评价中逐渐学会简单的判断。2岁以后能够分辨"好人"与"坏人"，学会评价别人"乖"与"不乖"。3岁左右常以别人对自己的评价来估量自己，如"妈妈说我是个好孩子。""我会讲故事。"并能够从小伙伴对自己的态度中了解自己，同时会把自己的行为与小伙伴的行为做比较，增进自我意识的发展。

（4）自我表现与克服害羞：自我表现是婴幼儿的天性，如果及时得到表扬和肯定，就能够帮助婴幼儿建立信心，感受获得成功的快乐。婴幼儿出现认生、害羞后要及时加以引导，使之逐渐习惯与生人相处，减少焦虑情绪，否则会成为一种习惯而妨碍正常的自我表现。

培养方法：①抱着婴幼儿同陌生人说话，甚至让陌生人抱一抱。②婴幼儿学会称呼大人后，鼓励婴幼儿与陌生人打招呼，每次称呼都要给予表扬。③鼓励婴幼儿经常表演儿歌、唱歌、搭积木、拼图等，每次要给予称赞，鼓舞信心。④经常带婴幼儿到街心公园参与同伴的活动，与同伴一起背诵儿歌，做游戏等。

2）亲子关系的建立

亲子关系的建立是婴幼儿人际关系的第一步。

（1）指导母亲在喂奶时与婴幼儿进行交流。在喂奶时可以一边喂，一边抚摸，也可以将婴幼儿的手放在母亲的乳房或脸上。同时用亲切的语言与其交流，或者哼一些好听的歌曲，让婴幼儿感受到关爱。

（2）用眼睛互相注视进行交流。经常和婴幼儿进行眼对眼的接触，最佳距离为20cm。一边说话，一边慢慢移动面部，让婴幼儿的头和眼睛随着转动。经常对婴幼儿进行语言刺激，可以促进婴幼儿大脑的发育。

（3）经常给予婴幼儿更多的爱抚、亲吻和拥抱。经常和婴幼儿嬉戏玩耍，共同做拍手游戏，如唱"你拍一，我拍一"等儿歌，并做出各种动作让婴幼儿模仿，多给婴幼儿提供学习的机会。注意观察婴幼儿的各种表情和动作，对婴幼儿的要求做出积极的回应，使之得到最大的满足。

（4）训练婴幼儿与成人合作玩游戏。比如让婴幼儿骑在家长的肩膀上，家长抓住婴幼儿的双手说："请客人坐好，飞机马上就要起飞了。"然后在原地转几圈说："北京到了，请客人下飞机。"

3）玩伴关系的建立

婴幼儿在与同伴交往的过程中，能学会微笑、表达、合作等社会交往能力，学会交换与等待。

（1）为婴幼儿提供与同伴一起玩的机会。如到邻居家串门或到公园散步寻找年龄相同的伙伴。

（2）安排两个人合作的游戏。如让一个婴幼儿做一个动作或发出一种声音，让另一个进行模仿，从互相配合中体会如何与人合作。

（3）让婴幼儿学会分享食物和玩具。经常讲小动物分享物品的故事，在婴幼儿情绪好的时候，拿出两块糖，告诉他一块给小朋友，一块留给自己。让婴幼儿与同伴一起玩玩具，共同分享快乐。

（4）指导婴幼儿玩"角色游戏"。如当大夫给别人看病，当售货员卖东西等。

（5）帮助婴幼儿准备与同伴一起玩的玩具，如积木、图书、水盆等。

5. 培养婴幼儿的沟通能力

3岁以前是婴幼儿学会与人沟通的最佳时期，要为婴幼儿提供丰富的语言环境。

训练方法：

（1）要面对面地与婴幼儿说话，吐字要清晰，节奏要缓漫，最好说普通话。

（2）要与婴幼儿说看得见的东西和正在做的事情，这样容易使婴幼儿明白语言与事物之间的联系，并容易记住。

（3）要认真听婴幼儿说话，并试图理解婴幼儿的语言，这样可以激发婴幼儿说话的积极性。

（4）鼓励婴幼儿与他人进行对话。如吃饭时与家人对话，在汽车上向他人问好等。

（5）在与他人交往时，训练和鼓励婴幼儿作完整的自我介绍，并且能够倾听他人的介绍，这有利于增进其交往能力。

（6）指导婴幼儿使用正确的语言向他人问好、说再见等，提示婴幼儿用语言正确表达自己要喝水、要玩具等个人需求。

（7）与婴幼儿玩卡片游戏。如找一些带图案的卡片，由婴幼儿来抽取，成人提问，婴幼儿回答，答对了要给予表扬。

（8）带婴幼儿一起去购物。边买东西边讲物品的名称、用途，让婴幼儿动手摸、闻所买的东西，复述物品的名称和用途。

6. 与心理"反抗期"婴幼儿沟通的方法

1岁半至2岁半的婴幼儿，希望自己的行为得到认同，自己的探索活动不受到限制或干涉，有时会表现出一种"抗拒行为"，这是婴幼儿进入心理发展第一"反抗期"和萌发"自我"意识的标志。这个时期是婴幼儿心理健康发展的重要时期，也是塑造健康人格的敏感期或关键期，采用正确的方法进行调整，才能取得较好的效果。

1）合理满足法

对婴幼儿的合理需求，尤其是学习和探索环境的欲望要给予充分的满足。认真检查房间的安全情况，排除任何危险因素。可以在室内外给婴幼儿创设各种相对固定的"功能角"。如在茶几上摆放些积木、拼插玩具组成"巧手角"；用一些图书、画报构成"阅读角"；用画板、纸笔构成"图画角"；用一套大小、质地不同的球和一个简易的篮球架构成"运动角"等。不要刻意教给婴幼儿什么，而是为婴幼儿创造一个富有探索性的学习空间。

2）转移注意法

对待婴幼儿不合理的要求或有危险的活动，应当尽量避免正面冲突，可采取适当转移注意力的办法进行软处理。如打开电视机看一些有趣的节目，用亲切的语言与布娃娃说话，给婴幼儿一件最喜欢的玩具或者离开当时的环境等。

3）故意冷淡法

有时婴幼儿会故意做一些恶作剧，以观察成人的反应。如不让打开电冰箱，他就故意把冰箱打开。这时最好的办法是故意装作看不见，让他觉得没趣而停止"恶作剧"。

4）后果惩罚法

运用婴幼儿行为后果教育法让婴幼儿自然地调整自己的行为。如婴幼儿要去摸热水瓶，不妨把瓶塞打开，拿着他的手放在瓶口上方，让他找到被烫的感觉，从而自己停止这种行为。给婴幼儿创造宽松的环境并不等于可以让他为所欲为。在某种情况下，要适当地对婴幼儿说"不"，为他提供学会控制自己的情绪和服从别人的管理的机会。学会服从是一种适应社会的能力，在控制婴幼儿情绪时要考虑到他的心理承受能力，适当说"不"，等于给婴幼儿提供适量的心理营养素。

三、工作内容

1. 与婴儿的应答游戏

1）"宝宝笑一个"：建立笑的条件反射

适宜年龄：1～3个月。

练习次数：每天2～3次。

训练方法：

（1）在宝宝面前走过时要轻轻抚摩或亲吻宝宝的鼻子或脸蛋，并笑着对他说："宝宝笑一个"。

（2）也可用语言或带响的玩具引逗孩子，或轻轻挠他的肚皮，引起他挥手蹬脚、发出笑声。

（3）注意观察哪一种动作能引起宝宝大笑，经常有意重复这种动作，使宝宝高兴而大声地笑，这种条件反射是有益的学习，可以逐渐扩展，使宝宝对多种动作都大声快乐地笑。这是良好性格的开端。

（4）当宝宝哭的时候，看是否饿了、尿湿了、身体不舒服，如果是因为寻找大人而哭，大人要面带微笑对孩子说："宝宝想妈妈啦，妈妈在这"，边说边爱抚他，宝宝感到舒适、愉快、安全，很快就能安静下来。

2）"抚摩妈妈脸"：用动作认识妈妈

适宜年龄：2～4个月。

练习次数：每天2～3次。

训练方法：

（1）妈妈要经常俯身面对孩子，朝他微笑，对他说话，做各种面部表情。

（2）拉着孩子的手摸你的耳朵、摸你的脸，边摸边告诉他"这是妈妈的脸"，然后发出"咩咩"的声音，使孩子高兴，并对你的脸感兴趣。

（3）和宝宝同时照镜子，看他的反应如何。

2. 与婴儿的交往游戏

1）"藏猫猫"：培养寻找人的意识

适宜年龄：3～5个月。

练习次数：每天2～3次。

训练方法：

（1）用毛巾把你的脸蒙上，俯在孩子面前，然后让他把你脸上的毛巾拉下来，并笑着对他说"喵"。

（2）玩过几次后宝宝会把脸藏在衣被里和大人做"藏猫猫"游戏。如图8-10所示。

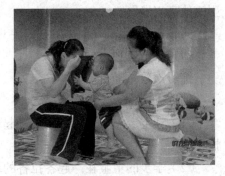

图8-10 藏猫猫

2）"模仿面部动作"：注视大人的面部表情，学习模仿张口、闭口的动作，学习发"啊"音，动唇训练

适宜年龄：3～5个月。

练习次数：每天2～3次。

训练方法：

（1）和宝宝面对面，反复做张口、闭口动作并发"啊"的音，引发宝宝的注意和模仿。

（2）当宝宝会做张口、闭口的动作，可以再进行圆唇发"呜"的音等。

3）"挥手拱手"：学习与人交往的最初形式

适宜年龄：6～9个月。

练习次数：随机。

训练方法：

（1）经常将孩子右手举起，不断挥动，让孩子学习再见动作。

（2）大人离家时要对孩子挥手，并说："再见"，反复练习。

（3）在孩子情绪好时，帮助孩子将两手握拳对起，然后不断摇动，学做"谢谢"动作。

（4）每次给孩子食品或玩具时，先让他拱手表示谢谢，然后再给他。

4）"认识自己"：初步认识自己，对自己感兴趣

适宜年龄：6～9个月。

练习次数：随机。

训练方法：

（1）每天抱孩子照镜子2～3次，让宝宝认识自己，边看边告诉宝宝镜中人，如"这是宝宝"，"这是妈妈"。

（2）还可以给宝宝戴上彩色的帽子、好看的围巾、头花、纸制的眼镜等，

引逗他高兴发笑。

5）"平行游戏"：学习与他人一起玩耍

适宜年龄：13～15个月。

练习次数：随机。

训练方法：

（1）让宝宝与小伙伴、家长一起玩，找出相同玩具同小朋友一起玩，培养愉快情绪。

（2）学步的宝宝在一起各拉各的玩具学走，能互相模仿，互不侵犯。加快独走进程。

在培养孩子与同龄小伙伴玩时，可以让每人手里拿相同的玩具，在互相看得见的地方各玩各的，有时会互相拿对方的玩具，发出声音，体验有伴侣的快乐。人际关系中的互相帮助和分享玩具的情感会由此而建立。

3. 婴幼儿与成人的合作游戏

1）"小摇船"：体会音乐的节奏感，体验亲子游戏的快乐

适宜年龄：13～15个月。

练习次数：随机。

训练方法：

（1）活动准备：一曲轻松优美、节奏鲜明的轻音乐。

（2）家长跪在垫子上，双手搂着面对自己的宝宝，并与宝宝保持一定的距离，随着音乐边念儿歌边摇晃身体：第1遍音乐左右摇动身体；第2遍音乐前后摇动身体；第3遍音乐，家长将宝宝抱起，平托在双臂上，随意摇动；第4遍音乐家长用双手夹住腋窝，将其悬在空中，随意摇动；音乐结束时，转一个圈，将宝宝放下。

（3）强调家长的动作要轻柔，身体要随音乐有节奏地摆动。

（4）儿歌"小摇船，轻轻摇，摇得宝宝眯眯笑。"

2）"小背篓"：宝宝通过与妈妈背部的接触，体验在妈妈背上玩的快乐，增强宝宝触觉的敏感度

适宜年龄：13～15个月。

练习次数：随机。

训练方法：

（1）家长跪坐垫子上，把宝宝背在背上，育婴师念儿歌，家长随儿歌做

不同动作。

（2）"小背篓圆溜溜，妈妈背着走一走"家长背着宝宝慢慢走，"快快走、快快走"，家长背着宝宝快快走。

（3）"跳一跳、跳一跳"家长背着宝宝微微跳一跳，"弯弯腰、弯弯腰"家长背着宝宝微微弯弯腰。

（4）"高高兴兴就到家"家长把宝宝放下。

（5）背起和放下宝宝时要注意安全，在背上做各种动作时幅度不要太大。

3）"宝宝华尔兹"：通过家长与宝宝身体的接触，让宝宝身心放松，感受3/4 节奏的优美

适宜年龄：16～18 个月。

练习次数：随机。

训练方法：

（1）活动准备：选一首 3/4 节奏的优美舒缓的乐曲。

（2）家长和宝宝面对面自然抱好，音乐响起时先站在圈上听音乐，体验节奏的快慢，然后慢慢地随着节奏做前进步、后退步、旋转步，家长要用目光与宝宝进行情感交流。如图 8-11所示。

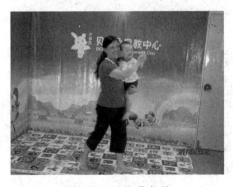

图 8-11　宝宝华尔兹

4）"风来了"：学习模仿成人的动作，尝试听辨音乐所表达的意思，能随音乐做相应的动作

适宜年龄：19～24 个月。

练习次数：随机。

训练方法：

（1）活动准备："模拟风声的音乐"磁带。

（2）家长边有节奏地做身体倒下去的动作，边说："风来了，风来了"，吸引宝宝注意。

（3）家长边说："呼——风来了，风来了"，边轻轻推宝宝，让宝宝也做身体倒下去的动作。

（4）听音乐，家长和宝宝一起随节奏做"风来了"的动作，家长的动作要夸张，尽量用自己的动作激发宝宝的情绪。如图 8-12 所示。

5）"滚红球"：认识红色的物品，体验亲子合作游戏的快乐

适宜年龄：25～30个月。

练习次数：随机。

训练方法：

（1）活动准备：红色的大波波球。

（2）育婴师出示红色的大波波球，问"这是什么颜色的球？"让宝宝模仿说"红色的球。"

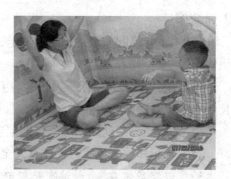

图 8-12　风来了

（3）育婴师请家长配合玩球滚来滚去，并念儿歌"红红的球，圆又圆，滚来又滚去。"

（4）宝宝坐在家长的前方，背对家长，与育婴师面对面，育婴师将球滚给宝宝，宝宝在妈妈的协助下将球再滚给育婴师。如图 8-13 所示。

6）"转转转"：通过旋转锻炼宝宝保持身体平衡的能力，感受身体旋转时的快乐

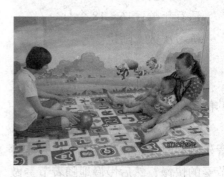

图 8-13　滚红球

适宜年龄：30～36个月。

练习次数：随机。

训练方法：

（1）活动准备：呼啦圈。

（2）家长和宝宝一起钻进圈内，用手握着圈，面对面站着，身体可往后略微倾斜。

（3）在原地慢慢旋转，让宝宝体验旋转的乐趣。如图 8-14 所示。

附儿歌：呼啦圈，圆又大，妈妈带我玩一玩，站在里面转一转，好像转椅转起来。

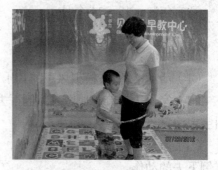

图 8-14　转转转

本章小结

1. 了解婴幼儿主被动操与婴幼儿发展的关系，为婴幼儿进行主被动操训练的要求与注意事项。

2. 了解为婴幼儿选择发展听说能力的图片、图书、有声读物的要求与注意事项。掌握与婴幼儿进行听说能力训练的游戏、节律游戏的方法及注意事项。

3. 了解婴幼儿认知游戏的作用与特点，掌握进行婴幼儿认知游戏的要求与注意事项；了解婴幼儿艺术表现游戏的作用与特点，掌握与婴幼儿进行艺术表现游戏的方法及注意事项。

4. 了解婴幼儿情绪情感的特点，掌握识别和应答婴幼儿情绪情感反应的方法、要领与注意事项；了解婴幼儿社会性发展的特点，掌握促进婴幼儿社会性发展游戏的方法与注意事项。

练 习 题

一、选择题

1. 为婴幼儿选择发展听说能力的图书的要求是（　　　）。

　　A. 图书的内容要符合婴幼儿的认知水平

　　B. 图书的内容情节复杂

　　C. 图书的背景丰富

　　D. 图书的构图清晰，线条简单

2. 婴幼儿认知游戏的作用是（　　　）。

　　A. 增长知识

　　B. 促进大脑各个感觉通道的建立

　　C. 促进婴幼儿手眼协调能力的发展

　　D. 加强动手能力

3. 婴幼儿艺术表现游戏的作用是（　　　）。

　　A. 提高表演技巧

　　B. 培养婴幼儿最初的想象能力

　　C. 促进婴幼儿手眼协调能力的发展

　　D. 愉悦身心

4. 指导妈妈与宝宝建立亲子关系的方法是（　　　）。

　　A. 指导母亲在喂奶时与婴幼儿进行交流

　　B. 经常给予婴幼儿更多的爱抚、亲吻和拥抱

　　C. 经常满足婴幼儿的各种要求

　　D. 经常和婴幼儿进行眼对眼的接触

二、简答题

1. 婴幼儿主被动操训练的要求与注意事项是什么？

2. 婴幼儿使用有声读物的注意事项是什么？

第四部分　高级育婴师（三级）

第九章　生活照料

第一节　食谱编制

一、学习目标

了解婴幼儿食谱编制的知识与方法

二、相关知识

1. 食物的营养密度、强度与婴幼儿消化道成熟度的关系

食物的营养密度依其性状的不同而不同，固体食物的密度大，液体食物的密度低，而泥糊状食物则介于两者之间。

营养物质的消化主要在胃肠道进行，婴幼儿消化道的发育从胎儿期开始，以后继续发展至1岁初具规模，婴幼儿的营养需要量相对要比成人高，但消化能力比成人弱。必须根据婴幼儿消化道的特点，合理搭配，有助于避免营养不良和消化紊乱。

婴幼儿的消化道在发育中要经历由不成熟到成熟的过程，与之相适应的食物也要经历低密度—中密度—高密度的过程，即：液体食物—泥糊状食物—固体食物的过程。

2. 合理营养、均衡膳食的原则

合理营养是指每天让婴幼儿有规律地按照适当比例摄取生长发育所需要的各种营养素，均衡膳食就是更好地发挥各种食物的营养效能和提高各种营养素的生理价值。

1）品种多样

既有动物性食物，也有植物性食物。膳食可由谷、豆、肉、蛋、蔬菜、水果、油类及糖等各种调味品组成，任何单一的食物都不能满足婴幼儿对营养素

的需要。

2）比例适当

摄入人体内的各种营养素之间存在着相互配合与相互制约的关系，如果摄食的某种营养素超量，机体的正常机能就会受到影响。

3）饮食定量

膳食结构的科学合理是指婴幼儿摄取的各类食物都要有一定的量（推荐膳食量），任何一种食物过量都会对婴幼儿的健康不利。

4）调配得当

根据我国的国情，婴幼儿的膳食应做到 5 个搭配。即：动物性食物与植物性食物搭配，荤素搭配，粗粮与细粮搭配，干、稀搭配，咸、甜搭配。除此之外，每星期还可吃 1～2 次猪肝、鱼类或禽类；吃 2～3 次海带、紫菜、黑木耳等菌藻类和含钙、铁较丰富的芝麻酱等食物。

3. 科学选择、调配和安排婴幼儿膳食

1）根据婴幼儿的生长发育规律和消化生理特点安排膳食

1 岁以内的婴儿要有计划地摄入谷类、豆类、禽、肉、鱼、肝、蛋、奶、植物油、深色蔬菜和水果等，以满足婴儿脑细胞和身体发育的需要。

根据婴幼儿消化的生理特点建立合理的膳食制度。如不要暴饮暴食，两餐之间不要超过 4 小时，养成定时定量的生活习惯；尽量吃营养丰富、容易消化的食物，少吃油炸和过硬的带刺激性的食物；经常吃含有半粗纤维和果胶的粗粮、薯类和蔬菜、水果等；针对婴幼儿肾功能较差的特点，汤、菜不宜过咸，防止钠摄入过多而伤肾、降低血管弹性。

2）结合婴幼儿的进食心理制作饭菜

要尽量采用婴幼儿普遍感兴趣的食物烹调方式，制作色、香、味、形俱全的饭菜。如：胡萝卜和豆制品可制成片、丝、块、卷等形状，配以带馅的面点和营养丰富的美汤，形成色彩鲜明的饭菜，容易调动婴幼儿的食欲；用西红柿、菠菜汁和蛋黄等调面制作的彩色水饺、彩色蝴蝶卷，层次分明的开花馒头，中间嵌以果脯核桃仁的刺猬包、葵花包等；用海带丝、土豆丝、胡萝卜丝与肉馅制作成的菊花丸子、蛋羹白菜卷等都以形状和颜色取胜，比较符合婴幼儿的口味。

3）结合季节的不同编制食谱

粮食、蔬菜和水果都有生产和上市的季节性，婴幼儿的食欲也会受不同气温的影响，要根据季节的变化来进行调整。如春季新鲜蔬菜较多，可选择小萝卜、菠菜、油菜、豆苗等蔬菜，再配上一些豆制品、肉类、蛋类等含蛋白质的食品；夏季气温高、出汗多，应以清淡为主，多选择能够补充体内水溶性维生素 B、C 的食物，特别要注意保持水盐平衡，多吃一些西瓜之类的水果，起到清热降暑的作用；秋季可多选一些肉、蛋、奶等高蛋白、高热能的食物，多吃一些薯类和根茎类的蔬菜和甜薯、胡萝卜等，以补充维生素 A 和碳水化合物；冬季可增加一些含脂肪的食物，以促进维生素 A、D、E、K 的吸收和利用。

4）结合婴幼儿的活动需要安排食物

不同年龄的婴幼儿有不同的作息时间规律和不同的活动内容，必须结合婴幼儿的活动量大小与热能消耗量的多少来妥善地配制食物，才能保证营养平衡，做到供给和消耗的平衡。一般来说，断奶后的婴幼儿逐渐适应各种辅食后，可逐步过渡到每天三餐两点或三点的膳食制度，3 岁以后为每天三餐两点或一点。

4. 烹制婴幼儿食物的方法和要求

婴幼儿在从摄取乳制品为主向正常膳食的转化过程中，因受咀嚼功能和其肠胃吸收功能的特殊性限制，与成人膳食有较大区别。婴幼儿膳食要有一定的科学性、规范性。

（1）讲究食物的色、香、味，应尽量减少食物营养素在烹调过程中的损失，使食物更适合婴幼儿的口味、便于消化和吸收。

（2）挑选原料要考虑易煮烂、易咀嚼、易消化、易溶解、营养分布广泛的品种。

（3）食物切配要考虑婴幼儿口型小的特点，尽量切小、切细、切碎，对刚会吃正常食物的婴幼儿可切成末，制成菜泥、肉茸。3 岁以下婴幼儿吃水产品时要去骨去刺，最好不吃整豆、玉米粒、花生等，防止异物吸入气管。婴幼儿少吃醋腌制品和咸菜。

（4）烹调方法以炒、煮、蒸、焖、烩、煨等为主，炸、煎、烤法尽量不用或少用。例如，荤菜上浆挂糊，保持食物鲜嫩及减少营养素的损失；蔬菜急火快炒，可保留维生素 C 60%～70%，胡萝卜素 76%～94%；肉菜合炒，肉中的谷胱甘肽可保护蔬菜中维生素 C 以减少氧化，促进胡萝卜素的吸收。

5. 注意事项

（1）在饭前尽量不让婴幼儿吃零食。

（2）不宜吃汤泡饭。

（3）不要用水果代替蔬菜。

（4）膳食尽量清淡，不要过油、过生、过硬、过咸、过浓。

三、工作内容与方法

不同食物的色、香、味可以调动婴幼儿的食欲，我们可以根据不同月龄的婴幼儿的消化吸收功能不同制定每日不同的食谱见表9-1至表9-4。

表9-1　7～12个月婴儿一周食谱

	星期一	星期二	星期三	星期四	星期五	星期六	星期日
6:00	母乳或配方奶210mL，面包1片	母乳或配方奶210mL，馒头片1片，果酱少量	母乳或配方奶210mL，豆沙方糕半块	母乳或配方奶210mL，小蛋糕1片	母乳或配方奶210mL，面包1片	母乳或配方奶210mL，面包1片	母乳或配方奶210mL，营养粉15g
9:00	母乳或配方奶150mL，饼干1块	母乳或配方奶150mL，华夫饼干1块	母乳或配方奶150mL，苹果半个	母乳或配方奶150mL，香蕉半根	母乳或配方奶150mL，饼干1块	母乳和配方奶150mL，苹果半个	母乳或配方奶150mL，华夫饼干1块
12:00	鸡蛋碎菜面：面条25g鸡蛋1个青菜25g食油4g盐适量	荠菜肉馄饨：面粉25g肉末25g青菜、荠菜25g麻油2g盐适量	软饭：米25g清蒸带鱼：带鱼25g，炒胡萝卜泥：胡萝卜50g油少许	稠粥：米25g土豆肉末：肉末25g土豆泥25g胡萝卜10g油4g盐适量	小馄饨：皮子25g肉末10g葱1g麻油2g盐适量	软饭：米25g番茄肉末：肉末25g食油25g盐适量	番茄蛋花面：面条25g鸡蛋1个番茄25g食油3g盐适量
15:00	母乳或配方奶150mL，苹果半个	母乳或配方奶150mL，小蛋糕半个	母乳或配方奶150mL，饼干1块	母乳或配方奶150mL，蒸山芋50g	母乳或配方奶150mL，蒸山芋50g	母乳或配方奶150mL，花生夹心饼干1块	母乳或配方奶150mL，苹果半个
18:00	稠粥：米20g豆腐肉末：肉末25g豆腐25g食油3g盐适量	稠粥：米20g番茄炒鸡蛋：鸡蛋1个番茄25g油4g盐适量	软饭：米20g肉末蒸蛋：鸡蛋1个肉末10g麻油2g盐适量	软饭：米20g虾仁蒸蛋：虾仁10g鸡蛋1个肉末10g麻油2g盐适量	稠粥：米20g青菜猪肝：猪肝泥25g青菜25g油4g盐适量	菠菜蛋花面：面条20g鸡蛋1个菠菜25g食油3g盐适量	稠粥：米20g蒸鲳鱼：鲳鱼25g炒青菜25g食油4g盐适量
21:00	母乳或配方奶210mL	母乳或配方奶210mL	母乳或配方奶210mL	母乳或配方奶210mL	母乳或配方奶210mL	母乳或配方奶210mL	母乳或配方奶210mL

表 9-2　13～18 个月幼儿一周食谱

	星期一	星期二	星期三	星期四	星期五	星期六	星期日
6:00	配方奶或加糖牛奶210mL，小肉包：面粉15g肉10g	配方奶或加糖牛奶210mL，面饼：鸡蛋1个面粉15g油2g糖5g	配方奶或加糖牛奶210mL，牛奶麦片粥：鸡蛋1个麦片15g	配方奶或加糖牛奶210mL，面包1片果酱适量	配方奶或加糖牛奶210mL，馒头1片鸡蛋半个	配方奶或加糖牛奶210mL，豆沙方糕半块	配方奶或加糖牛奶210mL，小蛋糕半个
9:00	配方奶或加糖牛奶100mL，饼干1块	配方奶或加糖牛奶100mL，饼干1块	配方奶或加糖牛奶100mL，饼干1块	配方奶或加糖牛奶100mL，饼干1块	豆浆100mL，饼干1块	配方奶或加糖牛奶100mL，饼干1块	配方奶或加糖牛奶100mL，饼干1块
12:00	软饭：米30g土豆肉末：肉末25g土豆泥25g胡萝卜10g油4g盐适量	青菜鸡丝面：面条30g鸡丝25g青菜30g胡萝卜10g油4g盐适量	荠菜肉馄饨：面粉25g青菜、荠菜25g麻油2g盐适量	软饭：米30g炒猪肝：猪肝25g胡萝卜15g卷心菜25g油4g盐适量	软饭：米30g番茄鱼片：青鱼25g番茄50g鸡蛋半个油4g盐适量	青菜蛋花面：面条30g鸡蛋1个肉末10g青菜4g油4g盐适量	软饭：米30g黄芽菜炒鸡肝：鸡肝25g白菜25g胡萝卜15g油4g盐适量
15:00	赤豆粥：米15g赤豆3g糖适量	小菜包：面粉15g青菜5g豆腐干5g麻油2g	小蛋糕：1个，苹果片100mL	青菜蛋花煨面：面条15g青菜10g鸡蛋1个	营养奶糊：奶糊20g	蒸南瓜：南瓜50g	蒸鸡蛋：鸡蛋1个麻油2g盐适量
18:00	软饭：米25g番茄炒蛋：番茄30g油4g盐适量苹果1个	软饭：米25g炒鱼片：青鱼25g油3g，紫菜豆腐汤：豆腐25g紫菜1g盐适量猕猴桃1个	软饭：米25g炒鳝丝：鳝丝25g胡萝卜25g土豆丝25g油4g盐适量香蕉1根	软饭：米25g虾仁蒸蛋：虾仁10g鸡蛋1个麻油2g盐适量橘子1个	软饭：米25g青菜肉丸：猪肉末25g青菜30g油4g盐适量苹果1个	软饭：米25g清蒸鲳鱼：鲳鱼30g，土豆胡萝卜泥：土豆25g胡萝卜25g肉末10g油4g盐适量，香蕉1根	软饭：米25g洋葱牛肉：牛肉末25g卷心菜25g洋葱10g油4g盐适量橘子1个
21:00	配方奶或5%加糖牛奶210mL	配方奶或5%加糖牛奶210mL	配方奶或5%加糖牛奶210mL	配方奶或5%加糖牛奶210mL	配方奶或5%加糖牛奶210mL	配方奶或5%加糖牛奶210mL	配方奶或5%加糖牛奶210mL

表 9-3　19～24 个月幼儿一周食谱

	星期一	星期二	星期三	星期四	星期五	星期六	星期日
6:00	配方奶或加糖牛奶210mL，小肉包：面粉15g肉10g	配方奶或加糖牛奶210mL，鸡蛋面饼：鸡蛋1个面粉20g油3g糖5g	配方奶或加糖牛奶210mL，牛奶麦片粥：鸡蛋1个麦片20g	配方奶或加糖牛奶210mL，鸡蛋饼：鸡蛋1个面粉20g葱1g油3g	配方奶或加糖牛奶210mL，面包：1片果酱：适量	配方奶或加糖牛奶210mL，豆沙方糕半块	配方奶或加糖牛奶210mL，煨面：面粉20g青菜10g香菇2g油1g
9:00	配方奶或加糖牛奶210mL饼干1块	配方奶或加糖牛奶100mL饼干1块	配方奶或加糖牛奶100mL，饼干1块	配方奶或加糖牛奶100mL饼干1块	豆浆100mL，饼干1块	配方奶或加糖牛奶100mL饼干1块	配方奶或加糖牛奶100mL饼干1块
12:00	软饭：米35g，溜鱼片：青鱼片30g油3g盐适量蘑菇青菜：青菜30g油3g蘑菇35g盐适量	鳝丝面：面条35g鳝丝30g胡萝卜丝15g油4g盐适量	荠菜肉馄饨：面粉35g肉末30g青菜、荠菜30g麻油3g盐适量	青菜碎肉面：面条35g肉末30g青菜25g胡萝卜15g油4g盐适量	青菜碎肉面：面条35g肉末30g青菜25g胡萝卜15g油4g盐适量	软饭：米35g清蒸鳊鱼：鳊鱼30g豆腐肉末豆腐50g油4g盐适量	软饭：米35g肉末菠菜：肉末25g鸡蛋半个菠菜30g油4g盐适量
15:00	小馄饨面粉20g猪肉10g	果酱面包半个	豆沙包：1个面粉20g豆沙5g糖适量	枣子粥：米20g去核枣10g糖10g	蒸鸡蛋：鸡蛋1个油2g盐适量	营养奶糊：20g，蛋黄1个	煨面：面条15g青菜10g鸡蛋半个油2g
18:00	软饭：米30g红烧狮子头：猪肉30g菠菜蛋花羹：菠菜25g鸡蛋半只麻油2g盐适量	软饭：米30g肉末豆腐：猪肉30g豆腐50g青菜10g油4g盐适量香蕉1根	软饭：米30g炒虾仁：虾仁30g土豆10g胡萝卜25g油4g盐适量橘子1个	软饭：米30g红烧带鱼：带鱼30g，青菜豆腐干：青菜30g豆腐干10g油4g盐适量	软饭：米30g炒鸡肉末：鸡肉末30g胡萝卜15g土豆15g小豌豆15g油4g盐适量苹果1个	猪肝面：面条30g猪肝30g卷心菜25g油4g盐适量橘子1个	软饭：米30g炒虾仁：虾仁30g蘑菇25g胡萝卜20g油4g盐适量香蕉1根
21:00	配方奶或5%加糖牛奶210mL	配方奶或5%加糖牛奶210mL	配方奶或5%加糖牛奶210mL	配方奶或5%加糖牛奶210mL	配方奶或5%加糖牛奶210mL	配方奶或5%加糖牛奶210mL	配方奶或5%加糖牛奶210mL

表 9-4 25～36 个月幼儿一周食谱

	星期一	星期二	星期三	星期四	星期五	星期六	星期日
6:00	配方奶或加糖牛奶210mL，麦片粥：麦片20g鸡蛋1个	配方奶或加糖牛奶210mL，面包夹鸡蛋：面包20g鸡蛋1个	配方奶或加糖牛奶210mL，鸡蛋面饼：鸡蛋1个面粉25g	配方奶或加糖牛奶210mL，豆沙包：面粉20g豆沙5g糖5g	配方奶或加糖牛奶210mL，馒头夹红肠：面粉25g小红肠1根	配方奶或加糖牛奶210mL，小笼包：面粉25g猪肉15g	配方奶或加糖牛奶210mL，鸡蛋葱油饼：鸡蛋1个面粉25g葱1g油3g盐适量
9:00	豆浆100mL，饼干2块	配方奶或加糖牛奶100mL，饼干2块	配方奶或加糖牛奶100mL，饼干2块	配方奶或加糖牛奶100mL，饼干2块	豆浆100mL，饼干2块	配方奶或加糖牛奶100mL，饼干2块	豆浆100mL，饼干2块
12:00	软饭：米35g炒鸡丁：鸡肉35g花菜25g胡萝卜15g黑木耳2g油5g紫菜虾皮汤：紫菜1g虾皮1g麻油2g	蘑菇虾仁面：面条49g蘑菇25g胡萝卜15g小豌豆15g虾仁35g油5g盐适量	软饭：米40g炒猪肝：猪肝35g黄芽菜25g油4g盐适量紫菜豆腐汤：豆腐25g紫菜1g麻油2g	荠菜肉馄饨：面粉40g肉末35g青菜、荠菜35g麻油3g盐适量	软饭：米40g茭白鳝丝：鳝丝30g茭白25g油4g油焖茄子：茄子50g油3g盐适量	肉饼：面粉40g猪肉35g卷心菜25g胡萝卜15g麻油3g盐适量	软饭：米30g罗宋汤：牛肉35g土豆25g胡萝卜15g卷心菜25g番茄酱适量油4g
15:00	小馄饨：面粉25g猪肉15g	赤豆粥：米25g赤豆4g	蒸山芋：25g	糖芋艿：芋艿25g糖5g	肉饼：面粉25g猪肉10g油2g	软饼：面粉25g糖5g	薄片糕：米粉25g糖5g
18:00	软饭：米35g红烧带鱼：带鱼35g炒素：卷心菜25g胡萝卜15g土豆15g豆腐干20g油5g盐适量苹果1个	软饭：米35g洋葱牛肉末：牛肉35g洋葱20g油3g青菜肉圆汤：猪肉末10g青菜25g麻油2g香蕉1根	软饭：米35g萝卜烧肉：猪肉35g萝卜50g酱油适量炒青菜：青菜35g油3g盐适量橘子1个	软饭：米35g虾仁鸡蛋：鸡蛋1个虾仁10g油5g肉末豆腐羹：豆腐25g肉末10g麻油2g猕猴桃1个	软饭：米35g荷包蛋：鸡蛋1个油3g菠菜鱼圆汤：鱼圆25g菠菜25g麻油2g梨1个	软饭：米35g青菜：青菜30g肉末35g油4g番茄蛋汤：番茄25g鸡蛋1个油3g苹果1个	软饭：米35g糖醋鲳鱼：鲳鱼35g油2g糖醋适量焖蚕豆：蚕豆25g，油4g，香蕉1根
21:00	配方奶或5%加糖牛奶210mL	配方奶或5%加糖牛奶210mL	配方奶或5%加糖牛奶210mL	配方奶或5%加糖牛奶210mL	配方奶或5%加糖牛奶210mL	配方奶或5%加糖牛奶210mL	配方奶或5%加糖牛奶210mL

第二节　预防与消毒

一、学习目标

了解婴幼儿预防与消毒的意义及方法。

二、相关知识

1. 预防性消毒的相关知识

预防性消毒即应做好平时的环境卫生，衣物的清洁消毒，只有这样才保证宝宝的健康成长。

（1）给宝宝勤换尿布，用护肤柔湿巾擦拭。宝宝的尿布常布满污垢细菌，应该在每次更换尿布后消毒除菌，以免通过粪便排出的细菌再传播到宝宝或家人身上。比如宝宝接种了脊髓灰质炎疫苗后 6 周内，疫苗会随着粪便排出体外。另外，如果防水布沾染到粪便或其他污垢，也应该及时清洁和消毒。

（2）尽量选择柔软舒适的旧棉布做尿片。能自己控制大小便的宝宝要穿满裆裤。

（3）进行排尿训练，培养宝宝良好的大小便习惯。

（4）臀部轻微发红时，可使用护臀霜，严重时应去医院诊治。

（5）每次清洗小屁屁后要暴露宝宝的臀部于空气或阳光下，使局部皮肤干燥。

（6）宝宝拉屎、拉尿后必须将小屁股上的尿、粪擦拭干净。女宝宝还要注意，擦屁股时要从前面往后擦，因为女宝宝尿道短，容易感染细菌，引起尿路感染。

（7）带宝宝外出时，随身带上一包柔湿巾，解决宝宝在外洗屁股的大难题。

（8）应该选用优质的个人护理除菌产品来做日常清洗工作，阻断细菌的传播。用专业快速除菌的除菌香皂或抑菌洗手液洗手，沐浴时用专业有效的健康沐浴露为身体除菌。使得家人安心接触宝宝。

（9）家居环境里，包括宝宝的周围，隐藏着很多滋长和传播细菌的地方。

（10）衣物、毛巾和床褥。衣服上有多种细菌，如贴身内衣上有从人体皮肤表面脱落和从肠道、泌尿道、生殖道等处排出的各种细菌，而外衣上又沾染着与外界接触到的各种细菌，需要在清洗衣物的同时进行除菌。而宝宝和大人的毛巾、浴巾和床褥也要定期进行清洁消毒，避免它们储藏并滋长细菌。

（11）喂乳用具：任何会进到宝宝嘴里的器皿（包括喂乳器，奶瓶，奶嘴和奶头等）和用来收集或储存母乳的器皿，在两次使用中间都需要彻底的清洗，避免污染，保护宝宝避免感染。在第二部分内有详细说明如何消毒。

（12）玩具、婴儿床、婴儿车和其他婴儿用品：玩具和其他婴儿场接触的物体和用品都应该定期消毒，避免细菌在上面滋长而传播给宝宝。

（13）地板、家具和其他表面：大扫除时光用水和清洁剂清洁是不够的，只能除去灰尘，却不能彻底除去细菌。应该加强消毒概念，定期为这些表面用消毒液擦洗或冲洗，包括对清洁工具如拖把、扫把的消毒，使得家里真正清洁和除菌。

2. 常见传染病消毒的相关知识

家庭消毒对预防疾病的发生和传播十分重要。由于家庭环境、居室空气、床铺衣物、餐具食具等各不相同，季节变化所导致的传染病种类也有所不同，所用消毒方法也有差异。

家用物品消毒剂以 84 消毒液最为简便、有效。使用时将市售 84 消毒液 1 份加入 20 份的水。这种比例的 84 消毒液，还可以用来消毒患者的衣服、餐具、用具以及护理者手部等。皮肤消毒还可以用浓度为 75% 的酒精、碘伏等。目前市场上皮肤消毒用品很多，大家最好到药店或医院购买。使用时要仔细阅读说明书。

1）洗涤消毒

通常使用温水或清水进行清洗，可清除吸附在物体表面的细菌、尘埃和污物；如果是病人的衣物用具，则需根据情况加入适当的药物，以加强消毒效果。如肝炎病人可用 0.1% 的过氧乙酸或 1%～2% 的漂白粉澄清液浸泡 30～60 分钟后，再用清水冲洗干净。

2）蒸煮消毒

蒸煮能使细菌体的蛋白质凝固变性，大多数病原体经过 15～30 分钟的蒸煮均可死亡。此法同样适用于能浸泡的物品如衣被及金属和玻璃制品、儿童玩具等。消毒时间应从水沸后开始计算，煮沸时要注意所有器物须完全浸泡在水中。在高原地区因大气压力较低，则要延长蒸煮时间。

3）擦拭消毒

主要用于家庭中门窗、地板及大件家具以及一些不能蒸煮的用具。擦拭须使用消毒剂，如 10%～20%漂白粉乳液、3%～5%的来苏儿溶液或苯酚液等。但须注意，金属制品如钢门窗等最好不用漂白粉液，以防损害。另外，在使用具有强烈腐蚀性的苯酚浓溶液时，应特别小心以防溅到皮肤甚至眼睛上，造成意外伤害。

4）熏蒸消毒

主要用于室内空气消毒。用中草药烟熏，可用干燥的中药如苍术、艾叶、青蒿、菖蒲、贯众等捣碎，按每平方米房间用 30～50g，点燃后进行烟熏消毒，密闭房间 4～6 小时即可达消毒目的。焚烧是最彻底的一种消毒方法，仅适用于病人的丢弃物和衣物，如废纸、便纸、擦嘴纸等。焚烧时人须站立在上风口，焚烧后的灰烬要及时清除。撒药消毒适用于病人的排泄物、剩余食物，住房及厕所等，常用药物是生石灰和漂白粉。如果居室潮湿，可将生石灰干粉撒于墙角、床底或阴湿处，既干燥又消毒，两全其美。漂白粉干粉则按 1∶5 的比例撒在排泄物上。须注意的是，排泄物经撒药消毒后还要进行深埋，不能乱丢乱扔。

三、工作内容与方法

1. 常用的家庭消毒方法

1）机械的方法

（1）刷手：用流动水及肥皂洗刷双手，每次洗刷 1～2 分钟，可使手上沾染的细菌和病毒大为减少。

（2）通风换气：充分通风 15 分钟可使室内微生物显著减少，30 分钟后几乎可全被排出。

（3）戴口罩：用 6 层纱布做的口罩可阻挡 97%的病原体，要注意单面使用，污染面在外。

2）日光

（1）利用日光直接照射，一般要在阳光下照射 3～6 小时才有作用。毒力强的病原体要连续暴晒 3～5 天。

（2）阳光消毒：主要是利用阳光中的紫外线和自然热力的杀菌作用，适用于书报、被褥、床垫、毛毯等物品。但此法易受外界环境因素影响，只能作为辅助消毒手段。

3）煮沸

凡是耐煮物品（如茶具、餐具、衣被等）都可在煮沸的水中（必须用水没过所煮物品）煮 5～10 分钟。如在水中加少量碱面（碳酸氢钠）对去污、提高沸点、消毒的效果更好。

4）蒸笼消毒

可用蒸笼或高压饭锅蒸 15～30 分钟。注意水要放充足，蒸笼或锅盖要盖严。

5）化学消毒法

常用的消毒剂为漂白粉，消毒粪便可用 10%～20%的乳剂；为空气喷雾消毒可用 1%的澄清液，喷雾用量为每平方米 30mL，或擦拭居室、厕所，可用0.2%～05%澄清液。浸泡消毒要 30 分钟。痰液、粪尿也可加干漂白粉消毒，用量为痰、粪量的 1/5，尿量的 1/20，消毒要放置 1～2 小时。此外，新洁尔灭（常用 0.1%溶液，泡手消毒需浸 1～2 分钟）、高锰酸钾（常用为 0.01%溶液，泡水果需半小时）及甲酚皂溶液（又名来苏儿，常用于家具、便器、玩具及布类消毒，用 1%～5%溶液，浸泡 15～30 分钟，痰液浸泡消毒需 2～4 小时）也是常用的消毒剂。

2. 消毒具体内容

（1）食具消毒：一般用水煮沸 15 分钟或蒸 20 分钟，若是乙肝病人用过的则需延长至 30 分钟。对于塑料餐具与砧板等，需用 75%酒精棉球擦拭。

（2）衣物消毒：凡属棉织品可用水煮沸 20 分钟或用 0.1%过氧乙酸溶液浸泡 60 分钟，也可用 2%～5%来苏儿溶液浸泡 1～2 小时，然后用清水洗净。对皮毛及丝织物，可用福尔马林溶液熏蒸，或放在日光下曝晒 4～6 小时。

（3）家具消毒：用 3%来苏儿溶液、5%漂白粉溶液，或 0.5%新洁尔灭、0.2%过氧乙酸溶液擦洗。对金属制品、玻璃制品可用 3%碘伏溶液揩擦消毒。

（4）墙壁地面消毒：用 3%来苏儿溶液或 1%漂白粉水溶液，或 0.2%过氧乙酸溶液喷洒拖擦。

（5）便器消毒：用 1%漂白粉水溶液或 3%碘伏、0.5%过氧乙酸溶液浸泡30～60 分钟。

（6）空气消毒：因流感、白喉、流脑、肺结核等污染过的，需要进行空气消毒。消毒时要关闭门窗，打开柜门、抽屉等，取食醋按每平方米约 10mL 置容器内，放在炉上用文火慢慢煮沸约蒸发 30 分钟，也可用 0.5%过氧乙酸溶液喷雾。

（7）手消毒：和病人接触过后，手也应消毒，可在 0.1%～0.2%过氧乙酸溶液中浸泡 3 分钟，然后擦肥皂，用水冲洗干净。

3. 传染病患儿的排泄物处理

一般患儿的排泄物无特别需要消毒处理的，但对有传染危险的黏液、粪便、掺血粪便，可以送医院化验一下，以决定要否进行消毒处理。如有必要进行消毒的话，可以用漂白粉20%倒入抽水马桶或公厕处理。用来擦呕吐物的物品或被粪便污染的用品，要以焚烧处理或丢入病人用的便器内与粪、尿一起消毒后倾倒掉。为慎重起见，对疑似传染病的病人粪便及便器，也应按上述方法进行消毒，厕所门的拉手柄、水龙头等也要进行消毒，可以用3%的碘伏或用1%含氯消毒液擦洗消毒。

本章小结

1. 必须根据各个月龄宝宝的消化功能选择相应的食物。

2. 编制一周食谱时应遵循平衡膳食的原则，1周岁前以奶为主，7～11月龄每天两餐辅食，1周岁后过渡到以谷类食物为主，注意食物多样化，保持宝宝对食物的兴趣，避免挑食偏食的不良习惯。

3. 预防性消毒是预防和控制疾病传播的重要方法，掌握预防性消毒的具体操作方法，预防疾病在家庭的传播。

练 习 题

一、选择题

1. 宝宝1周岁后，（　　　）为主要食物。

    A. 奶类　　　　　　B. 蔬菜　　　　　C. 谷类食物　　　D. 禽肉内脏类

2. 婴幼儿食物烹调方法尽量不用（　　　）。

    A. 煮　　　　　　　B. 蒸　　　　　　C. 炒　　　　　　D. 煎

3. 传染病人的便器消毒法（　　　）。

    A. 漂白粉20%倒入抽水马桶　　　　B. 用1%含氯消毒液擦洗消毒

    C. 用10%含氯消毒液擦洗消毒　　　 D. 漂白粉80%倒入抽水马桶

二、判断题

1. 2个月龄的婴儿每次喂奶量平均值为150～180mL。（　　　）

2. 因流感、白喉、流脑、肺结核等污染过的，需要进行空气消毒。（　　　）

三、简答题

1. 简述食物的营养密度、强度与婴幼儿消化道成熟的关系。

2. 居家日光消毒适用于哪些情况？

四、论述题

阐述配制婴幼儿食谱如何做到均衡膳食。

第十章　保健与护理

第一节　常见症状护理

一、学习目标

了解婴幼儿呼吸系统、消化系统的解剖特点。掌握婴幼儿上呼吸道感染、轻度肺炎等呼吸道疾病的护理，婴幼儿腹痛等消化道疾病的护理。

二、相关知识

1. 婴幼儿呼吸系统发育特点

1) 婴幼儿呼吸系统解剖特点

呼吸系统常以喉部环状软骨下缘为界，分为上下呼吸道。上呼吸道包括鼻及鼻旁窦、咽及咽鼓管、喉等，下呼吸道指气管、支气管、毛细支气管及肺泡。

（1）鼻：婴儿鼻腔相对短小而窄，鼻黏膜柔嫩并富于血管，感染时鼻黏膜充血肿胀，致使鼻腔狭窄甚至闭塞，婴儿不会张口呼吸，鼻塞会导致其烦躁不安、呼吸困难和抗拒吮乳。

（2）泪管和咽鼓管：婴儿鼻泪管短，开口接近于内眦部，其瓣膜发育不全，因而鼻腔感染常易侵入结膜囊引起炎症。婴儿的咽鼓管较宽且直而短，呈水平位，而鼻咽腔开口处较低，故咽部炎症易侵入中耳引起中耳炎。

（3）喉：婴儿喉腔窄，声门狭小，软骨柔软，黏膜脆弱，黏膜下组织较疏松，富于淋巴组织和血管，轻度炎症也易发生喉头狭窄而出现呼吸困难、声音嘶哑，严重者可发生窒息。

（4）气管、支气管：婴儿的右侧支气管较垂直，因此异物较易进入右侧支气管。气管及支气管管腔相对较成人狭窄，软骨柔软，缺乏弹力组织，黏膜极柔弱，富于血管。黏液腺分泌不足而较干燥，黏膜纤毛运动差，不能很好清除微生物及黏液，易发生感染；由于炎症致使管腔变得更窄，引起呼吸困难。

（5）肺脏：在新生儿时期，气管、支气管和毛细支气管壁层均相对较薄，肌肉及结缔组织较少，以后发育主要为肌肉组织的增加使管壁增厚。婴幼儿肺脏富有结缔组织，弹力组织发育差，血管丰富而含血较多，含气较少，肺间质发育旺盛，肺泡数量较少，故感染时易被黏液堵塞引起间质炎症，并易发生肺部胀、肺气肿及肺后下部坠积性淤血等。

（6）胸廓：婴幼儿胸廓较短，前后径相对较长呈圆筒状，肋骨呈水平位。胸腔较小，肺脏相对较大，几乎填满整个胸腔，加之呼吸肌发育较差，肌张力差，呼吸时胸廓运动不充分，肺的扩张受限制，气体交换不能充分进行。呼吸困难时，不能加深呼吸，只能增加呼吸次数，以改善肺内气体交换不足，但补益不大，易发生缺氧症状。以后随着年龄增长开始站立、行走，膈肌下降（3岁以后下降至第5肋），肋骨逐渐倾斜，胸部形状才逐渐接近成人。

2）婴幼儿呼吸系统生理特点

（1）婴幼儿呼吸特点：婴幼儿呼吸频率较快，年龄越小呼吸频率越快（见表10-1），且受激动、发热、贫血、呼吸和循环系统疾病影响。因此，测量呼吸频率应在婴幼儿安静或入睡时测量。

表 10-1　各年龄婴幼儿呼吸频率次数平均值

年龄（岁）	呼吸次数（次/分）	年龄（岁）	呼吸次数（次/分）
新生儿	40～45	4～7	20～25
1岁以下	30～40	8～14	18～20
2～3	25～30		

（2）婴幼儿呼吸类型：婴幼儿以腹膈式呼吸，到能站立行走后则发展为胸腹式混合呼吸。肺活量、潮气量等到都较小。

2. 消化系统——人体食物加工厂

婴幼儿正处于生长发育阶段，所需要的总能量相对较成人多，消化器官发育尚未完善，如胃肠道受到某些轻微刺激，比较容易发生机能失调。

1）口腔

（1）婴幼儿口腔容量小，齿槽突发育较差，口腔浅，硬腭穹隆较平，舌短宽而厚；唇肌及咀嚼肌发育良好且牙床宽大，颊部有坚厚的脂肪垫。这些特点为吸吮动作提供了良好条件。新生儿出生时已具有吸吮和吞咽反射，生后即可开奶。

（2）新生儿及婴幼儿口腔黏膜非常细嫩，血管丰富，易于受伤，清洁口腔时需谨慎擦洗。

（3）婴幼儿唾液腺发育差，分泌量极少，口腔比较干燥。生后 3～4 个月时唾液分泌开始增加，5～6 个月时显著增多，由于口底浅，故常发生流涎，称为生理性流涎。

（4）牙齿发育变化大，婴儿出生时乳牙尚未萌出，不能咀嚼食物，4～10 个月时开始出牙，2 岁左右长齐，共 20 颗。乳牙的生长一般是先从中间的上下两颗开始长出，然后是两侧萌出（见表 10-2）。

表 10-2　乳牙萌出时间顺序（以月龄计算）

乳牙分类	萌出时间（月龄）	牙数（颗）	乳牙总数（颗）
中切牙	下 6～8	2	2
	上 9～10	2	4
侧切牙	下 9～10	2	6
	上 10～12	2	8
第一乳磨牙	12～14	4	12
尖牙	16～18	4	16
第二乳磨牙	20～30	4	20

乳牙牙釉质薄，牙本质较松脆，容易被腐蚀形成龋齿。一旦发生龋齿，发展很快，在短时间就可穿透牙髓腔，引起疼痛。

2）食管

婴幼儿的食管呈漏斗状，黏膜纤弱，腺体缺乏，弹力组织及肌层尚不发达，容易溢乳。

3）胃

婴幼儿胃呈水平位，当开始会走时，其位置逐渐变为垂直。新生儿胃容量约 30～35mL，3 个月时为 120mL，1 岁时为 250mL。由于胃容量有限，故每日喂食次数较年长儿为多。胃平滑肌发育尚未完善，在充满液体食物后易使胃扩张。吸吮时常吸入空气，称为生理性吞气症。贲门张力低，易使婴幼儿发生呕吐或溢乳。

4）肠

新生儿肠的长度约为身长的 8 倍，婴幼儿超过 6 倍，而成人仅为身长的 4 倍。肠黏膜细嫩，富有血管及淋巴管，小肠的绒毛发育良好。肠肌层发育差。肠系膜柔软而长，黏膜下组织松弛，易发生肠套叠及肠扭转。婴幼儿肠壁较薄，其屏障功能较弱，肠内毒素及消化不全的产物易经肠壁进入血液，引起中毒症状。

5）胰腺

胰腺对新陈代谢起到重要作用，既分泌胰岛素又分泌胰液，后者进入十二指肠发挥多种消化酶的消化作用。数个月的婴儿，其胰腺结构发育尚不成熟，缺少结缔组织，但血管丰富。

6）肝、脾

新生儿肝脏相对（地）较成人大，到 10 个月时的重量为出生时重量的 2 倍，3 岁时则增至 3 倍。肝脏富有血管，结缔组织较少，肝细胞小，再生能力强，不易发生肝硬化。

三、工作内容与方法

1. 呼吸系统常见疾病护理

1）急性上呼吸道感染的护理

上呼吸道感染主要指鼻、咽部等上呼吸道黏膜的急性炎症，包括鼻咽炎、喉炎、急性扁桃炎等，是婴幼儿的常见病、多发病。婴幼儿出生 6 个月后随着从母体获得的抗体逐渐减少，患"上感"的机会开始增加。一年四季均可发病，但冬季和晚秋、早春季节更多发。此病发病率较高，还往往起病急骤，病情进展迅速，而且易出现合并症。如感染蔓延到邻近器官可引发中耳炎、支气管炎、肺炎，感染通过血液循环播散引起败血症、脓胸、脑膜炎；感染的毒素及变态反应，可发生风湿热、心肌炎、肾炎。尽管不是一个严重的疾病，但却是百病之源。因此要积极预防、积极治疗，并做好病儿的家庭精心护理。

（1）婴幼儿感冒有发烧咳嗽时，应以服用清热解毒、止咳化痰的中药为主；如果合并了细菌感染，可以在医生指导下服用抗生素。吃药后高烧不退，可采取物理降温的方法，用冷毛巾冷敷颈部两侧、大腿根部、双腋窝部，或用温水洗澡、头枕凉水袋等。护理中还要注意观察婴幼儿的精神、面色、呼吸次数、体温变化。

（2）休息环境要安静、舒适，注意保持室内空气新鲜，上午、下午开窗通风各一次，每次 15 分钟，避免对流风。湿度和温度适宜，防止过热和过分干燥，有利于炎症的消退，减少继发性感染。

（3）让婴幼儿减少活动，注意休息。发热时应卧床休息，多饮开水，加速排泄。

（4）保持鼻咽部通畅，及时清除分泌物。保持鼻孔周围皮肤清洁，用油类涂抹鼻翼部的黏膜及鼻下皮肤，以减少分泌物的刺激。

（5）保持口腔清洁，防止口腔炎、溃疡的发生。每天用生理盐水漱口 1～2 次，经常喂些温开水，以清洁口腔。克服鼻塞或用口呼吸引起的口腔黏膜干燥，必要时口唇可涂点香油。

（6）饮食以流食、半流食为好，如果用奶瓶吃奶易呛咳，可以用小勺喂。婴幼儿食欲不好或呕吐，可以适当增加喂奶的次数，每次量少一点。菜汁和蔬菜水包含维生素和矿物质，对疾病恢复有好处。

预防方法：尽量母乳喂养，至少让宝宝吃 4～6 个月的母乳，母乳中含有丰富的抗体和微量元素，特别是分泌型免疫球蛋白有助于预防呼吸道及胃肠道的感染。进行体格训练，多让宝宝参加户外活动，多晒太阳，天气变化时增减衣物不要太多，让宝宝适应四季变化。增加营养，调节宝宝的胃肠功能，提高营养的吸收。按时预防接种，尽量不带婴幼儿到拥挤的公共场所，减少病原的接触，特别是春、冬季节。

2）轻度肺炎的家庭护理

婴幼儿患轻度肺炎，除了积极配合医生的治疗外，精心护理也至关重要。

（1）居室要保持安静，以利于婴幼儿充分休息。良好的休息可以减少患儿体内能量的消耗，保护心肺功能和减少并发症的发生。

（2）让婴幼儿枕高一点的枕头或半躺半坐姿势，经常翻身拍背或交换体位有利于减轻患儿肺部淤血。恢复期可适当参加户外活动，以促进肺部炎症的消失。

（3）营养与喂养。患儿因病程中发热等消耗增加，消化功能受到影响，所以应多吃易消化而富有营养的食品，保证足够的营养供给。如果出现呼吸困难，边吃边喘，可少量多餐，不要让食物呛入气管。咳嗽时应暂停喂食，以免引起窒息，同时应多喝水，有助于痰液稀释。

（4）护理期间要密切观察病情的变化，患儿出现气急、口唇青紫等异常表现应及时送医院作进一步治疗。

3）婴幼儿鼻出血的简单护理

鼻出血是一种常见症状，当婴幼儿鼻子出血时，指导婴幼儿低头止血，以免发生意外。因为鼻出血大多发生在鼻腔前方，如果抬头血就会流到鼻腔后方、口腔、气管甚至肺部。轻者可能引起气管炎、肺炎，重者可导致气管堵塞，呼吸困难，甚至危及生命。如果把血都咽下去，还可能会引起胃部不适或疼痛。

同时医生也无法估计出血量，不利于治疗，所以当婴幼儿出鼻血时，指导家长用手指捏住鼻翼两侧，大约4～8分钟可以止血。

如果经常鼻出血，并伴有其他症状，如发热、鼻塞，要及时到医院检查，排除患血液性疾病的可能。

4）百日咳的预防和护理

百日咳是由百日咳杆菌引起的急性呼吸道传染病，多流行于冬春季。

主要症状：开始时轻度发热、咳嗽、流鼻涕，与感冒相似，2～3天后，热度消退，咳嗽加重，并且白天症状较轻，晚上咳嗽加重，有大量黏液分泌，咳后伴有特殊的鸡鸣样回声。

百日咳病程一般需要3个月左右才能痊愈，需要耐心细致的护理和治疗。

家庭护理：

（1）提醒家长及时接种百日咳疫苗。

（2）在百日咳流行期间减少公共场所活动，避免传染。

（3）保持室内空气新鲜，注意房间通风。

（4）加强婴幼儿营养，注意锻炼身体，提高抵抗疾病的能力。

5）哮喘患儿的家庭护理

哮喘是一种慢性呼吸道疾病，可因某些诱发因素而反复发作。

诱发因素：剧烈运动可使过度呼吸导致反射性支气管痉挛而哮喘；某些非抗原性物质如蚊香、烟尘、汽油等，刺激支气管黏膜；呼吸道感染及其他如粉尘、花粉、棉絮、兽毛等都可诱发哮喘。

家庭护理：

（1）室内应保持合适的温度，以18～20℃为好。

（2）忌养小动物，以避免空气污浊和发生感染、过敏等。

（3）避免室内吸烟和喷杀虫剂。

（4）尽量避免食用海鲜等容易过敏的食物。

（5）应限制患儿的运动量，避免过度劳累诱发哮喘。

（6）对经常反复发作哮喘的患儿，应有必备药物。重度发作的哮喘，立即送医院治疗。

2. 消化道常见疾病的护理

1）腹痛的护理

婴幼儿腹痛是相当常见的疾病。胀痛、绞痛，疼痛轻重程度与病情并不一致。如疼痛剧烈，婴幼儿哭闹不止，过一会儿又完好如初，可能是得了肠道痉挛，痉挛解除，疼痛即刻缓解。

用热水袋进行热敷，对胃肠道痉挛引起的胃肠绞痛，特别是因受寒、饭食过多引起的胃部胀痛有效，能够缓解胃肠痉挛，减轻疼痛。

肠虫症也是婴幼儿腹痛的常见原因，当某种因素刺激虫体时，可使蛔虫窜上窜下地蠕动，刺激肠道引起痉挛疼痛。此时如果按揉和热敷就会加重病情，引发危险。按揉腹部会刺激虫体穿破肠壁，引起弥漫性腹膜炎。

急性阑尾炎是比较多见的一种。婴幼儿阑尾炎在早期并无典型症状，可能肚脐周围有轻微疼痛，有时有呕吐、腹泻，按压时疼痛并不明显。婴幼儿的免疫功能较差，患阑尾炎时很容易发生穿孔。如果盲目按揉或做局部热敷，就可能促进炎症化脓处破溃穿孔，形成弥漫性腹膜炎。

肠套叠多见于年龄较小的肥胖儿，由于被套入的肠子血液供应受到阻碍会引起疼痛，时间过长可能发生肠管坏死。如果盲目按揉，可能造成套入部位加深，加重病情。

鉴于婴幼儿腹痛病因比较复杂，婴幼儿又缺乏一定的表达能力，所以不要以疼痛的程度来推测病情，更不要盲目动手按揉腹部，最好的办法是立即送医院就医。

2）呕吐的护理

新生儿呕吐的原因是多种多样的。首先要搞清楚引起呕吐的原因，针对不同的原因进行不同的处理。最多见的是由于喂养不当而出现的漾奶或呕吐，对此要用科学方法喂养和加强护理。

用奶瓶喂奶时要注意橡皮奶头孔眼不要过大，防止吸奶过急、过冲；喂奶次数不要过多或喂奶量过大：喂奶前不要让婴儿过于哭闹，不要吸吮带眼的假奶头；喂奶时要使奶瓶中的奶水充满奶头，这样可以防止婴幼儿胃内吸入过多的空气而致呕吐。

喂奶后不要过早地翻动婴幼儿，最好把婴幼儿竖抱起来，轻轻拍打背部，打出几个"饱嗝"再放回床上，或将他的床头抬高一些，形成侧位睡姿，可以防止呕吐时发生窒息或引起吸入性肺炎。

生理性呕吐一般会随着婴幼儿月龄的增长和胃肠功能逐渐完善而慢慢好转。如果婴儿出生后24小时就开始呕吐，或吃后就吐且量较多，甚至呈喷射状，除呕吐外还伴有其他异常的症状体征，那么这是因生病引起的呕吐（病理性呕吐），应及早送到医院进行治疗。

3）秋季腹泻的预防与护理

秋季腹泻主要是由轮状病毒感染引起的，多发于每年9～11月，发病者多见于4岁以下尤其是半岁以内的婴幼儿。由于婴幼儿胃肠功能较弱，胃液及消化液相对较少，胃肠道的抵抗力差，很容易感染此类病毒。

主要症状：咳嗽、发热、咽部疼痛、呕吐、腹痛等。大便每日数次，多为水样或蛋花样，年龄大些的婴幼儿大便呈喷射状，无特殊腥味及黏液脓血。由于频繁腹泻与呕吐，食欲低下，婴幼儿容易出现不同程度的脱水现象。严重者可出现电解质紊乱，还可合并脑炎、肠出血、肠套叠而危及生命。

婴幼儿脱水的知识和方法：婴幼儿所需要的水量，决定于体内新陈代谢和机体对热量的需要。由于婴幼儿机体内的每一生命过程都需要水，所以如果体内失水过多，婴幼儿就会出现口渴；而体内水分过多，就会引起水肿。应注意婴幼儿是否出现脱水及脱水的程度。

脱水的症状：是指液体总量尤其是细胞外液量的减少，由水分摄入不足丧失量过多引起的。脱水时尚有钠、钾和其他电解质的丢失。

评定婴幼儿脱水标准：要注意脱水程度及性质。脱水程度是指因疾病所造成体液的积累损失量，主要根据前囟及眼窝凹陷、皮肤弹性、循环情况及尿量估计脱水程度。

（1）轻度脱水：失水量约为体重的5%（50mL/kg）。患儿精神稍差，略有烦躁不安，皮肤干燥，弹性尚可。眼窝和前囟稍有凹陷，哭时有泪，口唇略干，尿量稍减少。

（2）中度脱水：失水量约为体重的5%～10%（50～100mL/kg）。患儿精神萎靡或烦躁不安，皮肤苍白、干燥、弹性较差；眼窝和前囟明显凹陷，哭时泪少；口唇干燥，四肢稍冷，尿量明显减少。

（3）重度脱水：失水量约为体重的10%以上（100～120mL/kg）。患儿呈重病容，精神极度萎靡，表情淡漠，昏睡甚至昏迷。皮肤发灰或有花纹、干燥、弹性极差。眼窝和前囟深陷，两眼凝视，哭无泪。口唇过度干燥，因水容量极度减少而出现休克症状。如心音低钝，脉细速，血压下降，四肢厥冷，尿量极少或无尿。

家庭护理：

（1）中药治疗效果较好。淮山药研粉：每日3～9g，以开水调成奶糕样服用，每天3～4次，适用于脾虚泻；红灵丹：每次0.3g，每天3次吞服，或扁豆花30g水煮服，每日3次，适用于湿热泻。另外，可以配合针灸疗法。

（2）加强综合护理。调节饮食：轻者不必禁食，应尽量减少哺乳的次数，缩短喂乳的时间，停吃牛奶、麦乳精、巧克力等不易消化的食物；可饮用盐水、米汤、稀藕粉等。病症重者应禁食 6～24 小时，禁食一定时间后症状缓解，可逐步恢复饮食。进食必须由少到多，由稀到干。对轻度脱水的患儿，可用口服补液盐调治；脱水严重的应予静脉输液，以纠正电解质的紊乱。

（3）做好大便后的清洁，每次用温水清洗肛门。

注意事项：不可乱用抗生素，防止出现不良后果。

3. 其他常见疾病的护理

1）水痘的预防和护理

水痘属过滤性病毒，经传染引发。水痘是由婴幼儿到成人有可能患的出疹性传染病。一般 1 岁以下较为少见，3～4 岁是水痘的高危期，而且容易传染，所以家庭护理非常重要。

表现：受传染后病毒会潜伏 2 周才发病。通常第一天长出点状小粒，慢慢变成水泡。有的伴有发烧症状。水痘分期分批地长出，此起彼伏，为期 8～10 天，最后会结痂，只要不抓破，基本上不会留下疤痕。

预防和护理的方法：

（1）水痘不是必得的病，注射疫苗有良好的预防效果。

（2）水痘可引发脑炎、肠胃炎等并发症（较少见）。如有病毒潜伏在体内神经系统未散，在遇到大病或不良环境时发作，会出现带状疱疹。

（3）多休息、多喝水，食物宜营养丰富、富含维生素的易消化清淡饮食，保持肠胃通畅。

（4）保持皮肤清洁健康，勤洗澡、勤换衣服，剪短指甲，引导婴幼儿不要用手搔抓。抓破后会留下疤痕，影响容貌，还可能引起溃疡或细菌感染。

（5）不要外出，以免传染别人。

注意事项：应根据医嘱用药，不要涂抹肤轻松类外用软膏；如果水痘继发感染，要及时上医院治疗。

2）腮腺炎的护理

腮腺炎主要发生在冬季、春季。开始发病时出现头疼、发热、呕吐等症状，1～2 天后出现腮腺肿胀。流行性腮腺炎容易并发脑膜炎，一般在腮腺肿胀 1 周左右出现症状，表现为高热、头痛、呕吐、颈强直等。还可并发肾炎、胰腺炎。腮腺炎的护理主要是合理安排患儿的生活，减少并发症的发生。

（1）注意休息，直到腮腺肿大完全消失为止。要掌握婴幼儿体温、呼吸的变化及精神状态的如何，如果出现高烧、烦躁等，应及时去医院治疗。如果情形严重，马上送医院治疗

（2）由于患病婴幼儿吞咽困难，所以最好吃流质或半流质的食物，并要注意营养，以利于身体恢复健康。不要吃酸辣等刺激性的食品，以免使腮腺分泌物增多，肿痛加剧。

（3）保持口腔清洁，每天用盐水或复方硼酸液漱口，清除口腔内的食物残渣，防止发生继发性感染。

（4）在医生指导下服药。可以用清热解毒、止痛消肿的中药涂敷在外部肿胀处。把紫金锭、如意金黄散等用醋或浓茶水调成糊状后外敷。

3）高热惊厥的家庭急救

新生儿体温调节功能尚不成熟，在过分保暖、患感染性疾病或是在炎热的夏天喂水不足时，均可以引起发烧，而发烧过高时还可能引起抽风。因高热而抽风是常见的急症之一，多见于6个月至3岁的婴幼儿，惊厥持续几秒钟到几分钟（最多10分钟），发作之后神志清醒。婴幼儿高热惊厥发病率较高，因此当发生抽风准备送医院的同时，应进行家庭急救。

急救措施：

（1）保持镇静，应迅速将婴儿抱到床上使之平卧，解开衣扣、衣领、裤带，采用物理方法降温。对39℃以上高热的婴幼儿，可用75%的酒精加一半水，用纱布蘸着擦颈部、腋下、大腿根部及四肢等处，可以帮助降温。

（2）用手指掐人中穴（人中穴位于鼻唇沟上1/3与2/3交界处），将患儿头偏向一侧，以免痰液吸入气管引起窒息。用裹布的筷子或小木片塞在患儿的上下牙之间，以免咬伤舌头并保障通气。

（3）婴儿抽风时不能喂水、进食，以免误入气管发生窒息引起肺炎。家庭处理的同时最好先就近治疗，注射镇静及退烧针控制抽风，否则会引起脑缺氧，造成脑水肿，影响智力发展甚至死亡。

（4）当体温在38℃以下时，一般无须处理。处理发热时，严禁吃退热片、阿司匹林等退热药品。服用不当可引起婴幼儿贫血、便血、吐血、肚脐出血甚至脑内出血的现象。

注意事项：体温下降后去除降温措施。每隔2小时喂5～10mL白开水或白糖水，一般24小时内就可退热。婴幼儿高烧后易发生便秘，可用肥皂条沾水塞入肛门，不要乱服泻药。

4）婴幼儿夜惊的护理

夜惊不是因为做噩梦受到惊吓，而是因为婴幼儿的睡眠生理过程发生了问题，不能正常地从深睡眠转为浅睡眠。

婴幼儿夜惊时会出现抽搐、尖叫，在床上翻来滚去或跑出房子大声喊叫，眼睛瞪得溜圆，实际什么也看不见，谁讲话也听不见。

婴幼儿出现夜惊不是由于紧张引起的，也不会有什么伤害的副作用。

发生夜惊后可以将婴幼儿抱在怀里轻轻地抚慰，可用冷毛巾擦脸，让婴幼儿尽快清醒过来使之得到必要的安慰。

帮助婴幼儿调整睡眠时间，养成按时作息的习惯，以获得充分的休息。夜惊有时也是婴幼儿神经系统异常的一种表现，如果婴幼儿夜间哭闹，夜惊比较频繁，要考虑一下心理因素，如白天是否发生惊吓，过度紧张等，也可以请医生进行检查，服用一些药物来缓解症状。

第二节　意外伤害的预防与处理

一、学习目标

了解骨折、溺水、触电、烫伤婴幼儿的初步处理。

二、相关知识

1. 意外伤害已构成儿童期严重的健康问题

调查表明，儿童发生意外死亡占总死亡的 26.1%。目前意外死亡已占我国 0～14 岁儿童死亡排位的第一位死因。如果不加以控制，将成为儿童期严重的生命问题。我国意外伤害的伤残调整寿命年（DALYs）损失见表 10-3。

表 10-3　我国意外伤害的 DALYs 损失（1997 年）

全国 DALYs	全国（1/1000）（%）	百分率（%）
意外伤害	12.9	23.8
交通事故	2.0	3.8
中毒	0.7	1.4
跌伤	2.2	4.0
烧伤	0.3	0.6
溺水	2.1	3.9
其他意外损伤	5.5	10.2

2. 监测与干预婴幼儿意外伤害

（1）无论是交通事故，还是家庭中发生的事故，都应有现场记录（包括照片、录像等）。

（2）加强宣传教育，增强保护意识。通过电视、报纸、小册子、家长会、专门讲座等各种渠道和形式，利用最近发生的案例进行宣传教育，特别是教给人们一些预防意外伤害的知识和方法。

（3）在1～4岁小儿中，死于家庭意外事故的人数占整个死亡人数的37%。造成家庭意外事故死亡的原因，大都可以避免、减少或降低。

三、婴幼儿意外伤害的家庭初步处理

1. 熟记急救电话

育婴员、育婴师要熟悉各地急救中心和婴幼儿家庭附近大医院急救中心的电话号码，如果发生意外伤害事故，能够在进行现场救助的同时，迅速与相关部门取得联系。例如，北京市急救中心电话：120，999。再熟记附近各大医院急救中心电话号码1～2个。

2. 婴幼儿意外伤害的现场救助

1）摔伤或骨折

如果婴幼儿不小心从高处摔下来，身上、头上磕青了或是起了大包，那就是淤血了。这时成人不要急着给婴儿揉，因为越揉淤血越厉害。

如果是头朝下摔下来，要注意观察婴幼儿有没有脸色发白、眼神发直、爱睡觉、呕吐等现象。如果出现这些现象，可能是脑震荡，要立刻把婴幼儿送到医院治疗。

如果婴幼儿摔倒后，胳膊不能动或者不能走路了，很可能出现了骨折。最容易发生的一般是骨弯曲，而不是骨头断裂。这时要切记不要去揉或捏，试图把变形或弯曲的肢体弄直，这样只能加重骨折。

如果伤害严重或是骨头穿透皮肤，可用消毒纱布包好，尽量不要碰到伤口。

如果没有折骨伸出皮肤，可在受损部位的两侧固定肢体，防止进一步损伤。受伤的上肢可以用绷带吊起来。受伤的腿可以通过系好膝盖和踝骨的方法进行固定。在可能的情况下，尽量抬高患部。

如果怀疑婴幼儿的脊椎骨断了，要先固定头部，把身体放平，迅速用木板

抬到医院进行治疗。

家庭必备小药箱：一包脱脂棉，大小不同的消毒纱布，一盒大小不同的创可贴，一盒 5m 长的绷带，2～3 卷皱纹绷带，一卷 2.5cm 的宽胶布，消毒眼垫和绷带，用结实布料做的消毒三角绷带，安全别针。

2）溺水

如果婴幼儿不慎掉进水里，迅速把婴幼儿捞上来，之后要先把婴幼儿嘴里、鼻子里的东西清理干净，然后把肚子中的水空出来。大人单腿跪地，一条腿屈膝，让婴幼儿的肚子趴在大人的膝盖上，头下垂，大人用手按压其背部，尽量让嘴、鼻子、气管和胃里的水流出来。如图 10-1 所示。

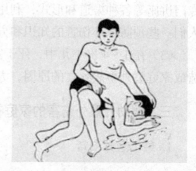

图 10-1

如果已经停止呼吸，要首先做人工呼吸，并立即送到医院进行抢救。

3）触电

婴幼儿常由于玩弄电器、用湿手摸开关、摸灯口等原因导致室内触电。

室外如果高压线落地，就会以断落处为中心形成电场，周围 10m 内都会使人触电。电压愈大、离电线落地点越近，危险也越大。电闪雷鸣时，人在树下或高大建筑物下避雨，可能遭到雷击。触电对人体的伤害可分为两种情况：

（1）局部症状：轻者感到发麻，重者可出现烧伤。

（2）全身症状：若电流通过心脏，可引起心室颤动，致使心脏停搏，呼吸骤然停止。

急救方法：

（1）切断电源。救护者需冷静分析现场情况，选择一种安全的方法，既能尽快使触电婴幼儿脱离电流，又保证自己不遭电击。采取穿胶底鞋、踩在干木板上等防护措施，如果电闸离得很远或一时找不到，可用干燥的木棍、竹竿等绝缘工具，把触电者身上的电线挑开。

（2）现场急救。对呼吸、心跳已停止的触电者，应立即做口对口吹气和胸外心脏挤压，不可中断直到送进医院。注意保护烧伤的创面，用干净纱布、被单等覆盖创面，待医生做进一步的处理。

4）烫伤

如果由于热水、热饭、油锅、开水壶摆放不当或使用热水袋等原因造成婴幼儿烫伤，不要惊慌失措，立即根据不同情况，采取有效措施进行现场救助。

（1）轻度烫伤与紧急处理：如果是皮肤表面的烫伤，皮肤会红肿刺痛，能够做好紧急处理，不会留下任何伤痕。先用冷水冲洗烫伤部位20分钟左右，以缓解疼痛，减弱红肿程度，防止形成水泡。如果水泡已经形成，不要弄破，也不要涂抹任何药膏或药水，可在上面置一块清洁、无绒毛的纱布之后用抗生素药膏涂抹，以免受到感染。

（2）中度烫伤与紧急处理：皮肤不仅红肿还会起水泡，皮肤破裂溃烂，现出真皮并渗出血及其他液体。这种程度的烫伤非常疼痛，有时会因为神经坏死而感觉不到疼痛，如果直接用清水冲洗反而会加重伤势。应将患部放入盛有冰水的盆中，使用流动自来水进行冷却，20～30分钟后即可舒缓疼痛，并可防止皮肤深层组织受到破坏。

（3）重度烫伤与紧急处理：重度烫伤深及皮下组织，皮肤会变干硬、变白，甚至呈焦黑色，这时已感觉不到疼痛。处理这种程度的烫伤，要十分小心地去除衣物，不要碰到烫伤的皮肤，可用剪刀把衣服剪开慢慢取下，用冷水浸泡或用浸透冷水的被单、毛巾敷在烫伤处，注意不要摩擦皮肤，以免擦破患处发生溃烂，继发感染，然后立即送医院急救治疗。

本章小结

1. 了解婴幼儿常见症状护理的相关知识，掌握婴幼儿常见症状护理的基本技巧。

2. 了解婴幼儿意外伤害预防与处理的相关知识，掌握婴幼儿意外伤害预防与处理的基本技巧。

练 习 题

一、单选题

1. 关于摔伤及骨折，以下叙述中正确的是（　　）。

　　A. 婴幼儿骨骼较为脆弱，所以摔伤时更容易发生骨头断裂，而不是骨弯曲

　　B. 如果骨头穿透皮肤，可用消毒纱布包好，尽量不要碰到伤口

　　C. 婴幼儿摔伤出现皮下血肿应先用手揉，减轻疼痛

　　D. 如四肢摔伤，应尽量把受伤的肢体放低

2. 婴幼儿鼻塞表现正确的是（　　　　）。

 A. 鼻塞会导致其烦躁不安　　　　B. 呼吸困难

 C. 抗拒吸乳　　　　D. 睡觉后就好了

二、简答题

1. 用奶瓶喂奶时如何预防婴幼儿呕吐？

2. 婴幼儿溺水的急救措施是什么？

三、论述题

论述婴幼儿烫伤的分度及急救措施。

第十一章 教育实施

第一节 训练婴幼儿动作能力

一、学习目标

了解选择和改编婴幼儿粗大动作、精细动作游戏的要求与注意事项，学习观察、分析和记录婴幼儿动作能力发展的方法与要点。

二、相关知识

1. 选择和改编婴幼儿粗大动作游戏的要求与注意事项

（1）选择和改编婴幼儿粗大动作游戏的内容要符合婴幼儿粗大动作发展的年龄特点（见第五章中婴幼儿粗大动作发展的特点与规律）。

（2）选择和改编婴幼儿粗大动作游戏的方法要简单有趣。

（3）选择和改编婴幼儿粗大动作游戏的形式要重复性强，简单动作反复多次。

2. 选择和改编婴幼儿精细动作游戏的要求与注意事项

（1）选择和改编婴幼儿精细动作游戏的内容要符合婴幼儿精细动作发展的年龄特点（见第五章中婴幼儿精细动作发展的特点与规律）。

（2）选择和改编婴幼儿精细动作游戏的方法要示范在先，模仿在后。

（3）选择和改编婴幼儿精细动作游戏要重视宝宝参与的过程和练习的次数，不要过于强调结果。

3. 观察、分析和记录婴幼儿动作能力发展的方法与要点

（1）对婴幼儿的动作能力发展的观察是在与婴幼儿的动作游戏过程中自然状态下进行的。

（2）对婴幼儿的动作能力发展观察的目的是为了准确地了解婴幼儿动作发展的水平。

（3）根据游戏的计划，事先拟定观察记录的项目，做到有目的的观察。

（4）依据婴幼儿动作发展月份指标，对观察到的婴幼儿的动作发展情况进行分析评价，计算出动作领域的发育年龄。

（5）根据婴幼儿的动作发育年龄，制定和设计动作领域的游戏方案。

三、工作内容与方法

1. 针对婴幼儿发展水平选择和改编粗大动作游戏

1）案例一

A 宝宝，男，2011 年 8 月 15 日出生，剖腹产，正常。2011 年 10 月 16 日宝宝 2 个月，会俯卧抬头 90°，不会翻身。分析该宝宝粗大动作发展的发育月龄，根据该宝宝粗大动作发展的情况，设计粗大动作训练游戏。

分析：对照附录一《婴幼儿粗大动作发展顺序及年龄》评价该宝宝粗大动作的发育年龄为 3.7 个月，该宝宝粗大动作的发育超前。

游戏 1——悬吊被单内侧翻

游戏目的：体验侧翻的感觉。

游戏准备：铺上地毯的场地，被单一条。

游戏方法：

（1）育婴师向家长介绍活动目标，将宝宝仰卧在被单上，育婴师和家长各拉住被单的两个角，同方向将被单一侧抬高，然后换方向抬高。反复进行几次。

（2）将宝宝躺在用被单做的吊床上，轻轻摇吊床。

游戏 2——滚西瓜

游戏目标：训练被动翻身，发展本体感和平衡感。

游戏准备：地毯。

游戏方法：（见第五章第一节）

游戏 3——滚糖球

游戏目标：练习自主翻身。

游戏准备：铺有地毯的场地。

游戏方法：

（1）育婴师向家长介绍活动目标，教家长学习儿歌："滚糖球、滚糖球，滚来滚去，糖球满地。"

（2）妈妈和宝宝一同仰卧在地毯上，家长翻身，示范给宝宝看。

（3）引导宝宝和妈妈一起翻身。边念儿歌边翻身。

2）案例二

B 宝宝，男，2010 年 2 月 16 日出生，剖腹产，正常。2010 年 11 月 14 日宝宝 9 个月，会匍匐爬行，不会四点定位，不会从卧位坐起，根据该宝宝粗大动作发展的情况，设计粗大动作训练游戏。

分析：对照附录一《婴幼儿粗大动作发展顺序及年龄》评价该宝宝粗大动作的发育年龄为 7.5 个月，该宝宝粗大动作的发育中等水平。

游戏 1——爬过去、按一下

游戏目标：学习四点定位、推拉腹爬，练习朝目标爬行。

游戏准备：按拨器人手一个。

游戏方法：

（1）育婴师向家长介绍活动目标及方法。

（2）宝宝俯卧，进行四点定位练习。

（3）家长和育婴师配合，两人同时握住婴幼儿双侧肘关节与小腿，做互相推拉动作，从而促进腹爬动作的出现。

（4）离宝宝眼睛 2m 处放按拨器，妈妈按响玩具，鼓励宝宝爬到按拨器。

（5）当宝宝爬到时，妈妈让宝宝用食指按按钮、拨玩具。

（6）第 2 次让宝宝爬时，玩具的距离远一些。

游戏 2——追车爬

游戏目标：练习向移动的目标爬去，加强爬行动作的协调性。

游戏准备：电动工程车玩具每人一辆。

游戏方法：

（1）育婴师向家长介绍活动目标及玩法。

（2）育婴师出示电动工程车激发宝宝的兴趣，示范向工程车爬去。

（3）妈妈用电动工程车引逗宝宝爬的兴趣，妈妈和宝宝一起爬行跟踪工程车。

3）案例三

C 宝宝，男，2010 年 9 月 27 日出生。剖腹产，正常。2011 年 11 月 30 日宝宝 14 个月，会独自行走，不会拉车倒退走。根据该宝宝粗大动作发展的情况，设计粗大动作训练游戏。

分析：对照附录一《婴幼儿粗大动作发展顺序及年龄》评价该宝宝粗大动作的发育年龄为 15 个月，该宝宝粗大动作的发育上等水平。

游戏1——爬楼梯

游戏目标：学习四肢爬楼梯，练习动作的协调性。

游戏准备：软包楼梯与软包斜坡组合。

游戏方法：

（1）育婴师介绍活动目标，提出要求。

（2）由家长逗引宝宝爬楼梯，并从斜坡上滑下，游戏反复进行。家长要做好安全保护工作。

游戏2——拉车倒退走

游戏目标：学习倒退走。

游戏准备：小蜗牛拉车一辆。

游戏方法：

（1）育婴师向家长介绍活动目标。

（2）育婴师用拉车示范倒退走。

（3）家长指导宝宝拉车倒退走，前进和倒退交替进行。

4）案例四

D宝宝，男，2009年5月26日出生，顺产。宝宝24个月，会跑，不会双脚向上跳。根据该宝宝粗大动作发展的情况，设计粗大动作训练游戏。

分析：。对照附录一《婴幼儿粗大动作发展顺序及年龄》评价该宝宝粗大动作的发育年龄为21.5个月，该宝宝粗大动作的发育中等水平。

游戏1——兔子跳

游戏目标：练习在成人的帮助下跳的动作，为自主跳动作做准备。

游戏准备：兔子头饰，兔跳音乐。

游戏方法：

（1）育婴师向家长介绍活动目标及指导方法。

（2）育婴师出示兔子头饰，引发宝宝学习兔子跳的欲望。

（3）育婴师示范兔子跳的动作。

（4）家长和宝宝面对面手拉手，做向上跳的动作，兔跳音乐做背景。

游戏2——跳过小沟

游戏目标：练习跳过20cm宽的距离，锻炼胆量和平衡力。

游戏准备：在地上贴上两条相距20cm宽的红色即贴纸条，小猴手偶一个。

游戏方法：

（1）育婴师向家长介绍活动目标，说："小猴出去玩，遇到小沟过不去，怎么办？"育婴师示范跳的方法，让宝宝也来教小猴跳过小沟。

（2）家长鼓励宝宝勇敢地跳过小沟，不要掉到沟里去。游戏反复 3～5 次。

5）案例五

E 宝宝，男，2009 年 8 月 6 日出生，剖腹产，正常。2012 年 3 月 19 日宝宝 31.5 个月，会跑，会双脚向上跳和向前跳，但不会走平衡木，不会独脚站立。根据该宝宝粗大动作发展的情况，设计粗大动作训练游戏。

分析：对照附录一《婴幼儿粗大动作发展顺序及年龄》评价该宝宝粗大动作的发育年龄为 28.5 个月，该宝宝粗大动作的发育中等水平。

游戏 1——公鸡走路

游戏目标：练习在直线上用足尖走路，训练平衡能力。

游戏准备：贴有直线的场地，"大公鸡"歌曲磁带，公鸡头饰。

游戏方法：

（1）育婴师向家长介绍活动目标并用公鸡走路的游戏示范在直线上用足尖走路。

（2）家长和宝宝一起练习用足尖走路，家长指导宝宝。

（3）配上歌曲，家长和宝宝一个跟着一个在直线上走。

游戏 2——过河石

游戏目标：练习走过河石，训练身体的平衡性。

游戏准备：软包圆形平台 8 个。

游戏方法：

（1）育婴师向家长介绍活动目标，将软包圆形平台排列成直线，示范走过河石。

（2）在家长保护下，宝宝练习走过河石。

（3）将过河石排成圆形，宝宝练习走过河石。

（4）将过河石排成 S 形，宝宝练习走过河石。

2. 针对婴幼儿发展水平选择和改编精细动作游戏

1）案例一

A 宝宝，男，2011 年 8 月 15 日出生，剖腹产，正常。2011 年 11 月 26 日宝宝 3.5 个月，宝宝会看手玩手，但不会伸手拍。根据该宝宝精细动作发展的情况，设计精细动作训练游戏。

　　分析：对照附录二《婴幼儿精细动作发展顺序及年龄》评价该宝宝精细动作的发育年龄为 2.8 个月，该宝宝精细动作的发育中等水平。

　　游戏 1——玩悬挂玩具

　　游戏目的：发展触觉和手眼协调能力。训练手的抓握技能。

　　游戏准备：音乐健身架一个。

　　游戏方法：

　　（1）育婴师向家长介绍活动目标并示范。

　　（2）育婴师拉动健身架的音乐开关，引发宝宝的注意。

　　（3）育婴师握着宝宝的手去拍打、触摸健身架上的玩具；鼓励宝宝自己去拍打、触摸健身架上的玩具。

　　（4）由家长和宝宝一起玩，重点引发宝宝的主动性动作。

　　游戏 2——抓握玩具

　　游戏目标：训练手眼协调抓握眼前玩具，培养触摸觉。

　　游戏准备：桌子 1 张，布类、木制类玩具若干。

　　游戏方法：

　　（1）育婴师向家长介绍活动目标，按类逐一出示玩具，说出名称。

　　（2）妈妈将宝宝抱到桌子边上坐下，逐一出示各类玩具，说出名称，玩具放在距离宝宝 2cm 处，让宝宝伸手抓握桌上不同的玩具。

　　2）案例二

　　B 宝宝，男，2011 年 6 月 20 日出生。剖腹产，正常。2012 年 5 月 6 日宝宝 10.5 个月，会投小球入瓶，不会按开关。根据该宝宝精细动作发展的情况，设计精细动作训练游戏。

　　分析：对照附录二《婴幼儿精细动作发展顺序及年龄》评价该宝宝精细动作的发育年龄为 13.5 个月，该宝宝精细动作的发育超前。

　　游戏 1——陀螺球

　　游戏目标：训练手指拨转的动作。

　　游戏准备：陀螺球，华尔兹音乐作为背景音乐。

　　游戏方法：

　　（1）育婴师向家长介绍活动目标及玩法。

　　（2）发给宝宝陀螺球，家长示范用手指拨陀螺球，让其转动。

　　（3）鼓励宝宝用手指拨陀螺球，让其转动。

游戏2——拨珠子

游戏目标：训练用食指拨珠的动作，感知红色。

游戏准备：五色拨珠器每人一个。

游戏方法：

（1）育婴师向家长介绍活动目标及玩法。

（2）家长和宝宝面对面坐着，家长示范用食指拨红色的珠子，让宝宝模仿，家长可以手把手指导宝宝用食指一个一个地拨红色的珠子。

3）案例三

C宝宝，男，2009年5月23日出生，剖腹产，正常。2012年4月29日宝宝35个月，会拼三片拼图，不会双手配合粗针穿珠。根据该宝宝精细动作发展的情况，设计精细动作训练游戏。

分析：对照附录二《婴幼儿精细动作发展顺序及年龄》评价该宝宝精细动作的发育年龄为23.6个月，该宝宝精细动作的发育水平差。

游戏1——儿童智力串珠

游戏目标：学习双手穿孔的动作，复习形状对应镶嵌。

游戏准备："儿童智力串珠"玩具一个。

游戏方法：

（1）育婴师向家长介绍活动目标，出示玩具问"这是什么？""今天要请宝宝用这些珠子穿一串漂亮的项链。"育婴师示范。

（2）育婴师交代指导宝宝的要领：当宝宝穿的时候，家长要悄悄地用食指顶住针的尾部，防止滑落，让宝宝体验成功。

（3）妈妈和宝宝一起玩。

游戏2——四片拼图

游戏目标：学习拼不规则四片拼图，进一步理解奶牛的外形特征，提高手眼协调能力。

游戏准备："四片拼图——奶牛"每人一块。

游戏方法：

（1）育婴师向家长介绍活动目标，出示四片拼图——奶牛的拼图，让宝宝观察，说名称，模仿叫声。

（2）家长和宝宝面对面，先让宝宝观察奶牛的外形特征，然后才开始拼图。

4）案例四

D 宝宝，男，2008 年 2 月 3 日出生，早产 27 天，顺产。2011 年 1 月 24 日宝宝 36 个月。不会画几何图形，画圆圈时画得很小，不敢大胆画。根据该宝宝精细动作发展的情况，设计精细动作训练游戏。

分析：对照附录二《婴幼儿精细动作发展顺序及年龄》评价该宝宝精细动作的发育年龄为 30.6 个月，该宝宝精细动作的发育中等水平。

游戏 1——磁性脸谱拼图

游戏目标：复习对五官的认识，学习正确摆放五官，训练手指的控制能力。

游戏准备：磁性脸谱拼图玩具每人一份。

游戏方法：

（1）育婴师向家长介绍活动目标。出示磁性脸谱拼图玩具，育婴师示范拼出一个脸谱，引发宝宝的兴趣。

（2）由家长指导宝宝拼图，对宝宝拼出的不同脸谱，家长要表现出极大的兴趣。

游戏 2——圆形想象画

游戏目标：学习由圆形添画成各种物品，培养宝宝的手指控制能力和思维的想象力。

游戏准备：水彩笔，图画纸，圆形物品实物如手表、钟、气球、汽车轮子等。

游戏方法：

（1）育婴师向家长介绍活动目标，逐一出示各种圆形物品，让宝宝说出名称，让宝宝说出这些东西都是什么形状的，还见过哪些东西是圆形的。

（2）提供水彩笔、图画纸，让宝宝先画出圆形，再添画成各种圆形物品。

（3）展示宝宝的作品，让宝宝介绍画的是什么。

第二节　训练婴幼儿听和说能力

一、学习目标

了解选择与改编婴幼儿听和说游戏的要求和注意事项，学习观察、分析和记录婴幼儿听和说行为的方法与要点，掌握婴幼儿阅读的要求与注意事项。

二、相关知识

1. 选择与改编婴幼儿听和说游戏的要求和注意事项

1) 0～1 岁

（1）加强婴儿听力与发音能力的训练。①可选择一些优美的、欢乐的乐曲和歌曲定时播放。②选择声响悦耳的玩具吸引婴儿的注意力。③让婴儿的情绪兴奋起来，发出各种声调。④训练发音器官，为模仿成人语言打下基础。

（2）与进行认知活动相结合。①从新生儿开始坚持与婴儿说话，把说话融入日常生活当中，边做边说，把自己正为婴儿做的事情说出来。②婴儿生活中经常接触和使用的实物，讲话时用简单的词汇、响亮的声音说出来，对婴儿进行反复的刺激，长时间的积累，可以为今后开口说话做准备。

（3）用恰当的方式激发婴儿说话的需求。①在满足婴儿吃、喝、睡等基本需要后，要因势利导，与婴儿做发音游戏，与婴儿面对面进行交流，做一些夸张的口型和动作，让婴儿反复进行模仿训练，如妈妈、爸爸等。②从生活中取材，引导婴儿边做动作边练习发音。开始由成人一边说一边表演动作，让婴儿进行模仿，然后由成人说婴儿来表演。如笑一个、拍拍手、把球扔过来等。反复练习，可以使婴儿自然而然地把动作和名词联系起来。

2) 1～2 岁

（1）帮助婴幼儿增加词汇。通过日常生活中的户外散步、到公园玩的机会，引导婴幼儿认识与日常生活相关的物品，如花草树木、交通工具、各种动物，主动告诉婴幼儿想要知道的一切。指导时要加重语气，突出每次新出现的词汇，多说几遍，并且鼓励婴幼儿把听懂的话说出来。扩大词汇量、丰富知识和发展语言是紧密联系同时进行的。

（2）指导时注意示范发音。婴幼儿有了表达意愿和感情的需要后，会积极主动地说话，开始时会出现单音重复（如"车车"、"灯灯"等）、以音代物（如"嘀嘀"代车、"汪汪"代狗）、以词代句（用"凳凳"表示坐）等情况，成人要多听婴幼儿发音和说话，用规范的语言作出示范，但不要刻意纠正婴幼儿不正确的发音，避免婴幼儿出现语言障碍。

（3）运用游戏进行语言训练。可以做看图说话、我问你答、打电话、手指游戏等进行语言训练。

（4）选择与婴幼儿年龄相匹配的故事和儿歌进行训练。选择内容要生动，情节简单，语言规范，对婴幼儿有吸引力，语速不要太快，尽量配些动作。

3）2～3 岁

（1）丰富婴幼儿的生活。尽量扩大认知和交往的范围，适时地教会婴幼儿相应的词语。例如：①看图说话：与婴幼儿一起看生活用品的图片，边看图片边讲各种物品的特点和用途，让婴幼儿模仿成人的语言，边指图片边练习说话，每天练习 2～3 次。②练习表达：带婴幼儿到动物园，边看边提问，让婴幼儿用语言回答问题，如"这是什么动物？""这个动物在干什么？"③练习说完整的句子：学会使用包括主语、谓语、宾语的句子。如"我要喝水""妈妈上班去了""阿姨讲故事"并逐步学会使用一些简单的形容词。如"我要红色的皮球""爸爸吃大个的苹果"等。

（2）满足婴幼儿的求知欲。多讲故事，多念儿歌、指导婴幼儿看图画，听音乐。每次听完（看完）之后，指导婴幼儿回忆和理解故事的内容，让婴幼儿复述故事内容，既可丰富语言，又可训练注意力、记忆力。例如：①儿歌练习：最好由 3 个音节的儿歌学起，要带着表情教婴幼儿一句一句学唱，边唱边打拍子，边配合一些动作，以增强韵律和快乐感。如：布娃娃，笑哈哈，大眼睛，黑头发，爱干净，又听话。②复述故事：教婴幼儿看图说话。开始时由成人讲图片中的内容，让婴幼儿认真听并模仿成人的话，逐步过渡到提出问题让他回答，并按照问题的顺序进行复述。在给婴幼儿讲故事或图片时，不断提出问题引导婴幼儿回答"如果"后面的话。"如果小花猫出去玩肚子饿了怎么办？""如果小兔子找不到家怎么办？"通过这种训练使婴幼儿初步学会推理。

2. 观察、分析和记录婴幼儿听和说行为的方法与要点

（1）对婴幼儿的听和说行为的观察是在与婴幼儿的自然交往状态下进行的。

（2）对婴幼儿的听和说行为观察的目的是为了准确地了解婴幼儿听和说能力发展的水平。

（3）依据婴幼儿语言发展月份指标，对观察到的婴幼儿听和说的发展情况进行分析评价，计算出语言领域的发育年龄。

（4）根据婴幼儿语言领域的发育年龄，制定和设计语言领域的游戏方案。

3. 婴幼儿阅读的要求与注意事项

1）0～6 个月是阅读行为发生准备阶段

婴儿出生后，给予适宜的视听刺激。3 个月时，当婴儿看到黑白的男孩、

女孩图片时，会出现微笑，且脸部表情丰富，似乎在跟图片中的宝宝"交谈"。4个月时，给宝宝看婴儿大卡片，能注视较长的时间。5个月时，当听到"苹果在哪里"的声音，会出现定向寻找的姿势。6个月时，听到名称会用眼睛看卡片或物，出现最初的视听联系行为。

2）7个月至1岁是阅读行为发生阶段

这一阶段婴儿用眼寻找听到名称的物和卡片的速度大大加快，视听联系的行为更为熟练。随着婴儿手的动作的发展，会用手指出听到名称的物和卡片。起先是由大人握着宝宝的手被动地指物、指卡片，逐渐地过渡到宝宝听名称能用手指出物或卡片，"阅读"的行为便开始产生了。随着婴儿爬、站立动作的发展，逐渐扩大宝宝的视野，宝宝的求知欲日益增强，不再满足大人说名称宝宝指了，常常是宝宝自主地指着物或卡片要大人说名称，"阅读"的行为更为主动了，如果此时大人忽视了宝宝的学习积极性，不能及时应答，宝宝会很不高兴，而影响今后的阅读兴趣。

3）1岁1个月至1岁6个月是阅读行为称名意义阶段

当婴幼儿会走路时，探索欲望日益增强，会主动进行卡片与实物的联系。如有的婴幼儿会指着窗户的卡片，再指着家里的窗户，此时大人要做出应答："宝宝真棒，知道这是窗户，那也是窗户。"还有的婴幼儿会说"一样的"。此时大人应提供相匹配的卡片和实物让婴儿去对应配对，如水果与水果卡片，将卡片排在桌面上，让婴幼儿将水果放在水果卡片上配对，使听到的词与卡片、与实物建立意义联系，理解卡片的形象所代表的实际意义。

4）1岁7个月至2岁是阅读行为含混概念阶段

此时婴幼儿已会说出许多卡片和实物的名称，很有成功感，并对卡片的名称进行联想。比如"睡觉"的卡片，宝宝会联想出"爸爸睡觉""妈妈睡觉""宝宝睡觉"等，还会对物的特征进行联想，如会说"电风扇转转转，空调转转转，排气扇转转转，轮子转转转。"概括能力初步形成。此时，环境中的卡片以类的形式出现，潜移默化地对婴幼儿进行类的教育。此时婴幼儿喜欢翻书看书，还会边看边说。对提供的相同卡片进行配对。

5）2岁1个月至2岁6个月是阅读行为概念清晰阶段

婴幼儿能从众多的片卡中找出"水果"的卡片、"蔬菜"的卡片，"交通工具"的卡片等，类的意识初步形成，并开始用手指着图书，边指边说。在大人的引导下，能手口一致地点读图谱念儿歌。

6）2 岁 7 个月至 3 岁是阅读行为表达阶段

此时婴幼儿喜欢问为什么，喜欢思考问题，看图书时能回答简单的问题。起初会模仿大人复述故事，后来在大人的问题引导下，学习讲述故事，即问答式讲述故事，最后逐渐过渡到能自己看图书讲述故事。

7）注意事项

以上这 6 个阶段婴幼儿阅读行为的年龄特征，是以婴幼儿一出生就介入指导的水平状态，介入指导的时间越迟，年龄阶段的特征就越往后推。正如台湾学者林安全所说："一般孩子到 6 岁才会真正开始阅读，但受过智能提升教育的孩子在 4 岁甚至 3 岁时，便懂得看书了；这是因为他们的脑力比一般孩子发达，潜能得以充分发挥的缘故。"（以上几个阶段是兰贯虹"0 至 6 岁婴幼儿早期阅读能力的开发与培养研究"课题研究成果）

三、工作内容与方法

针对婴幼儿发展水平选择和改编听和说游戏

1）案例一

A 宝宝，男，2011 年 8 月 15 日出生，剖腹产，正常。2011 年 11 月 26 日宝宝 3.5 个月，宝宝会笑出声，主动对人笑，但还不会回声应答。根据该宝宝语言发展的情况，设计听和说训练游戏。

分析：对照附录三《婴幼儿语言发展顺序及年龄》评价该宝宝语言的发育年龄为 2.5 个月，该宝宝语言的发育中等水平。

游戏 1——小宝宝学唱歌

游戏目标：学习模仿发音。

游戏准备：宝宝精神状态好的时候，妈妈与宝宝面对面，视线相对。

游戏方法：

（1）妈妈自编简单的小曲调"咿咿——咿咿咿——咿——"，反复唱给宝宝听。

（2）放慢速度，引导宝宝学着发出"咿咿——咿咿咿——咿——"的声音。

（3）宝宝每发对一个音，就亲一下宝宝，给宝宝一个鼓励。

（4）附和着宝宝的"曲调"与宝宝一起"唱歌"。

注意事项：做这个游戏的时候，家长发的音一定要是短音，比如"嗒嗒嗒"、"啪啪啪"等。短音的节奏性要强，可以配以相应的动作来表示节奏。

游戏 2——寻找声源

游戏目标：学习听声音寻找生源。

游戏准备：木鱼儿或者小鼓一个（能敲击的塑料盒亦可）。

游戏方法：

（1）拿出木鱼和小锤儿，在宝宝的眼前展示一下，让宝宝注意发声的物体。

（2）当着宝宝的面敲一下木鱼儿，让宝宝注意到声音。

（3）停顿一下后再次敲击木鱼儿，让宝宝确信声音是由木鱼儿发出的。

（4）在宝宝面前连续地敲击几下木鱼儿，让宝宝感受声音和敲击动作之间的关系。

（5）拿起宝宝的小手，帮助他握住小锤儿，敲击几下。

注意事项：敲击木鱼儿的声音不要大、密，而且时间不要长，一般连续敲四五下就可以了。注意不要让宝宝独自拿小锤，以免碰伤。

2）案例二

B 宝宝，男，2011 年 6 月 20 日出生。剖腹产，正常。2012 年 5 月 6 日宝宝 10.5 个月，会用哭声要人或要东西，会发 Da，Da，ma，ma 音，无所指，不会用动作表示"再见""欢迎"。根据该宝宝语言发展的情况，设计听和说训练游戏。

分析：对照附录三《婴幼儿语言发展顺序及年龄》评价该宝宝语言的发育年龄为 8.5 个月，该宝宝语言的发育中等水平。

游戏 1——拉大锯

游戏目标：学习用动作表示词的意义。

游戏准备：让宝宝面对着妈妈坐在妈妈的膝盖上。

游戏方法：

（1）妈妈拉住宝宝的小手，边念边摇："拉大锯、拉大锯，外婆家，唱大戏，妈妈去，爸爸去，小宝宝，也要去！"念到最后一个字时将手一松，让宝宝身体向后倾斜。

（2）每次都这样，到以后，念到最后一个字，宝宝自己会将身体倾斜。开始会听儿歌做动作了。

游戏 2——欢迎再见

游戏目标：学习用动作表示词的意义。

游戏准备：让宝宝面对着妈妈坐在妈妈的膝盖上。

游戏方法：

（1）妈妈把着宝宝的小手，做拍手动作，同时说"欢迎欢迎"。

（2）妈妈把着宝宝的小手，做摇手动作，同时说"再见"。

（3）在生活中遇到客人来，提醒宝宝做欢迎再见的动作，逐渐理解词的意义。

3）案例三

C宝宝，男，2010年8月26日出生，剖腹产，正常。2012年1月8日宝宝16.5个月，宝宝会执行简单给予的命令，指出身体3~4部分，但不会用叠字。根据该宝宝语言发展的情况，设计听和说训练游戏。

分析：对照附录三《婴幼儿语言发展顺序及年龄》评价该宝宝语言的发育年龄为16.5个月，该宝宝语言发育好。

游戏1——亲子阅读"家禽"卡片

游戏目标：认识家禽，模仿叫声，学用叠字，学习看卡片说名称。

游戏准备：公鸡、母鸡、小鸡卡片每人一套。

游戏方法：

（1）育婴师向家长介绍活动目标，示范指导宝宝学习的方法。

（2）家长和宝宝面对面坐着，家长将卡片放在脸的左侧播放，第1次播放只说名称，第2次播放加上叫声，如"公鸡喔喔喔"反复说，注意观察宝宝的注意力，当宝宝视线开始转移时更换卡片，吸引宝宝的注意，反复播放3~4次。

（3）将卡片排在宝宝面前，家长指卡片，让宝宝说名称和模仿动物叫声。

游戏2——弯弯腰

游戏目标：理解儿歌内容，用动作表示儿歌，建立动作与语言的联系。体验儿歌的韵律，学会接说儿歌最后一个字。

游戏准备：立式小黑板一块，"弯弯腰"儿歌总图和图谱一份。

游戏方法：

（1）育婴师向家长介绍活动目标，育婴师出示儿歌总图，问宝宝"这是什么？"引导宝宝说"香蕉"，反复多遍。

（2）育婴师问宝宝"香蕉长得什么样子？"，让宝宝说"弯弯的，"让宝宝做弯弯腰的动作。

（3）宝宝看总图育婴师朗读儿歌"弯弯腰，弯弯腰，弯成一只大香蕉"，反复多次。

（4）育婴师打开图谱，手指着图谱念儿歌，请家长把着宝宝的手也指着图谱，一起念儿歌。

（5）育婴师和宝宝一起用动作表演儿歌。

4）案例四

D宝宝，男，2009年5月23日出生，剖腹产，正常。2012年4月29日宝宝35个月。宝宝会回答"这是什么？"，但不会回答"××到哪去了？"不会区分你我。根据该宝宝语言发展的情况，设计听和说训练游戏。

分析：对照附录三《婴幼儿语言发展顺序及年龄》评价该宝宝语言的发育年龄为26.6个月，该宝宝语言的发育水平较差。

游戏1——这是什么

游戏目标：帮助宝宝认识事物、积累词汇的同时鼓励宝宝把词语组织成简单的句子，更好地表达自己的意思。

游戏准备：育婴师和宝宝面对面坐着。

游戏方法：

（1）育婴师对宝宝说："我们每个人都说一句话，这句话里要包括家里的一样东西。比如'这是电视机'。"

（2）接下来轮到宝宝说，宝宝可能会跟着说："这是冰箱。"如果宝宝不能马上说上来，育婴师就指着椅子问："这是什么？"宝宝如果说："椅子"，育婴师马上鼓励说："宝宝真棒，我们这样再说一遍。"引导宝宝说出"这是椅子。"

（3）从简单的句子开始，让宝宝模仿育婴师的句子，比如，"这是……"，"那是……"，句子可以变得逐渐复杂一些，当积累的句子较多时，宝宝就可以灵活地说一些句型了。

注意事项：游戏中应注意引导宝宝把完整的句子说出来。说到某一事物的时候一定要指着该事物，让宝宝明确育婴师在说哪个，也要允许宝宝指点出要说的事物，既帮助宝宝表达，又便于妈妈正确理解宝宝表达的意思。

游戏2——谁到哪儿去了

游戏目标：帮助宝宝认识动物名称、方位名称的同时鼓励宝宝把词语组织成简单的句子，更好地表达自己的意思。

游戏准备：育婴师和宝宝面对面坐着。小动物玩具若干。

游戏方法：

（1）育婴师出示动物玩具小狗问宝宝："这是谁？"引导宝宝回答"这是小狗"。

（2）育婴师将玩具小狗送到房间，问宝宝，"小狗到哪儿去了？"宝宝可能会跟着说："小狗到哪儿去了？"如果宝宝不能马上说上来，育婴师就指着房间问："小狗到哪儿去了？"宝宝如果说："房间"，育婴师马上鼓励说："宝宝真棒，我们这样再说一遍。"引导宝宝说出"小狗到房间去了"

（3）更换玩具角色，应用上面的方法学习讲述。

注意事项：（同游戏1）

游戏3——送娃娃回家

游戏目标：学习使用你我的代词，表达自己的愿望。

游戏准备：育婴师和宝宝面对面坐着。布娃娃。

游戏方法：

（1）育婴师出示布娃娃问宝宝："这是谁？"引导宝宝回答"这是布娃娃"。

（2）育婴师说"哇哇哇，娃娃哭了"，问宝宝怎么办？如果宝宝不会说，育婴师就说，娃娃要回家，宝宝要怎么安慰娃娃？

（3）育婴师示范说"不要哭，我送你回家"，说"我"时用手拍自己，说"你"时，用手拍娃娃。

（4）育婴师指导宝宝表达。

注意事项：游戏中应注意引导宝宝把完整的句子说出来。强调边说边做动作，将我和你的动作明确区分开。

第三节　指导婴幼儿认知活动

一、学习目标

了解选择与改编婴幼儿认知游戏的要求和注意事项，学习观察、分析和记录婴幼儿认知能力发展的方法与要点。

二、相关知识

1. 选择与改编婴幼儿认知游戏的要求和注意事项

（1）选择与改编婴幼儿认知游戏的内容要符合婴幼儿认知发展的水平。

（2）选择与改编婴幼儿认知游戏的方法应采取直接操作和多感官参与的形式。

（3）选择与改编婴幼儿认知游戏应具有可重复进行的特点。

（4）选择与改编婴幼儿认知游戏应强调生活化、游戏化。

（5）婴幼儿认知能力的培养应注重训练的过程，不要过分追求训练的结果。

2. 观察、分析和记录婴幼儿认知能力发展的方法与要点

（1）在日常生活中观察、分析婴幼儿认知能力发展的情况。

（2）对婴幼儿认知能力发展的观察、分析要事先拟定观察的内容和项目，有目的地进行观察和分析。

（3）依据婴幼儿认知发展月份指标，对观察到的婴幼儿认知发展情况进行分析评价，计算出认知领域的发育年龄。

（4）根据婴幼儿认知领域的发育年龄，制定和设计认知领域的游戏方案。

三、工作内容与方法

针对婴幼儿发展水平选择和改编认知游戏

1）案例一

A 宝宝，男，2011 年 6 月 20 日出生。剖腹产，正常。2012 年 5 月 6 日宝宝 10.5 个月，会找声源，近处玩具可取得，不会注意看大米花，不会寻找失落的玩具。根据该宝宝认知发展的情况，设计认知训练游戏。

分析：对照附录四《婴幼儿认知能力发展顺序及年龄》评价该宝宝认知的发育年龄为 5.6 个月，该宝宝认知的发育水平低。

游戏 1——寻找小球

游戏目标：培养宝宝视觉追视能力和抓握能力。学习寻找失落玩具。

游戏准备：彩色乒乓球人手一个。

游戏方法：

（1）育婴师向家长介绍活动目标并示范玩法。

（2）妈妈怀抱宝宝成坐位，在宝宝面前出示彩色乒乓球，让宝宝伸手抓握。

（3）当宝宝看着自己手中的球时，妈妈轻轻用手指从上面把球从宝宝手中捅落在地上，问宝宝"球呢？"引导宝宝寻找。

（4）妈妈拣起乒乓球，再让宝宝抓握，游戏反复进行。

游戏 2——认识物体

游戏目标：学习认识物品，能将听到的词与看到的实物进行联系，用眼睛进行寻找。

游戏准备：各种形状的钟若干。

游戏方法：

（1）育婴师向家长介绍活动目标。

（2）育婴师出示一面钟，让宝宝观察，听钟的秒针走的声音，告诉宝宝这是钟，反复出现"钟"这个词。

（3）育婴师逐一出示其他钟，告诉宝宝"钟"这个词。

（4）问宝宝"钟在哪里？"让宝宝用眼睛寻找。

2）案例二

B宝宝，男，2009年5月23日出生，剖腹产，正常。2012年4月29日宝宝35个月。宝宝会认识圆形大小，会数1～5个数，但不认识红色，不会区分1和许多。根据该宝宝认知发展的情况，设计认知训练游戏。

分析：对照附录四《婴幼儿认知能力发展顺序及年龄》评价该宝宝认知的发育年龄为25.4个月，该宝宝认知的发育水平较差。

游戏1——我是红色宝宝

游戏目标：初步认识红色，理解红色的意义。

游戏准备：红色的天线宝宝玩具，红色的布，红色卡片、红色纸花、红色球各一个。

游戏方法：

（1）育婴师向家长介绍活动目标。出示会走路的红色的天线宝宝玩具，说"我是红色宝宝"，然后问宝宝"红色的宝宝在哪里？"让宝宝用手指出来。

（2）逐一出示红色的物品，告诉宝宝"红色"两个字，不要出现其他词。

（3）出示一个红色的托盘，让宝宝将红色的东西放进去，宝宝放进一个，老师就说一次"红色"的词。

游戏2——拨珠数数

游戏目标：在操作中感知数，学习手口一致数数。复习对颜色的认知。

游戏准备：五色拨珠器一个。

游戏方法：

（1）育婴师向家长介绍活动目标并示范玩法。

（2）出示五色拨珠器，让宝宝说出珠子的颜色。

（3）让宝宝用右手食指拨红色的珠子，拨一下数一下。

（4）请家长指导宝宝逐一拨各色的珠子。

第四节 培养婴幼儿情绪、情感与社会性行为

一、学习目标

了解亲子游戏与婴幼儿情绪、情感和社会性行为发展的关系，学习选择和改编亲子游戏的要求和注意事项，掌握观察、分析和记录婴幼儿情绪、情感和社会性行为发展的方法与要点。

二、相关知识

1. 亲子游戏与婴幼儿情绪、情感和社会性行为发展的关系

1）良好的亲子关系是婴幼儿情绪、情感和社会性行为发展的前提

婴幼儿自出生那天起，就开始了与父母的交往，最初主要是父母对婴幼儿的各种本能反射作出应答性反应。随着婴幼儿认知能力的发展，与母亲交往活动的增加，社会性相互作用开始产生，大约在6个月以后，婴幼儿与父母建立了一种稳定的亲子关系，婴幼儿形成了依恋。根据心理学家鲍尔比（J.Bowlby）和安斯沃斯（M.Ainsworth）的研究，儿童依恋的发展大致可划分为以下四个阶段。

第一阶段：无差别的社会反应阶段（出生至3个月），这期间婴儿对人的反应是无差别的，对所有人的反应几乎都是一样的。

第二阶段：有差别的社会反应阶段（3至6个月），这期间婴儿对他人的反应有所选择，对母亲和照料者更为偏爱，对陌生人的积极反应减少，但也不怕生。

第三阶段：特殊的情感联结阶段（6个月至2岁），这时期婴幼儿出现了明显的对母亲的依恋，形成了专门的对母亲的情感联结，特别愿意与母亲在一起，开始主动追随依恋对象，对陌生人表现紧张、恐惧甚至哭泣。

第四阶段：目标调整的伙伴关系阶段（2岁以后），从这时起儿童开始能认识、理解母亲的情感、需要和愿望，把母亲作为一个交往的伙伴，知道交往时应考虑她的需要和愿望，调整自己的目标。如母亲需要干别的事情，要离开一段距离，婴幼儿表现能理解而不会大声哭闹。

2）母亲的教养态度影响婴幼儿性格的发展（见表 11-1、表 11-2）

表 11-1　母亲的教养态度与子女性格的关系　　（日本：诧摩武俊原制）

母亲的态度	儿童的性格
支配一切	服从、无主动性、消极、温和
照管过甚	幼稚、依赖性、神经质、被动性
保护	缺乏社会性、爱深思、亲切、情绪安定
溺爱	任性、反抗、幼稚、神经质
顺应过度	无责任心、不服从、攻击、粗暴
忽视	冷酷、攻击、情绪不安定、创造力强、善于交往
拒绝	神经质、反社会、粗暴、企图引人注意、冷淡
残酷	执拗、冷酷、神经质、逃避、独立性
民主	独立性、爽直、协作、亲切、善于社会交往
专制	依赖、反抗、情绪不安定、自我中心、胆大

表 11-2　母亲的养育态度与儿童的个性　　（美国：鲍德温原制）

母亲的态度	儿童个性
支配性	消极、缺乏主动性、依赖性、顺从
干涉性	幼稚的、癔病、神经质、被动
娇宠性	任性、幼稚、神经、温和
否定性	反抗、暴乱、自高自大、冷漠
不关心性	攻击、情绪不安定、冷酷、自立
专制性	反抗、情绪不安定、依赖性、服从
民主性	合作、独立、直爽、善社交

3）亲子游戏是建立良好亲子关系与社会性行为的桥梁

（1）亲子游戏可以提供亲子互动的平台，让婴幼儿有机会感受到与父母共同游戏的乐趣。

（2）亲子游戏可以让婴幼儿学习与人合作，学习听从指令，服从规则。

（3）亲子游戏可以提高婴幼儿的社会性认知，学习看人的表情，理解大人动作、姿势和面部表情的意义。

2. 选择和改编亲子游戏的要求和注意事项

（1）选择和改编亲子游戏的内容要符合婴幼儿心理发展的水平。

（2）选择和改编亲子游戏要符合趣味性、可操作性、重复性的原则。

（3）亲子游戏的玩法要简单易行，确保安全。

（4）亲子游戏所需的材料道具要生活化。

3. 观察、分析和记录婴幼儿情绪、情感和社会性行为发展的方法与要点

（1）观察、分析和记录婴幼儿情绪、情感和社会性行为是通过与婴幼儿的互动中观察了解的。

（2）婴幼儿情绪、情感和社会性行为是在特定的情景中才可能出现，有时需要向婴幼儿的父母和照料人了解。

（3）依据婴幼儿社会性行为及人格发展月份指标，对观察到的婴幼儿情绪、情感和社会性行为发展情况进行分析评价，计算出社会性领域的发育年龄。

（4）根据婴幼儿社会性领域的发育年龄，制定和设计社会性领域的游戏方案。

三、工作内容与方法

针对婴幼儿发展水平选择和改编亲子游戏

1）案例一

A宝宝，男，2011年6月20日出生，剖腹产，正常。2012年5月6日宝宝10.5个月，会与人玩，见生人躲闪，尚未表现个人对人和物的爱憎，白天室内无人不会哭。根据该宝宝社会性发展的情况，设计亲子游戏。

分析：对照附录五《婴幼儿情绪、情感与社会性行为发展顺序及年龄》评价该宝宝社会性的发育年龄为7个月，该宝宝社会性发育中等水平。

游戏1——换宝宝

游戏目的：体验让生人抱一秒钟，克服认生期恐惧心理。

游戏准备："找朋友"音乐。

游戏方法：

（1）育婴师讲解示范游戏方法。

（2）第一遍音乐开始时，妈妈抱宝宝去找朋友，妈妈握着宝宝的手帮助宝宝与另一个宝宝做"敬个礼，握握手"的动作。

（3）第二遍音乐开始时，两个妈妈之间将宝宝互换，妈妈握着宝宝的手帮

助宝宝与另一个宝宝做"敬个礼，握握手"的动作。最后一句"你是我的好朋友"时，妈妈再将宝宝换回来。

（4）游戏可以反复进行，互换的角色换一个。

游戏 2——不倒翁

游戏目标：进行平衡感、触觉训练，体验亲子活动的快乐。

游戏准备："不倒翁"歌曲。

游戏方法：

（1）育婴师向家长介绍活动目标及玩法。

（2）家长坐在地毯上，将宝宝搂进怀里，随音乐节奏摇晃身体。

2）案例二

B 宝宝，男，2009 年 5 月 23 日出生，剖腹产，正常。2012 年 4 月 29 日宝宝 35 个月。宝宝开始知道热爱他人（除妈妈外），开始懂得理解好行为、坏行为，但不会主动和成人打招呼。根据该宝宝社会性发展的情况，设计社会性交往游戏。

分析：对照附录五《婴幼儿情绪、情感与社会性行为发展顺序及年龄》评价该宝宝社会性的发育年龄为 25.1 个月，该宝宝社会性的发育水平较低。

游戏 1——娃娃你好

游戏目标：学习接纳新伙伴，初步学习与人交往，学习使用"你好"的问候语。

游戏准备：大号布娃娃一个。配助教。

游戏方法：

（1）育婴师向家长介绍活动目标。

（2）育婴师出示一个布娃娃，说："布娃娃要和宝宝交朋友，布娃娃说宝宝你好！宝宝要说娃娃你好！"育婴师和宝宝练习说"娃娃你好！"育婴师让宝宝和娃娃握握手。

（3）育婴师抱娃娃，扮演娃娃的角色说"×××你好！"助教在宝宝背后鼓励宝宝说"娃娃你好！"并和娃娃握握手。反复多次。

游戏 2——开汽车

游戏目标：学习与同伴合作游戏，体验与同伴游戏的快乐。

游戏准备：宝宝车一辆。

游戏方法：

（1）育婴师和宝宝面对面坐在地垫上，出示宝宝车，问宝宝："这是什么？"

鼓励宝宝回答。（可以用即贴小图奖励会回答问题的宝宝）

（2）育婴师示范推车的动作，将车分别推给两个宝宝，再让宝宝把车推给育婴师。

（3）让两个宝宝互推宝宝车。

本章小结

1. 选择和改编婴幼儿粗大动作、精细动作、听和说能力、认知活动、情绪情感与社会性行为的游戏的要求：①要根据婴幼儿发展特点及实际发育水平选择内容，内容要贴近婴幼儿的生活；②选择和改编婴幼儿的游戏要符合趣味性、可操作性、重复性的原则。

2. 游戏的设计应包括游戏名称、游戏目标、游戏准备和游戏方法。

练 习 题

一、选择题

1. 加强婴幼儿听力与发音能力的训练可采取（　　）的措施。

　　A. 选择一些优美的、欢乐的乐曲和歌曲定时播放

　　B. 选择声响悦耳的玩具吸引婴幼儿的注意力

　　C. 让婴幼儿的情绪兴奋起来，发出各种声调

　　D. 训练发音器官，为模仿成人语言打下基础

2. 从新生儿开始坚持与婴幼儿说话，其方法是（　　）。

　　A. 把说话融入日常生活当中

　　B. 随便说

　　C. 把自己正为婴幼儿做的事情说出来

　　D. 讲故事念儿歌

二、简答题

1. 选择和改编婴幼儿粗大动作游戏的要求与注意事项。

2. 简述亲子游戏与婴幼儿情绪、情感和社会性行为发展的关系。

第十二章 指导与培训

第一节 指　　导

一、学习目标

学习分析家长不同的教养类型及其对婴幼儿发展的影响，掌握指导家长及初级、中级育婴员科学育儿的方法和途径。

二、相关知识

婴幼儿的社会化发展首先是从家庭开始的。在家庭中通过父母的影响及指导婴幼儿获得了最初的生活经验、社会知识、行为规范。可以说家庭是婴幼儿社会化的最早执行者和基本执行者，但在诸多的家庭因素中，父母的教养方式是影响婴幼儿社会化发展的最重要因素，通过父母的教养行为，把社会的价值观念、行为方式、态度体系及社会道德规范传授给婴幼儿，家长不同的教养行为直接影响着婴幼儿的发展。

1. 家长的教养类型特点及其对婴幼儿发展的影响

20世纪60年代末期，美国有一位女心理学家，名字叫戴安娜·鲍姆琳德，她深入上千个家庭，亲自观察、了解父母的教育方式，最后她把父母的教育方式划分为最基本的三种类型：权威型、宽容型和专制型。

权威型家长认为自己在孩子心目中应该有权威，但这种权威来自他们与孩子经常的交流，来自父母对孩子的尊重和理解以及父母对孩子的卓有成效的帮助。例如，权威型家长向孩子提出一个要求之后，孩子可以对这个要求提出异议并说出自己的理由，在这种情况下家长会与孩子平等协商。权威型父母与孩子的沟通很畅通，亲子之间彼此互相了解对方的心思和愿望。在孩子遇到困难时，家长会不惜时间和力量给他们以切切实实的帮助。

宽容型父母很少向孩子提出要求，他们给孩子最大的行动自由，把尊重孩子的个人意愿放在首位，甚至采取"听之任之"态度。但宽容型父母和孩子之间也有很好的沟通和交流，在孩子需要帮助时，他们也愿意提供帮助。

　　专制型父母要求孩子绝对听从自己的意见，"我养大了你，你就得听我的"。这是专制型父母的基本信条。在专制型家庭里，孩子的自由是有限的，因为家长希望孩子的所有行为都受到保护和监督，他们全盘为孩子设计成长的蓝图。他们与孩子之间的关系是不平等的，是一种"大人"和"孩子"的关系，是"管"与"被管"的关系。因此相对来说，他们之间的沟通是有障碍的，而且这样的家长尽管含辛茹苦、眼泪汪汪，但孩子却不如所愿，在孩子遭遇挫折时并不能提供切实有效的帮助。

　　大多数中国家长的教育方式，用鲍姆琳德的标准来划分，大概算介于专制型与权威型之间的方式。这是中国的传统文化使然，也是现代中国激烈的升学、就业竞争形势使然。

　　根据父母对孩子的情感态度、行为是否有要求和控制程度这两个维度，又可将父母的教养方式归纳为四种：

　　1）接受+控制的权威型教育方式

　　权威型教养方式——父母树立权威，对孩子理解、尊重，与孩子经常交流及给予帮助的一种教养方式。

　　这种类型的父母对孩子理解与尊重，父母对孩子更多积极肯定的态度，及时热情地对儿童的需要、行为做出反应，尊重并鼓励儿童表达自己的意见和观点。同时他们对儿童有较高的要求，对儿童不同的行为表现奖惩分明。

　　这种高控制且在情感上偏于接纳和温暖的教养方式，对儿童的心理发展有许多积极影响。这种教养方式下的儿童独立性较强，善于自我控制地解决问题，自尊感和自信心较强，喜欢与人交往，对人友好。

　　2）接受+容许的放纵型教养方式

　　放纵型教养方式——父母对子女抱以积极肯定的态度，但缺乏控制的一种教养方式。

　　这种类型的家长对儿童也抱以积极肯定的态度，但缺乏控制。放任儿童自己做决定，即使他们还不具有这种能力。例如，任由儿童自己安排饮食起居，纵容儿童贪玩、看电视。父母很少向孩子提出要求，如不要求他们做家务事也不要求他们学习良好的行为举止；对儿童违反规则的行为采取忽视或接受的态度，很少发怒或训斥儿童。

　　这样教养方式下的儿童大多很不成熟，他们随意发挥自己，往往具有较强的冲动性和攻击性，而且缺乏责任感，合作性差，很少为别人考虑，自信心不足。

3）拒绝+控制的专断型教养方式

专断型教养方式——父母要求子女绝对服从自己，对子女所有行为都加以保护监督的一种教养方式。这类父母要求孩子绝对地服从自己，希望子女按照他们为其设计的发展蓝图去成长，希望对孩子的所有行为都加以保护监督。这一类也属于高控制型教养方式，但在情感方面这类父母常以冷漠、忽视的态度对待儿童，他们很少考虑儿童自身的要求与意愿。对儿童违反规则的行为表示愤怒，甚至采取严厉的惩罚措施。

这种教养方式下的学前期儿童常常表现出焦虑、退缩和不快乐。他们在与同伴交往中遇到挫折时，易产生敌对反应。在青少年时期，在专断型教养方式下成长的儿童与权威型相比，自我调节能力和适应性都比较差。但有时他们在校的学习表现比放纵型和忽视型下的学生好，而且在校期间的反社会行为也较少。

4）拒绝+容许的忽视型教养方式

忽视型教养方式——父母对子女缺少爱的情感和积极反应，又缺少行为要求和控制的一种教养方式。

这类父母对孩子既缺乏爱的情感和积极反应，又缺少行为方面的要求和控制，因此亲子间的互动很少。他们对儿童缺乏最基本的关注，对儿童的行为缺乏反馈，且容易流露厌烦、不愿搭理的态度。如果儿童提出诸如物质等方面易于满足的要求，父母可能会对此做出应答；然而对于那些耗费时间和精力的长期目标，如培养儿童良好的学习习惯、恰当的社会性行为等，这些父母很少去完成。

这种教养方式下的儿童与放纵型教养方式下的儿童一样，具有较强攻击性，很少替别人考虑，对人缺乏热情与关心，这类孩子在青少年时期更有可能出现不良行为问题。

2. 家长教养中存在的问题

1）教养方式成人化

随着社会竞争日益激烈，生活节奏加快，父母忙于工作、学习进修，忙得无暇照顾孩子，只能把孩子交给老人或保姆照看。即使是想对孩子进行教育的时候，也是用成人态度进行指导，把自己的价值观点强加给孩子，呈现出一种"满堂灌"式的亲子教育。

如今许多父母生怕自己孩子的发展会落后于同龄儿童，对其提出超出其能力范围的要求。这种过高的期望在给儿童造成巨大心理压力的同时，也影响其正常的社会性发展。社会学者杨雄在论述独生子女早熟与幼稚并存的原因时指出，他们"该懂的不懂，不该懂的太懂"。

由于独生子女没有固定的游戏伙伴，主要的社会经验都是在与父母等长辈的交流中逐渐获得的，因此他们在语言上、心理发展上表现出早熟、成人化的特征。与此同时，父母的娇惯、溺爱又导致他们的心理幼化、社交能力差、行为幼稚、行为与自身发展水平不相称等后果。

2）教养方式不统一

"爸爸骂，妈妈护，爷爷奶奶打圆场"的多头关系，是现代家庭中较为普遍的现象。学者胡杰容将家庭教育中的这种教养态度、教养内容的不一致现象归结为社会化冲突，具体是指不同的甚至相互对立的社会化内容和目标同时作用于受教育者，使其难以取舍，无所适从。例如，有些孩子被妈妈打骂了，就会跑到爸爸那里哭诉，说妈妈的坏话，甚至再也不理妈妈了。为了平息孩子的怨气，爸爸通常会在这个时候扮"红脸"，和妈妈唱反调，这两种态度的差异会妨碍孩子正确认识自己的行为，养成良好的行为习惯。

现代家庭往往是几个长辈围绕一个孩子转，不少家庭还请了专职保姆，这些教养者由于年龄、职业、文化水平和经验的不同，必然会持有不同的教养态度，往往会为了儿童"上不上兴趣班""如何交往""怎样认识自己"等问题争论不休。

家庭教育是一门科学，必须要按照教育心理学的一些规律来进行，才能取得良好的教育效果。一些父母不了解也不注意学习家庭教育的知识，认为家庭教育知识不需要学习，而是按照自己的理解或者盲目照搬别人的教子经验，尽管也在家庭教育上花了很多时间，收效却并不理想。

一旦家庭中存在多种教养态度。不仅会损害教养者的权威形象，还会造成儿童社会性发展困难，并引发儿童社会化冲突、角色认同危机等。

3）教养内容功利化

当今社会正处于快速转型期。地区间经济发展水平不同，人与人先天素质各异，不同职业间的收入差距悬殊等，这些因素直接导致了儿童教育的"功利性"。不少家长特别注重儿童早期教育中知识的传授和才艺的培训，不顾孩子实际，拔苗助长。儿童的天性就是好奇、好玩的，过多地参加各种兴趣班、才艺班，高强度、长时间地集中注意力，不但束缚了幼儿个性发展，更不利于他们的健康发展。如幼儿小班入学必须提前学会10以内的数字写法；中班升入大班必须学会50个汉字；入小学前必须学会200个汉字，学会10以内的加法，会背 50 个英文单词等荒诞的违背教育规律的要求，俨然成为一道不可违背的准绳。于是，家长便想方设法在家里苦教孩子本领。殊不知，一个连手骨头都没有发育完全的孩子，怎么通过机械记忆去完成这么多的"提前作业"。教养者把幼儿教育等同于应试式"知识培养"和掠夺型"智力开发"，对儿童全面、健康、和谐发展中应包含的人格和品德的培养则考虑甚少。这种片面的教育使不少儿童缺乏应有的自理能力和社交常识，他们道德意识薄弱，难以形成对自己的正确评价。

4）教养方式极端化

"棍棒"和"溺爱"是现代家庭教育理念的两个极端。老被父母打的孩子长大成为老打孩子的父母，"窒息的爱"令孩子长不大。事实上在核心家庭中，孩子作为家庭关注的焦点，严格的管制除了让孩子成为学习的奴隶，更换来孩子十足的叛逆。这种父母信奉"棍棒之下出孝子"的信条，对孩子的行为控制很严，容易使子女形成自卑、懦弱、冷漠、消极情绪，产生恐惧或焦虑、敌意或残忍的心理，容易发生不能克制的逆反、倔强、攻击和冲动行为，棍棒打没了孩子的欢乐、个性、创造性，棍棒打出来的是一个唯唯诺诺、一事无成、害怕闯荡、厮守父母身边、没有真正快乐与笑容的"孝子"。培养出来的是"奴才"。还有些父母对孩子的行为与学习不感兴趣也不关心，很少去管孩子，"小时候交给保姆或父母，上学了交给老师，长大了交给社会。"这类父母存在着典型的角色问题，他们或性格内向，或缺乏权威意识和责任感，或社交能力差。这种家庭环境下成长起来的儿童往往对事情没有责任心，行为放纵，一些不良的个性与态度会影响学业。

据资料分析，行为越轨的大多数儿童与这类父母有关，都是由于父母对孩子管教放松或过严或前后不一致、父母对孩子缺乏感情、听任自由活动而不予指导和约束、家庭缺乏亲密性等。实际上亲子间正常接触和交流是缓解青少年恐惧焦虑、不安的精神良药，能给孩子带来安全感、信赖感、温馨感，对子女的心理健康发育、健全性格形成具有极重要的作用。随着社会生活竞争激烈和"宅居生活"的普遍化，父母对孩子的放任会越来越多，而这与科学的儿童教育是相悖的，这样子女容易养成放纵骄横、自私自利的品德和嫉恨的心理，对自己的社会责任模糊不清，不能学会在欲望不能满足时应有的忍耐。结果是不合理的需求、欲望不断增加，无法适应社会生活，以自我为中心，自控力差，道德观念薄弱，缺乏行为准则和规范，事事依赖成人，与人交往产生挫折后，易产生对立、仇视情绪，从而发生侵犯行为。据统计，"放任"型学生一般来自于不和睦家庭、单亲离异家庭和问题家庭等。这类家庭父母缺乏责任感、义务感和荣誉感，亲子关系多不正常，孩子情感上被忽略或对立，父母不和，视儿童为出气筒进行辱骂或殴打，教养方式简单粗暴经常体罚、对子女缺乏适当监督和养护，这类孩子从小就缺少温暖和爱，心情处于紧张、焦虑、恐惧的情景中，惶惶不可终日，他们不但可能患有与饮食、睡眠、呼吸、排泄等方面的疾病，还可能对自己失去调节控制的能力，患有精神疾病或人格上的缺陷，他们一般情绪波动大，常有莫名其妙的焦虑和恐惧，容易产生敌意，缺乏同情心，嫉妒、残忍等不健康的心理状态，他们不愿接受伦理道德的约束，富于攻击性。

三、工作内容及方法

1. 指导家长改变不良教养方式的途径

1）建立良好教养方式的要有一个先决条件就是家庭的和谐与稳定

这样的家庭氛围是子女成长的催化剂。如果父母感情不和，经常打骂、争吵甚至婚姻破裂，子女在这样的家庭中生活，肯定是得不到良好的教养，会对子女心身发育极为不利。有研究表明，破裂的单亲家庭对青少年心理健康各方面都有显著的消极影响，同时单亲家庭子女违法犯罪率也很高。

2）要形成良好的家庭教养方式

家长自己必须是心理健康者，要加强自身的教育，提高自身的文化修养，纠正自己的心理缺陷。尤其是母亲，许多研究表明，母亲的个性对孩子的影响比父亲更大。母亲具有女性的美德和温柔体贴、情感细腻等优点，母亲的温存、宽容、优雅的风度和文明举止都是培养子女良好心理品质的先决条件。母亲更应该提高文化素质，加强自身的修养。再次，父母应更多地了解儿童的心理特点，掌握一些正确教育孩子的知识与方法。当前许多家长有一种错误的观念，以为家庭教育可以无师自通，是自发的、本能的，其实这是一个很大的误区。只有把现代心理学和教育学的一些基本方法、理论掌握好，并灵活、具体地和孩子的教育实践结合起来，形成良好的教养方式，家庭教育才可能成功。

3）父母要保证与子女的沟通时间

尽管现在许多父母都是工作繁忙，但不应减少与子女的沟通时间，亲情关系毕竟是其他关系所无法取代的。只有营造出和睦的家庭气氛，彼此之间建立起一种亦尊亦友的关系，坦诚沟通，就既能让子女感受到来自父母的真正的关注和照顾，又能让子女遇到问题时能及时与父母沟通。这样的话，家长就会自然而然地形成良好的教养方式。

2. 分析家长教养中存在的问题并提出指导意见

1）案例一

A 宝宝，男，2007 年 6 月 2 日出生，由妈妈照料宝宝，从小没有经历爬，妈妈忙于做家务，照顾孩子的生活起居，宝宝常独自玩耍，每天看电视 3 小时，会说简单的本地话，自言自语，不会说普通话，叫他不会理睬，不听指令，脾气暴躁。妈妈认为宝宝耳朵听力有问题，到儿童医院住院治疗但没有效果，仍然不理人。2009 年 8 月 15 日宝宝 26 个月到早教中心进行发育商测试，宝宝粗大动作 22 个月，不会跳；精细动作 23 个月，不会画圆，不会模仿动作，不会听指令；自理 14 个月，不会自己独立吃半顿饭。平均智龄 14.25 个月，发育商 54 分。

分析：该宝宝粗大动作、精细动作中等水平，语言、认知、社会性行为、自理能力发育滞后；宝宝不与人交往、不听指令、自言自语、叫他不会回应，有孤独症的特征。分析原因，主要是母亲的教养方式是属于忽视型的，只关心孩子的生活起居，忽视了与孩子的语言交流、情感交流；而且没有对孩子进行全面的教育刺激，让孩子独自看电视，使孩子失去学习与人交流的机会。

建议：关掉电视机，和孩子一起玩玩具、逗乐、做游戏，同时到早教中心接受有针对性的训练。

2）案例二

B 宝宝，女，2008 年 11 月 6 日出生，剖腹产，正常。由老人照料，4 个月开始看电视，每天 2～3 小时，1 岁以后每天看 4～5 小时，内容是碟片动画片、音乐舞蹈等。2010 年 7 月 25 日宝宝 21 个月，到早教中心测试：粗大动作 19 个月，跑步动作不够协调，不会踮脚尖走；精细动作 15 个月，套圈动作手眼不协调，积木垒高 3 块；语言 12 个月，会模仿动物叫声但反应慢；认知 7.5 个月，不会指认五官；行为 9 个月，不会听指令；自理 10 个月，不会蹬掉鞋，不会拿勺。平均智龄 12 个月，发育商 57.53 分。宝宝对人的语言不敏感，叫名字不理睬，自言自语，发音不清晰，说碟片里听到的音，常自娱自乐，有孤独倾向。

分析：该宝宝各领域发育迟缓，有孤独症行为。究其原因，抚养者用电视机代替成人与宝宝互动，电视机只是单向的输出，没有交往的机会，电视的内容孩子不能理解，只是模仿听不懂的声音，造成孩子的大脑发育障碍。

建议：停止看电视，带孩子到大自然中玩耍，和孩子进行面对面的交流，到早教中心进行孤独症矫治训练。

3）案例三

C宝宝，男，2009年9月1日出生，足月，顺产，出生时正常。2个月开始每天看电视2～3小时，电视环境一天到晚，没有爬过，由妈妈照料到8个月，之后由老人喂养，喂饭时由老人咀嚼后喂给孩子，现在还是这样。孩子会流口水，不会咀嚼，爷爷打牌，奶奶煮饭做家务，小孩看电视、自己玩。宝宝脾气急躁，不听指令，与成人配合不好，只会说"爷爷""奶奶""拉拉"等叠音，其他不会说，注意力不集中，爱哭，喜怒无常。宝宝嘴不会闭，流口水。到陌生环境紧张，不肯进教室。

分析：除了让孩子看电视外，家长对孩子的照料过于精细，保护过度，亲子关系没有建立起来。

建议：让孩子自己吃饭，训练咀嚼，加强运动，多到户外奔跑、游戏，与同龄孩子接触，同时参加早教中心的学习。

第二节 培 训

一、学习目标

掌握培训计划的编制要求，了解培训方法的种类、特点与使用范围，学习编制不同类型的培训计划。

二、相关知识

1. 培训计划的编制

培训计划一般包括培训目标、参加范围、培训时间、培训地点、培训内容、培训方法和对培训者的具体要求等方面的内容，关键是做到行之有效，切实可行。如培训目标要明确，通过这次培训要解决什么问题，如不同的家长、育婴员和育婴师在学时和内容上都有不同的要求；培训方法要灵活多样，讲课、答疑、参观考察和交流等。

制定培训计划主要包括以下几项内容：

（1）时间：培训的开始时间、截止时间，总共需要多少时间、各项活动时间具体安排。

（2）地点：培训班的上课地点和实习地点。

（3）内容：培训班的课程安排及授课教师。

（4）目标：培训班要实现的目标，标准化培训要实现的目标。

（5）评估：培训拟用何种方法进行评估。

（6）结业：结业的方式，如理论考试和实操考试。

（7）组织管理：培训过程的有关要求。

（8）总结：对培训班的工作进行总结，评估培训效果。

2. 培训方法的种类、特点与使用范围

1）课堂演讲法

课堂演讲法也称讲授法。如开设专题讲座，就是采用讲授法进行培训。适用于向全体学员介绍或传授某个单一课题的内容。

2）操作示范法

操作示范法一般由专业人士在现场向受训人员简单地讲授操作理论与技术规范，然后进行标准化的操作示范表演。学员则反复模仿学习，经过一段时间的训练，使操作逐渐熟练直至符合规范的程序与要求，达到运用自如的程度。适用于操作性强的项目。如婴儿抚触、被动操等。

3）游戏培训法

游戏培训法是一项具有合作及竞争特性的活动，它综合了案例研究与角色扮演的形式，要求参与者模仿一个真实的动态的情景，参与者必须遵守游戏规则，彼此互相合作或竞争，以达到游戏所设定的目标。

游戏培训法是当前一种较先进的高级培训方法，是近年来新崛起的一个培训项目，它不同于传统的培训模式，它没有黑板、粉笔、讲义和照本宣科的老师，而是运用先进的科学手段，综合心理学、行为科学、管理学几方面知识，积极调动学员的参与性，使原本枯燥的概念变得生动易懂。它把受训者组织起来，在讲师所给予的规则、程序、目标和输赢标准下，就一个模拟的情境进行竞争和对抗式的游戏。目前游戏培训法被大量运用于企业的员工培训之中，而这种培训的对象往往是企业中较高层次的管理人员。

4）主题式培训法

主题式培训法是针对学员在工作中感到的困惑或不能解决的问题，以问题作为培训的主题，通过理论和实践的验证来寻找解决问题的方法，适用于已经具有实践经验的员工的培养。

5）职位扮演法

职位扮演法是由受训人员扮演某种训练任务的角色，使他们真正体验到扮演角色的感受和行为，以发现及改进自己原先职位上的工作态度与行为表现。适用于改善人际关系的训练。人际关系的感受常因所担任的角色不同而异。为了增进对对方的了解，在职位扮演训练中，受训人员常扮演自己工作中所接触的对方的角色而进入模拟的工作环境，以获得更好的培训效果。采用职位扮演法训练时，扮演角色的受训人员数量有限，其余受训人员则要求在一边仔细观察，对角色扮演者的表现用"观察记录表"方式，对其姿势、手势、表情和语言表达等项目进行评估，以达到培训效果。观察者与扮演者应轮流互换，这样就能使所有受训者都有机会模拟训练。育婴师培训中实习课和听评课就是采用这种方法。

6）案例研讨法

案例研讨法是一种用集体讨论方式进行培训的方法，与讨论法不同点在于：通过研讨不单是为了解决问题，而是侧重培养受训人员对问题的分析判断及解决问题能力。在对特定案例的分析、辩论中，受训人员集思广益，共享集体的经验与意见，有助于他们将受训的收益在未来实际业务工作中思考与应用，建立一个有系统的思考模式。培训员事先要对案例做充分准备，对受训群体的情况做深入了解，确定培训目标，针对目标收集具有客观性与实用性的资料加以选用，根据预定的主题编写案例或选用现成的案例，引导受训者产生身临其境、"感同身受"的感觉，使他们自己如同当事人一样去思考和解决问题。案例讨论可以按以下步骤开展：发生什么问题？——问题因何而起？——如何解决问题？——今后采取什么对策？适用于已经上岗有经验的育婴师的培训。

7）咨询式培训

咨询式培训是重咨询而不是重培训。这种培训方式的运用是要求围绕一个主题或方面，内容事先不一定十分明确，比如"0～3岁婴儿科学育儿知识咨询"，范围广，对培训师的要求十分高，培训师必须是在这一方面有丰富经验的专家，不仅精通理论，更有着非常丰富的实际经验和造诣。适用于对家长的培训。

三、工作内容

1. 根据家长的特点和情况编制培训计划

1）案例一
根据家庭中宝宝的意外伤害频频发生，家长的应急处理知识不足，决定办一期"家庭意外伤害急救措施"培训班，请制订一份培训计划。

"家庭意外伤害急救措施培训班"培训计划

培训时间：2012年5月每周六上午9:00～11:00。

培训地点：贝乐兔早教中心感统训练室。

培训内容：①误服药物的急救措施。②触电的急救措施。③气管异物的急救措施。④烫伤的急救措施。

培训目标：让受训者了解家庭常见意外伤害的急救措施的常识，掌握急救的实际操作。

培训方法：操作示范法。

培训评估：采取实操法进行评估。

2）案例二

根据对独生子女的教育，家庭内部的意见不一致，而引发的婆媳意见不统一，导致家庭教育障碍的情况，拟举办一期"婆媳共育健康宝宝"培训班，请制订一份培训计划。

"婆媳共育健康宝宝"培训班计划

培训时间：2012年6月每周六上午9:00～11:00。

培训地点：贝乐兔早教中心感统训练室。

培训内容：①宝宝自理能力的培养与良好个性培养的关系。②指导宝宝自己吃饭、洗手、如厕的方法。③妈妈与奶奶之间沟通的方法。④如何开展亲子游戏。

培训目标：让受训者了解宝宝自理能力的培养与良好个性培养的关系，掌握指导宝宝自己吃饭、洗手、如厕的方法，学习婆媳之间沟通的方法和亲子游戏的方法。

培训方法：课堂演讲法、操作示范法、职位扮演法。

培训评估：采取抢答竞赛和实操法进行评估。

2. 根据初级、中级育婴员的特点和情况编制培训计划

1）案例一

新上岗的育婴员，虽然经过岗前培训，但缺乏实际经验，尤其在跟婴幼儿的沟通方面比较欠缺，根据这种情况，我们拟举办一期"育婴员新手培训班"，请拟定一份培训计划。

"育婴员新手培训班"计划

培训时间：2012 年 7 月 1 日至 7 月 5 日每天上午 9:00～11:00

培训地点：贝乐兔早教中心感统训练室

培训内容：①育婴员与宝宝沟通的技巧。②育婴员演示操作玩具的方法。③育婴员组织宝宝律动的方法。④育婴员指导宝宝阅读的方法。

培训目标：让受训者掌握组织婴幼儿活动的具体方法，将理论和实践相结合，提高育婴员的实际工作能力。

培训方法：课堂演讲法、操作示范法。

培训评估：采取笔试和实操法进行评估。

2）案例二

最近发现一些感统失调的孩子刚开始训练时很不配合，不愿意参加训练，甚至哭闹得很厉害，教师在进行训练中感到困难，有的家长心疼孩子哭闹，放弃训练不来了。针对这种情况，我们拟进行"宝宝不配合感统训练，教师有哪些招数？"的培训，请拟定一份培训计划。

"宝宝不配合感统训练，教师有哪些招数？"培训计划

培训时间：2012 年 7 月 6 日上午 9:00～11:00。

培训地点：贝乐兔早教中心感统训练室。

培训内容：①分析产生问题的原因。②讨论对策。③实施策略，验证效果。④归纳小结。

培训目标：让受训者集思广益，共享集体的经验与意见，有助于他们将受训的收益在未来实际业务工作中思考与应用，建立一个有系统的思考模式。

培训方法：案例研讨法、实操验证法。

培训评估：书写学习体会进行评估。

本章小结

1. 根据父母对孩子的情感态度、行为是否有要求和控制程度这两个维度，又可将父母的教养方式归纳为 4 种：权威型教养方式、放纵型教养方式、专断型教养方式、忽视型教养方式。父母的教养方式是影响婴幼儿社会化发展的最重要因素。

2. 家长教养中存在的问题有：教养方式成人化、教养方式不统一、教养内容功利化、教养方式极端化。

3. 常见的培训方法有：课堂演讲法、操作示范法、游戏培训法、主题式培训法、职位扮演法、案例研讨法、咨询式培训等。

练 习 题

一、选择题

1. 美国心理学家戴安娜·鲍姆琳德将父母的教育方式划分为最基本的 3 种类型（　　）。

    A. 权威型、宽容型和民主型

    B. 权威型、宽容型和专制型

    C. 权威型、放纵型和专制型

2. 目前我国家长在教养中存在的问题表现在（　　）。

    A. 教养内容功利化　　　　　　　　B. 教养方式极端化

    C. 教养方式不统一　　　　　　　　D. 教养方式成人化

3. 培训方法的种类有（　　）。

    A. 课堂演讲法　　　　　　　　　　B. 操作示范法

    C. 游戏培训法　　　　　　　　　　D. 主题式培训法

二、简答题

1. 简述指导家长改变不良的教养方式的途径。

2. 什么是案例研讨法？

第五部分 附 录

附录一 婴幼儿粗大动作发展顺序及年龄

粗大动作发展项目	开始年龄（个月）	常模年龄（个月）	发展较晚年龄（个月）
俯卧时抬头看东西	0	1.8	4
俯卧时抬头 45°	1	2.7	7
俯卧时抬头 90°	1	3.7	6
独坐时头不滞后	2	4.5	6
独坐时头前倾	2	4.5	6
扶双手站腿支持一点重量	2	4.8	6
翻身	2	5.5	7
俯卧前臂支撑	2	5.6	7
扶腋下站腿一蹬一蹬	3	6.6	8
在小车内坐着玩玩具	4	6.7	9
独坐	5	7.0	8
俯卧着打转	3	7.5	10
爬	5	9	12
自己控制站起来	7	9	12
独站片刻	5	9.8	11
从站位到坐位	6	10	12
扶双手可以迈步	6	10.7	12
扶栏可以走来走去	7	10.9	14
扶一手可以走	9	11.8	14
独站	8	11.9	14
开始走 1～2 步即倒入怀里	10	13.3	14
独走几步较稳	11	14.8	16
不扶东西可自己蹲下	12	15	18
独自走路	12	15	16
扶栏上楼一阶一阶	13	17.5	19
会抱着玩具走	13	18.2	26
会踢球无方向	13	18.8	22
跑几步稳	14	19.3	20

粗大动作发展项目	开始年龄（个月）	常模年龄（个月）	发展较晚年龄（个月）
不扶栏上台阶 1～2 级	16	19.5	20
会自己上下床	11	20.5	22
踢球较准	16	21.5	23
跑 5～6m	16	21.5	23
有意识跳但脚不离地	16	24	28
不扶独自上楼 2～3 级	21	26	28
独脚站 1～2 秒	20	26.7	30
会双脚跳离地面	21	26.8	30
模仿做两三个动作	21	27.6	31
双脚跳远	18	28.1	31
会独立不扶下楼 2～3 阶	22	28.5	30
独脚站 5～10 秒	21	29	32

注：表内"常模年龄"为85%的孩子达到某个项目的年龄，"开始年龄"为最初达到某个项目的年龄，"发展较晚年龄"为最晚达到某个项目的年龄。

附录二　婴幼儿精细动作发展顺序及年龄

精细动作发展项目	开始年龄（个月）	常模年龄（个月）	发展较晚年龄（个月）
手中玩具一会儿即掉	0	1.5	3
乱敲打手中玩具	1	2.7	4
抓自己衣服、被角不放	1	2.8	4
明确注视手中玩具	2	4.5	6
大把抓玩具	3	6.9	8
会用手空挠桌面	3	7.5	8
用手弄倒桌面上的东西	4	7.5	9
可把大米花抓到手	4	7.5	8
给纸爱撕	4	8	11
拇指、他指握	5	8.5	11
拇指、食指抓握	6	9	11
有意将玩具放手	5	10.3	11
小丸放入瓶中	9	13.5	15
翻书5~6页	11	15.5	16
用手掌握笔乱画	11	16.8	19
有握笔姿势但不准确	16	18.8	22
翻书一次2~3页	16	19	22
用玻璃丝穿扣洞，但不会玩	16	21.5	24
会折纸2~3折	16	22.8	24
手握笔正确	16	23.6	24
会一手端碗吃饭	21	24.6	26
用玻璃丝穿扣洞，会玩	21	24.6	26
用积木搭桥	21	24.8	27
会一页一页翻书	18	24.8	26
折纸有边角	21	30.6	33
会在水龙头下自己洗手、冲手	21	30.7	33

附录三　婴幼儿语言发展顺序及年龄

语言发展项目	开始年龄（个月）	常模年龄（个月）	发展较晚年龄（个月）
会发 a，u，e，o 等音	0	1.5	2
笑出声	2	2.5	6
主动对人笑	1	2.5	5
逗时会回声应答	1	3	5
哭时开始有顾虑、急躁情绪	2	3.9	6
主动对玩具笑	2	4	6
会尖叫	2	4	7
会用哭声要人或要东西	2	4.5	6
会发 Da，Da，ma，ma 音，无所指	5	8.5	11
用动作表示"再见""欢迎"	4	8.9	12
懂得"不要这样"的话	4	10	11
会发 ba，ga 等音	5	10.9	14
会模仿成人发音	7	11.5	14
向他要东西知道给	7	13	15
叫妈妈有所指	8	13.9	15
叫爸爸有所指	7	14.5	16
除爸妈外，会叫其他亲人 2 人	8	14.6	18
除亲人称呼外，还会 1～2 个字	9	14.9	16
会说"我不要"	12	15.9	18
知亲近人名字 2 人	11	16	18
知同伴名字 2 人	11	16	18
执行简单给予的命令	12	16	18
指出身体 3～4 部分	11	16.5	19
会用叠字 3 个	11	16.9	21
会说 1 个词的句子	12	18.9	20
开始辨别声音	12	19.1	21
会讲 10 个词	13	19.1	21

续表

语言发展项目	开始年龄（个月）	常模年龄（个月）	发展较晚年龄（个月）
懂得上面、下面	14	19.1	21
能叫自己名字	15	19.9	23
懂得 3 个提问	18	21.1	25
会回答"这是什么？"	18	22.6	25
说 3～5 个词的句子	18	22.5	26
会说父母名字	18	23.5	29
会用词回答"××到哪儿去了？"	19	24.1	26
会用词回答"谁来了？"	19	24.6	28
会说出常用 4 件东西的名称	18	25.1	28
会说 3～4 句儿歌	18	25.5	28
会用代名词"我"	18	25.1	27
会用代名词"他"	18	26.1	28
会用代名词"你"	18	26.4	28
会回答"这是什么？"	20	26.6	28
会回答"××到哪儿去了？"	19	27.5	29
会回答"那是谁？"	20	28.1	30
会 4 首以上儿歌	19	29	32
用完整句子表示一件事	20	29.5	35
知道反义词 3 个	27	29.5	35
会用连接词"和、跟"	23	29.9	32
理解饿了、冷了、累了	27	30.5	34
会问与答简单生活问题	20	31.1	36
会用形容词 2 个、副词 2 个	20	29.9	35

附录四　婴幼儿认知能力发展顺序及年龄

认知能力发展项目	开始年龄（个月）	常模年龄（个月）	发展较晚年龄（个月）
眼睛追踪物体至中线	0	1.5	3
眼睛追踪物体180°	1	2.2	4
立刻注意到大玩具	1	3	4
玩具送到口中	3	5.6	7
找声源	3	5.6	9
近处玩具可取得	4	5.6	7
注意看大米花	3	5.9	7
玩具失落会用眼睛找	3	6.6	7
两手拿两个玩具	4	6.9	8
手中玩具会换手	4	7	8
手中玩具会对敲	6	8.5	10
接过玩具常扔掉	5	9.5	12
会反复摆弄玩具	6	9.5	12
开始不再把玩具送口中	4	10.9	12
会从瓶中倒出小丸	11	14.5	15
会搭2块积木	11	14.9	19
自发乱画	12	15.6	19
动作模仿笨拙	12	17.1	19
玩具可玩10分钟	11	17.5	18
能记住一天内的事	12	18.1	21
有意听讲故事，但不懂内容	12	18.6	20
模仿动作像	12	18.1	20
注意力可集中5分钟	16	20.5	22
对室内变化有觉察	16	21	22
会搭7～8层塔	16	21.5	22
看过图一周仍记得	16	22.6	25
爱听故事，简单情节能答	16	22.9	25
注意玩具等的细小变化	16	23.6	24
对自己作的画加以解释	20	24	28
认识圆形大小	18	24.5	28

续表

认知能力发展项目	开始年龄（个月）	常模年龄（个月）	发展较晚年龄（个月）
集中注意可达 15 分钟	20	24.6	27
会数 1～5 个数	19	25.4	27
认识红色	19	26.4	28
知道 1 和许多的区别	20	26.5	28
听故事一周后能记住并复述其中情节	21	26.8	30
除红色外，认识 1～2 种颜色	22	30.4	35
记住半个月前的事	27	32.5	35
可系统复述故事主要情节	25	32.5	36
会进行"这……就"等的简单推理	22	32.6	35
开始有想象的表现	29	33.6	35
知道长短前后	28	33.6	35
自己会翻小人书并简单解释	29	33.9	35
认识圆形、方形、三角形	24	34.5	35
知道 1～5 的实际意义	31	35.4	36
能记住 3 天前的事	14	19.1	20

附录五 婴幼儿情绪、情感与社会性行为发展顺序及年龄

发展项目	开始年龄（个月）	常模年龄（个月）	发展较晚年龄（个月）
逗引时有反应	1	3	5
会用手互相触摸	1	3.5	5
见人张望全身活跃	1	3.5	5
白天醒的时候手连续地动	2	4.5	
见食物表现出兴奋模样	4	5	7
喝牛奶或水手把着瓶	5	6.4	9
叫名字转头找	3	6	9
会与人玩	4	7	9
见生人躲闪、哭喊、乱蹬	4	7	9
开始表现个人对人和物的爱憎	4	7.5	9
白天室内无人会哭	5	7.5	9
自喂饼干	8	8.5	16
穿衣知道配合	11	14	18.9
会与成人玩球	11	15.5	18
主动把玩具给人（放手）	11	15.5	19
会按成人表情行事	11	16	18
对想要的东西会手指或发音	12	15	19
用手绢擦鼻涕	12	16.5	18
会模仿抹桌子、扫地	12	16.9	20
白天知道小便或说蹲盆	13	17.5	20
吃完东西会托出空盘	13	19.5	22
会用勺吃东西不太洒	17	20	22
开始表示个人需要	17	20	22
对成人演示下次再见等	17	21.5	24
开始有得意、撒娇的情绪	19	23.5	26
自己会脱帽子	19	24	27
开始知道热爱他人（除妈外）	19	24.5	27
开始懂得理解好行为、坏行为	19	25.1	27
主动和成人打招呼	19	27.5	31
会穿上衣	19	28	30

续表

发展项目	开始年龄（个月）	常模年龄（个月）	发展较晚年龄（个月）
会解衣服扣子	20	29	30
知道爱干净好	22	29.6	31
会帮助收拾碗筷、玩具	23	30.6	33
会用行动帮助小朋友	24	31.5	34
开始和小朋友一起玩	27	32	34
能自己吃饭，穿衣袜、鞋，大小便	27	32.1	34
能按生活上要求的卫生习惯做	27	33	34
会扣扣子	24	33	34
开始有妒忌、看不起人、霸道、愤怒等情绪	30	33.5	36

附录六　婴幼儿寝具、玩具及相关用品

准备项目	数　量	用途及注意事项
婴儿床	1 张	最好是木质制品，安全性佳，栏杆间隙不应超过 6cm，床的深度不可小于 60cm
海绵床垫或棉垫	1 个	可增加木板床的舒适感，硬度必须以能随便手压而不下陷为标准。可选择抗菌防尘螨型
床单、枕头套	2 件	选用棉质吸汗性强的
婴儿凉席	1 张	夏天使用，凉爽透气
婴儿枕头	1 个	宜选中间有气孔的，不宜过于柔软，确保婴儿睡觉时的安全
婴儿毯	1～2 条	冬天使用，可保暖
婴儿被或睡袋	2 床或 2 个	随季节变化选择厚薄搭配
婴儿床蚊帐	1 顶	可防蚊虫叮咬婴儿，需视婴儿床大小选适当的尺寸
防湿尿垫	1～2 个	可避免小便时弄湿床单
婴儿床吊挂玩具	1～2 个	玩具以可爱动物造型为佳
婴儿摇床	1 张	把婴儿放在客厅、卧室时使用
婴儿手推车	1 辆	选择平躺式的推车比较恰当，因为婴儿脊梁骨尚未成熟
抓握玩具	若干	以声响为佳，可吸引婴儿
益智玩具	若干	帮助婴儿智能发育
固齿玩具	若干	为婴儿长牙做准备

附录七 婴幼儿喂哺用品

准备项目	数 量	用途及注意事项
250mL 大奶瓶	4～6个	3～4 小时喂奶一次，用完即消毒（PC 或玻璃制品）
120mL 小奶瓶	2个	用于喝开水、果汁
奶嘴	6个	奶嘴应该用 3 个月后更新一次
奶瓶消毒锅	1个	可选购水煮式、蒸汽式、微波式等
奶瓶刷	1个	彻底清除奶瓶及奶嘴污物
奶瓶保温筒	1个	外出时方便携带，用于保温
奶瓶加热器	1个	用于冬季温奶
果汁压榨器	1个	婴儿 2 个月大后，喂果汁时使用
奶粉	2～3 罐	婴儿的主要食物
婴幼儿葡萄糖	1盒	补充血糖，增强抵抗力
婴幼儿小口杯	1个	学会用口杯喝水时用
小汤匙	2个	喂米糊等
婴幼儿用小碗	1个	日常喂食用

附录八　婴幼儿沐浴、清洁用品

准备项目	数　量	用途及注意事项
婴儿沐浴露	1 瓶	选择温和无刺激的产品
婴儿洗发露	1 瓶	无香料、温和不刺激的产品
婴儿润肤乳液	1 瓶	可滋润皮肤，冬季洗完澡后使用
婴儿润肤油	1 瓶	可防止尿布疹，在冬天洗完澡或换尿布时使用
婴儿护臀霜	1 瓶	可保护婴儿的小屁股
婴儿爽身粉	1 盒	婴儿洗完澡、换尿布后少量使用，保持干爽舒适
浴盆、小脸盆	1 个	最好采用婴儿专用澡盆，养成婴儿爱洗澡的习惯
洗澡防滑垫	1 个	可使妈妈为婴儿洗澡时更顺手，并让婴儿有安全感
大浴巾	2 条	纯棉质料、婴儿浴后可以及时包裹保暖
小毛巾	2 条	洗脸或日常清洁擦拭用
婴儿柔湿巾	2 包	婴儿便后擦拭用
手帕	6～12 条	婴儿溢奶或流口水时擦拭用
安全指甲钳	1 只	能安全地替婴儿剪指甲
安全别针	4～6 个	穿衣、盖被时固定用
吸鼻器	1 个	婴儿鼻内分泌物过多时使用
洗澡玩具（浮水性）	2 个	让婴儿喜欢洗澡
软毛牙刷	1～2 个	软毛不伤牙龈，帮助婴儿保持口腔卫生
婴幼儿座便器	1 个	训练婴儿排便时用

附录九　婴幼儿衣物用品

准备项目	数　　量	用途及注意事项
新生儿棉布内衣、裤（侧开襟内衣和全开襟内衣）	各4～6件	棉、纱内衣依季节选择厚薄搭配
长袍或连身衣	各2～4件	连身衣穿脱方便，且不易着凉
外出服	3～4套	长袍、套装、外出时穿着
保暖背心	1～2件	早晚适穿，机动性强
短裤	2～6条	婴儿2个月大后穿，适合夏季穿着
棉长裤	2～4条	婴儿2个月大后冬季或空调房中穿着
包巾、披风	2～3件	外出方便，包裹保暖
新生儿护手套	1～2付	避免婴儿的手抓伤脸部，及吸吮手指引起细菌感染，但也不要经常使用，以免影响婴儿手部肌肉的发展
袜子或脚套	3～4双	冬天较寒冷时可用，宜选择纯棉，吸汗性能好的
围兜	4～6件	婴儿溢奶吃东西时用，可避免弄脏衣服
肚围	2件	一般在婴儿翻身踢被时，围在腰脐上以免着凉
尿布	若干	透气、吸湿性能好，以白色或淡色为宜
纸尿裤	2～3条	方便更换，保持干爽
鞋	2～3双	注意柔软轻便

附录十　0～3 岁育婴实施细则

（一）1 个月婴儿发育标志、保教目标、内容与要求

生理、心理发育的主要标志		新生儿的活动都是全身的，触觉比较发达，最敏感的部位是唇、手掌、脚掌、眼帘，对光、温度、声音有反应，味觉灵敏，开始有集中的视觉，看到成人面孔活动减少，可自发微笑，哭无眼泪
教养目标（应达到的一般水平）		能短暂注意眼前人或玩具的移动。半月左右抱起时有找奶头、吸吮动作反应。两三周后听力集中
教养内容与要求	生活照料	室温适宜，空气新鲜，光线柔和，每天有 20～22 小时睡眠时间，可根据需要喂奶，最好每天洗一次澡。培养婴儿自动入睡，不含奶头睡觉的习惯
	动作技能	每天喂奶时将婴儿的手拿开，然后用手指或笔杆触动婴儿手心，让他紧握。更换尿布时，用手轻拍婴儿的小腿和屁股，触摸他的四肢
	语言发展	成人要用温和的语调哄婴儿，经常呼唤新生儿的名字，给婴儿以适当的声音刺激
	认知能力	用色彩鲜艳或会发声玩具，在婴儿视线内摇晃。20 天后可将婴儿竖抱片刻，让婴儿看房间和周围的景物，发展婴儿视觉、听觉
	情绪、情感与社会性行为	眼对眼跟父母对视，逗引会微笑。用手掌慢慢逼近婴儿眼前，会眨眼

（二）2 个月婴儿发育标志、保教目标、内容与要求

生理、心理发育的主要标志		稍能抬头，眼随物转动，头能转向有声音的方向，手能握住物体片刻，会发"咿""呀"喉音
教养目标（应达到的一般水平）		能竖起抱。被逗时能注视移动的玩具或人脸，会微笑或发出喉音。听到声音有寻找反应
教养内容与要求	生活照料	可开始培养按一定时间喂奶的习惯，吃奶时间不超过 20 分钟；要弄清楚婴儿哭的原因，不要一哭就抱，以免养成不良习惯，贻误某些事情的及时处理
	动作技能	仰卧时头会左右转动，俯卧时能抬头 45°，并持续片刻。可开始给婴儿做被动操至 6 个月
	语言发展	成人经常和婴儿说话，给他唱歌或听音乐，逗引婴儿微笑，引其发出回答性声音
	认知能力	眼能随物移动，注视成人的脸及鲜艳的玩具和吸引他的动作。逗引时在婴儿胸上方 40～60cm 处，引导婴儿的视线，满足婴儿基本要求，使其情绪愉快
	情绪、情感与社会性行为	经常用表情、玩具和语言引逗，使婴儿表现出快乐的情绪，微笑、发声、挥手、蹬腿。用玩具和语言引逗，能笑出声音

（三）3个月婴儿发育标志、保教目标、内容与要求

生理、心理发育的主要标志		俯卧或垂直位能抬头，有目的地抓物，能玩弄手及手指，视物协调，逗引时能笑出声音，看见母亲的脸会笑
教养目标 （应达到的一般水平）		能找到声源，开始注意新鲜事物。见人会笑，发出声音。快乐时微笑、手脚不断活动，视线能追活动的人和物
教养内容与要求	生活照料	要保证婴儿每天有18~20小时的睡眠时间，要经常帮助婴儿变换睡眠姿势，尤其是还不会翻身的婴儿
	动作技能	经常用玩具或各种动作逗引婴儿，练习摸、抓玩具。3~4个月可直抱，竖直较平稳，俯卧时能用肘支撑上身抬头90°
	语言发展	经常用语言或玩具引婴儿发笑，使他在安静状态中能自己发音
	认知能力	给婴儿有色彩或能发响声的玩具，让他抓握，给婴儿听中音量的音乐或不同角度发出的声音，引导婴儿找到发声方向，逗引婴儿高兴
	情绪、情感与社会性行为	与人"交谈"发出"哦""啊""咯"的声音。用音乐、舞蹈、玩具引逗，可念儿歌、看镜子、亲人与他"交谈"引逗。并可增加户外活动时间，让婴儿能与你自言自语交谈

（四）4个月婴儿发育标志、保教目标、内容与要求

生理、心理发育的主要标志		咿呀学语，俯卧时能用肘支着抬起前胸，可由仰卧转向侧卧位，哺喂时双手能扶奶瓶，并较长久地玩弄挂在胸前的玩具
教养目标 （应达到的一般水平）		头肩抬起，开始翻身抓取玩具，双脚能支撑一会，会大声发笑，喜欢鲜艳的颜色 头会转向叫他名的方向 会轻拍或抚摸大人的脸，开始认人
教养内容与要求	生活照料	母乳不足，成人手持奶瓶喂时，可培养婴儿自己扶奶瓶，养成婴儿夜间不吃奶的习惯
	动作技能	让婴儿练习在俯卧的基础上用手支撑向前，帮助婴儿练翻身的动作和用手握物动作。发展手的基本动作，能从仰卧位翻身到侧卧位
	语言发展	培养婴儿对声音的反应。经常轻声反复地说周围东西的名称、动作的称谓、称呼人等话，引起婴儿发音回答
	认知能力	成人常叫婴儿名或用彩色玩具引逗，使婴儿转向发声方向。成人每次接触婴儿时，态度要亲切和蔼，以吸引婴儿注视，达到会辨认自己母亲。培养婴儿与成人亲昵的感情
	情绪、情感与社会性行为	见生人盯着看、哭等，见母亲或经常与他接触的亲人伸手求抱，会对着镜子微笑

（五）5个月婴儿发育标志、保教目标、内容与要求

生理、心理发育的主要标志		会翻身，坐时背能竖直，扶立时能做蹬跳动作，能抓住物体往嘴里放；可拉长喉音，能注意掉落的玩具，认识亲近的人，害怕陌生人。从仰卧位翻向俯卧位
教养目标 （应达到的一般水平）		两手支撑能抬起前身、自如地抓玩具、腿能直立。在扶助下能稍坐一会儿，会拉长音调发音逗人注意。能认熟人声音，对人有选择性
教养内容与要求	生活照料	婴儿的玩具、用具要经常消毒、清洗。开始用勺喂辅食。母乳不足时，应添加含铁的辅助食品
	动作技能	继续让婴儿练习趴，用手臂抬起前身，训练婴儿在不同体位抓握玩具。成人扶婴儿腋下，练习腿伸直一会儿
	语言发展	要用语言逗引婴儿，当婴儿发出声音时，要和他互相应答，促进婴儿发音，能拉长声发喉音，要将头转向叫他名字的人。在成人与婴儿说话时，有手脚不断活动的反应
	认知能力	引起婴儿对声音发生兴趣，经常以新鲜事物引逗婴儿的注意，把视线从一种物体转向另一物体，会"藏猫猫"。知道找声源
	情绪、情感与社会性行为	经常叫婴儿的名字，练习认爸爸、妈妈，做"藏猫猫"游戏

（六）6个月婴儿发育标志、保教目标、内容与要求

生理、心理发育的主要标志		翻身自如，能坐一会儿，能用手指握悬挂的玩具，双手互相传递积木，对不同的声音表示不同的反应，能注视并知道陌生人，拒绝把玩具拿走。从仰卧位翻向俯卧位
教养目标 （应达到的一般水平）		会换手拿玩具，敲打玩具，扶腋下上下活动
		能确认自己名字，能发"爸""妈"等单音节，会寻找当面藏起来的东西。明显认生，依恋母亲
教养内容与要求	生活照料	给婴儿一些小饼干，让他自己拿着吃。家长要定时给婴儿清洗，可隔天洗一次澡。要保证婴儿每天有16～18小时的睡眠时间
	动作技能	能从俯卧位翻向仰卧位；能翻身自如，自由地俯卧、仰卧；坐起来，还可用翻身方法移动位置去取玩具
		扶坐较稳，拉双手坐起来，仰卧时会向各方向转动；用手臂支撑向前移动，有向前爬的试图
		扶腋下站立时两腿会上下跳动，能自己扶栏杆站起来。两手动作较前灵活，两手能换拿玩具，能用手去抓看到的东西，同时开始用双手同时抓一物体向一只手握物体发展
	语言发展	能发出较复杂的声音，用不同声音表示不同反应，能分辨蔼与严肃的表情和声音。经常以游戏方式问婴儿："××在吗？"并指给他看，要少用严厉制止的声音。培养婴儿学习语言的积极性和良好情绪
	认知能力	对周围环境感兴趣，能注视周围更多的人和物。对不同的事物表现出不同的表情，不喜欢生人抱
		创造发展观察力的条件，使婴儿醒时能看到成人和周围的物体。做简单的游戏，发展婴儿认知能力。让婴儿多接触熟悉的邻居、亲戚等人
	情绪、情感与社会性行为	经常带婴儿到外面玩，上公园，拓宽婴儿与人的接触面。注意培养婴儿良好的饮食习惯、卫生习惯

（七）7个月婴儿发育标志、保教目标、内容与要求

生理、心理发育的主要标志		能自己吃饼干，有目的地拾取玩具，会摇有声响的玩具，哭叫时发出"M、M、M"音节，叫名字有反应，对陌生人不太关注，很容易由哭转笑
教养目标 （应达到的一般水平）		能模仿成人发音，开始懂词意，会找要求他找的东西。能准确抚摸刺激皮肤处，玩时有愉快、不愉快的表情
教养内容与要求	生活照料	培养婴儿正确的吃饭姿势
	动作技能	会独坐。成人用手掌抵住婴儿的脚部，他能向前爬行。双手扶物可以站一会儿 两手各拿一物，会用一物敲击另一物，会用手指捏细小的东西，会模仿成人做简单的拍手、招手动作
	语言发展	经常给婴儿讲他熟悉的、引起他兴趣的事物，激发婴儿模仿发音、常把语言与人物联系起来 培养婴儿理解语言的能力，引起婴儿用语声和动作回答，如指出某一物品或熟悉的人在哪里，训练婴儿用眼睛找或用手指出
	认知能力	能用眼睛寻找成人提问的东西在哪里。使婴儿经常有玩具玩
	情绪、情感与社会性行为	婴儿喜爱"藏猫猫"游戏，会发笑，并会模仿妈妈的动作，见熟人不认生，见到陌生人有的婴儿有害怕、哭泣、躲避表现

（八）8个月婴儿发育标志、保教目标、内容与要求

生理、心理发育的主要标志		从俯卧位坐起来，能坐稳、会爬，用拇指与其他指取物体。手眼逐步协调，会用玩具互相敲击，能用眼睛找定向的东西，模仿成人声音，喜爱家人，对陌生人有怕羞、垂头或哭叫等表现，喜欢玩"藏猫猫"游戏
教养目标 （应达到的一般水平）		开始学迈步，会拍手。能将语言与动作联系起来，按成人要求做简单动作，能较长观察活动并伴有表情。愿意与人玩
教养内容与要求	生活照料	培养婴儿开始学习坐盆，坐盆时不能吃食物或玩耍
	动作技能	能从卧位到坐位到卧位 8～9个月能用两手两膝向前熟练地独立爬行 扶腋下会作迈步状 双手会做配合活动，如打开盒盖又盖上；能用拇指与食指捏取细小物体
	语言发展	训练婴儿发出近似词的连续音，如"爸爸""妈妈""阿姨"等。经常结合语言做"再见"和"谢谢"的动作，让婴儿模仿，当有人离开和送东西给婴儿时，成人用语言提示婴儿做"再见"和"谢谢"动作
	认知能力	引导婴儿观察并注意一些物体，经常和婴儿说话，做游戏
	情绪、情感与社会性行为	婴儿对父母能有依恋、怯生等表现，此时不要和婴儿分离时间太长；见客人要热情欢迎，如婴儿见客人害怕并暂时走开，可让他一会再靠近，使婴儿逐渐熟悉客人。让他和外面的小朋友玩耍，以发展婴儿个性，并经常给予鼓励和表扬。要注意婴儿一日生活中各个环节之时的游戏，在逗玩时培养婴儿勇敢、自信、团结友爱、豁达，培养婴儿在玩耍中具有同情心，又有竞争能力。从小培养婴儿健全的良好素质，以适应未来社会的需要

（九）9个月婴儿发育标志、保教目标、内容与要求

生理、心理发育的主要标志		能扶东西站起来，爬行动作自如，能用拇指、食指捏起小物体；能对简单语言做回答性动作，如"再见""谢谢"等；能挑选自己喜欢的玩具，并能拒绝成人拿走；喜欢照镜子
教养目标 （应达到的一般水平）		能蹲下站起、从坐到卧，会抬手，知道常见物名称，懂得稍复杂词义。能分辨和蔼、严肃的声调
教养内容与要求	生活照料	同婴儿一起活动时，要态度亲切，创造亲切、欢乐气氛。每次拿食品前，要给婴儿洗手，吃完后将嘴、手擦干净；要训练婴儿将掉在桌上的食物拿起来。保证婴儿每天有14～15小时睡眠时间
	动作技能	在亲子活动中，有意让婴儿练习蹲下、站起、坐下、俯卧等动作。9～10个月会独站片刻，拉双手会走几步
	语言发展	通过认识日常生活所接触到的物品和动作，使婴儿理解词的意义，并练习模仿各种声音，能初步掌握一些词并进行最初的交往
	认知能力	成人给婴儿做用手推球、滚动球等动作并不断改变方位，也让婴儿参加活动，以训练婴儿的空间知觉
	情绪、情感与社会性行为	会拍手表示"欢迎""再见"；看到某人归来，表示高兴；会随音乐舞动；懂得命令。理解"不"的意思，大人说"不许动"可以立即停止运动

（十）10个月婴儿发育标志、保教目标、内容与要求

生理、心理发育的主要标志		能扶物站立，牵手能走几步，能从成人拿着的碗里喝水，模仿叫"爸爸""妈妈"，认识常见的人和物，对新的交往感兴趣
教养目标 （应达到的一般水平）		能执行简单命令，对观察到的事物会用手势、声音做出反应，喜欢自己玩一会玩具
教养内容与要求	生活照料	练习用杯子喝水、穿衣伸手入袖、穿裤抬腿、大小便会说
	动作技能	会用一只手扶栏杆走来走去。9～10个月两手能在胸前相握，做出双手抛掷、倒出、放入等动作
	语言发展	教婴儿模仿发音，如模仿动物叫声、汽车喇叭声等。提醒婴儿叫"爸爸""妈妈"等。要求婴儿按成人要求做一些简单动作
	认知能力	让婴儿拿几件他熟悉的物品，婴儿做到了要鼓励他；外出散步时，告诉婴儿看到东西的名称，并要他指出树、石头、花等。婴儿开始对自己感兴趣的事物能做较长时间的观察，喜欢看鲜艳的玩具和图片，特别喜欢红颜色
	情绪、情感与社会性行为	婴儿做某件事，做完后称赞他，会显出很高兴；大声呵斥他会悲伤或哭泣。婴儿在玩玩具时被拿走玩具并不肯给，会界闹。培养良好的生活习惯，吃、喝、玩、睡要有规律；训练婴儿随音乐、儿歌做动作。让婴儿听成人指令拿东西，如把球拿过来，把瓶子盖盖上等；训练表示"欢迎""再见"；训练穿衣裤时能主动伸手、伸腿

（十一）11个月婴儿发育标志、保教目标、内容与要求

生理、心理发育的主要标志		扶两手能行走、单独站立片刻，会用勺拨弄食物，会把物体从容器中拿出、放进。能理解简单的词意，能指出身体某些部位，对简单的图画感兴趣，不喜欢单独一个人留在床上
教养目标 （应达到的一般水平）		成人牵他一手能走，懂得表扬批评，会说简单事物名称，能模仿听到的声音，喜欢接近成人
教养内容与要求	生活照料	与同龄婴儿在一起时，大人要有意识地将玩具或物品送给别的婴儿。分水果时，大人要把着婴儿的手帮助他将水果先分给别人
	动作技能	能独站，成人领一只手能走，会推学步车向前走，不用扶能迈一两步
	语言发展	要鼓励婴儿多说话，加深他对已有词不达意的印象；当婴儿能说出一个字，如"球"时，大人可再加字训练，如"大球""皮球"等。通过看实物、科教片培养婴儿反复模仿，加深其对词的理解
	认知能力	给婴儿提供积木、塑料块等建筑玩具，示范堆、垒高积木等给婴儿看，并说这是"小桥"，这是"桌子"等，引导婴儿模仿学习
	情绪、情感与社会性行为	能配合穿衣，会走以后要进一步让他按指令将在附近的物品取来，按要求做各种动作；经常带婴儿到大自然的环境中，让婴儿看各种花、草、树、飞鸟、家禽，到动物园看各种动物，以陶冶婴儿的性格，从小培养他对大自然的热爱。经常训练婴儿叫"爸爸""妈妈""阿姨""小弟弟""小妹妹"等，学习与人交往的本领

（十二）12个月婴儿发育标志、保教目标、内容与要求

生理、心理发育的主要标志		能独走数步继而会独立行走，会用碗喝水
教养目标 （应达到的一般水平）		能翻书、拿勺，推车走路。能逐渐与周围成人用语言交流，指出身体某部位器官在哪，能模仿观察到的声音并动作，喜欢夸奖，不喜欢批评
教养内容与要求	生活照料	培养婴儿练习用勺吃饭，会将小帽放在头上，自己找便盆坐下，保证婴儿每天有13~14小时的睡眠时间
	动作技能	成人要引逗婴儿，鼓励其独走。会自由地将坐、爬、站、走等动作联系起来。由于手眼协调的动作逐渐完善，能将圆环套在木棍上，能搭3块积木垒高，会玩套盒，会把小盒放在大盒里
	语言发展	培养婴儿理解和模仿语言的能力，如使婴儿认识身体一些部位（眼、嘴、耳、手、脚等）和婴儿做"藏猫猫"游戏，让婴儿说出和指出玩具藏在"这"（这里）或"那"（那里）
	认知能力	大人要训练婴儿听音指物、指图，用手握笔随意画，教婴儿学会家里亲人的称谓。家里来客人时要主动介绍婴儿认识
	情绪、情感与社会性行为	喜欢探索新环境，理解语言，能分辨喜与怒，会观察大人不同态度的表情，能按大人的指令做事，要东西知道给，会用点头摇头表示同意或不同意，会告诉有大小便，喜欢到外面玩，自己会用勺将饭送进嘴里

（十三）1岁至1岁3个月幼儿发育标志、保教目标、内容与要求

生理、心理发育的主要标志		会独走数步继而会独立行走，能蹲下，会用碗喝水，用蜡笔在纸上乱涂。会说 2~3 个字的词，能找藏起来的东西，喜欢有节奏的音乐，会保护自己的玩具，能记住经常接触的图片和物品名称，可听从劝阻，知道常见人的名字，对不同年龄的人有相应称呼
教养目标 （应达到的一般水平）		会爬台阶，能独立玩一般玩具，会用单词表达要求，能记住几天前的事，对小伙伴感兴趣
教养内容与要求	生活照料	经常讲有关分享物品的故事给婴幼儿听，让他知道好东西应大家分享 培养婴幼儿吃饭时注意力集中，有固定座位
	动作技能	能独立蹲起、站稳、行走。会玩简单的玩具 以教会婴幼儿独走为任务，要有宽阔平坦的场地 利用玩具练习手的动作，如套盒、套圈、积木垒高等
	语言发展	会用单词表达要求，会主动叫"爸爸""妈妈" 启发婴幼儿用单词表达自己的愿望，引导婴幼儿称呼亲近的人
	认知能力	让婴幼儿接触同龄玩伴，帮助他们建立良好关系 训练婴幼儿用拇指和食指拨开带纸的硬糖和挑拣各种豆粒，不要用嘴啃咬或一把抓。将易于剥皮的水果，如香蕉、橘子给婴幼儿，成人稍加帮助，让他用手剥开吃
	情绪、情感与社会性行为	培训婴幼儿喜欢与大人、小朋友一起玩耍，听讲故事，培养吃、喝、玩、睡良好的生活卫生习惯。对婴幼儿要有耐心关照和护理，在婴幼儿哭、发脾气、乱抓乱打时，要猜婴幼儿到底想要什么，可以用不同的活动来满足婴幼儿，或给他一些新鲜有趣的东西，让他高兴地玩起来，保持婴幼儿有轻松愉快的情绪，使婴幼儿对环境和亲人有安全感、信任感。要放手让婴幼儿活动，有独立活动的机会，但要注意，也不要过分保护，一旦跌倒，鼓励自己爬起来，大人千万不要表现出惊慌，甚至大呼小叫。当客人和小朋友来访时，要引导婴幼儿去接近客人和小朋友，若婴幼儿怕生、哭闹，可暂时避开，过一会再慢慢诱导他接近客人

（十四）1岁3个月至1岁半幼儿发育标志、保教目标、内容与要求

生理、心理发育的主要标志	独立行走自如，会爬台阶，继而一手扶着能上下台阶；会滑滑梯，能搭数块方木，会脱鞋、打开盒子，会说简单的词，如"再见""给我""不要""谢谢"等和自己的名字，会说出想要的东西，认识简单图片，能记住不在眼前的东西，注意力容易分散
教养目标 （应达到的一般水平）	能参加扔球、滚球等游戏，会说出自己名字及亲近人的称呼，执行简单要求

续表

教养内容与要求	生活照料	能看简单图并说出图片上人物或动物名称,在大人协助下会洗手、洗脸。认识自己的用具、衣服,能与小伙伴玩一会
	动作技能	培养婴幼儿上下台阶,用各种球做游戏活动,练习滚扔的动作
	语言发展	会说一些简单的词,如"再见""给我""不要"等;会说出自己的名字,对不会说的词句有时会用表情来代替,认识自己的床和衣服。通过日常生活所接触到的事物,引导婴幼儿将语言与实物联系起来,利用玩具、图片及游戏等方式发展语言
	认知能力	搜集动物图片若干张,一张张教给婴幼儿认识。要抓住各图中动物外观的主要特征,教给婴幼儿认识,如大象的鼻子长、老虎的头大等,训练婴幼儿能说 5 种以上的小动物
	情绪、情感与社会性行为	能自己脱下衣裤(能解开扣子),能学着洗擦手、脸;与小朋友玩,喜欢争抢玩具玩,护着自己的玩具,当婴幼儿心爱的玩具被别的小朋友拿去时,婴幼儿会自己夺回来。此时家长不要责备,应当允许婴幼儿有机会保护自己的权利,但是也要抓住机会慢慢引导婴幼儿把玩具给小朋友玩,千万不要强迫。从小培养婴幼儿能团结友爱,又有竞争的意识。

(十五)1 岁半至 2 岁幼儿发育标志、保教目标、内容与要求

生理、心理发育的主要标志		能倒退走,扶栏杆能上下楼梯,会掷球、自己擦鼻涕,逐渐会用勺吃饭,能握笔随意画,会拣豆豆,模仿成人做家务,会说 4~5 个词构成的句子,知道某些常见物品的用途,认识简单开头和红色,对玩具有偏爱,喜欢单独玩,有意注意时间很短
教养目标(应达到的一般水平)		能上攀登架、迈过障碍物,(跨过线道)会踢球。喜欢学说话、唱歌、说歌谣、重复结尾词句,认识家里人的东西,知道小伙伴名字,有大小、多少概念,认识 1~2 种颜色,能按要求从许多同类物品中取出 1~2 个
教养内容与要求	生活照料	培养左手扶腕、右手拿勺的吃饭技能,并要求婴幼儿安静地坐在桌边吃完自己的一份饭,不妨碍别人吃,咽下最后一口饭后再离开饭桌。培养婴幼儿按时入睡、按时醒、睡眠有正确姿势等良好的习惯
	动作技能	基本动作: (1)走:自如,较稳,能按指定方向走。能扶栏杆上下滑梯、台阶 (2)跑、跳:开始学跑、学跳,动作不协调 (3)钻:能低头弯腰钻过拱形门,迈过 8~10cm 的杆 (4)平衡:走过 25~30cm 宽的平行线 (5)爬:练习手膝着地爬 (6)投:练习扔球 (7)基本体操:学做简单的模仿操 (8)精细动作:会穿木球、拣豆豆、套盒。会垒 8~10 块积木,能搭出简单物体

教养内容与要求	语言发展	（1）理解成人语言，培养婴幼儿说话能力，说出较多的短句 （2）会模仿正确发音，积极用语言和小伙伴及成人交往，能用语言调解自己的行为 （3）会简单的儿歌3～5首（每首4句，句句3～5个字），能说4～5个字组成的句子，掌握词汇200个左右 （4）观察事物时能集中注意力5～10分钟，听完故事后能说出故事中的主要人物 （5）对语言发展较为迟缓的婴幼儿要有耐心，多启发、鼓励，多给练习机会
	认知能力	（1）认识周围的人及人体的基本部分，如头、眼、耳、嘴、鼻、手、脚等 （2）认识一些日常生活用品和衣服 （3）认识周围环境，记住自己的物品和东西 （4）认识常见的几种交通工具及蔬菜、水果的名称 （5）认识常见的家禽及动物的名称 （6）认识红颜色、认识圆形 （7）认识自然现象如太阳、刮风、下雨等
	情绪、情感与社会性行为	婴幼儿常常有抗拒性行为和态度，如将手和玩具放在嘴里，成人越是让拿出来，他越是要放，因此千万不要强迫将手或玩具拿开，而应运用注意力转移法，如"看看宝宝的手和妈妈的手谁的大？""把心爱的小娃娃拿过来。"父母千万不能从自己的行为习惯、自己的意愿出发去强迫婴幼儿照自己的想法去做，而应该根据婴幼儿的心理、生理的需要去满足婴幼儿的需要 婴幼儿2岁时喜欢按自己的想法摆弄玩具，不喜欢大人干涉；会反抗、吵闹，和小朋友吵架，和妈妈撒娇；有嫉妒心，知道害怕，任性、难管。自我意识发展，常常不合自己的意愿，就会以反抗的形式表现出来。喜欢帮助大人做家务、喜欢自己脱衣裤、袜子等。能自己洗手并擦手
	美育活动	1. 音乐启迪 （1）培养婴幼儿能安静地、精神集中地听音乐的习惯 （2）引导婴幼儿练习唱歌，能随音乐做出简单的动作，如拍手、点头、搓手、洗脸等，并表现快乐的表情 （3）学唱简单的歌曲2～3首，音域不超过5度 （4）学做音乐游戏2～3种，逐渐有一些表演动作 2. 美工活动 （1）初步认识笔和纸，说出名称 （2）在成人指导下，初步学会握笔，在纸上随意画 （3）能把纸折成两折或五折
	认识周围的形体和数	（1）让婴幼儿知道1个和多个 （2）认识方的、圆的、大的、小的物品

（十六）2岁至2岁半幼儿发育标志、保教目标、内容与要求

生理、心理发育的主要标志		会跑，会双脚离地跳，单独上下楼梯，下蹲自如；会自己洗脸，杯、勺用得很好，会串珠、一页一页翻书，能说明一件简单的事情，会唱简单儿歌，有时会自动要求坐便盆；会模仿成人教的简单动作，有意注意时间延长，记忆力增强；能学着把玩具收拾好，认识红、绿颜色，喜欢听故事、看画片、看电视
教养目标 （应达到的一般水平）		能和小伙伴一起玩，能以较完整句子说出自己的简单形象；能提问题、爱听故事，知道常见事物名称，开始同情别人、帮助别人
教养内容与要求	生活照料	培养双手捧碗喝水的习惯，饭后自己用餐巾擦嘴，培养婴幼儿积极洗澡、逐渐学会洗手、使用肥皂，知道用自己的毛巾擦手和脸
	动作技能及语言发展	（1）学习正确发音，能模仿成人说普通话，能使用简单的名词、动词、代词和形容词，掌握词汇680个左右 （2）逐步教婴幼儿发出较困难的和容易发错的字，如舌尖音"兔"，翘舌音"手""师"等 （3）培养注意力集中8~10分钟，能初步理解简单故事和儿歌内容，能在成人启发帮助下说出故事的主要人物和主要情节 （4）学会儿歌4~5首（每首4~6句，每句5~7个字）。能说出6~7个字的短句（主要是陈述句），使用疑问句、祈使句、感叹句的情况也有所增加，偶见复句，句子意思较前完整 （5）启发婴幼儿提出和回答问题，避免以手势来代替语言，成人要认真回答婴幼儿提出的疑问，同时注意培养婴幼儿发音清楚、用语准确 （6）通过一日生活各项活动，发展婴幼儿语言，要创造条件扩大婴幼儿眼界，使他们多听、多看、多说、多问、多想。使婴幼儿有练习说话的机会
	认知能力	（1）认识周围较多的人，能正确称呼并懂得尊重人 （2）认识人体各部位，如牙齿、手指、脚趾等 （3）认识日常生活用品，知道名称及用途 （4）认识海陆空交通工具 （5）认识常见蔬菜数种，知道其名称及简单特征 （6）认识常见水果数种，知道其名称及简单特征 （7）认识常见的颜色：红、黄、绿。认识三角形、正方形 （8）认识常见动物，知道其名称和简单的外形特征 （9）认识白天、晚上
	情绪、情感与社会性行为	要训练婴幼儿见不同的人会打招呼，训练其搭12块积木；培养婴幼儿独立生活的自理能力：自己穿衣裤，独立洗手、洗脚，自己拿勺或用筷子吃饭，并养成不偏食、不贪食的良好饮食习惯。每天早晨训练婴幼儿自己洗脸，学习将毛巾拧干。训练婴幼儿与朋友玩角色游戏和装扮游戏。能认出家庭画册中的人物、职业。学会耐心等待如在排队买东西时，教婴幼儿学懂礼貌，见客人会说"你好""再见""谢谢"

美育活动	1. 音乐启迪 （1）培养婴幼儿在欣赏歌曲的基础上能随成人唱完一首歌，培养婴幼儿独唱、齐唱能力，使其逐步发展为表演 （2）培养婴幼儿能随音乐模仿成人做简单的动作，如举臂、叉腰 2. 美工活动 （1）要求握笔正确，能模仿成人画竖线条、弧线和圆 （2）用纸折方形、三角形，边角基本整齐 （3）让婴幼儿欣赏成人捏泥工，同时认识泥土工板，并说出名称
认识周围的形体和数	（1）认识 1 和许多 （2）认识三角形、正方形 （3）知道上、下 （4）初步知道白天、晚上

（十七）2 岁半至 3 岁幼儿发育标志、保教目标、内容与要求

生理、心理发育的主要标志		会用脚尖走路、独脚站立片刻，会走平衡木，会双脚向前跳，扔掷大皮球 1m 左右，能握笔画横竖线，会自己主动坐便盆，可以解上衣扣子、脱鞋、脱袜、脱裤子，能用语言表达自己的要求，会讲故事的简单情节，能手口一致对事物数 1～5 个，懂得饭前洗手，认识方形、圆形、三角形，区别颜色
教养目标 （应达到的一般水平）		能自如地走（走平衡、双脚交替上下楼）、跑、跳（双脚向前跳，从 10～15cm 处跳下，独脚跳）、前滚翻。能回答成人问话，讲述自己的印象，语句较完整，能叫出小伙伴姓名，知道常见事物用途。会认识简单图形及 5 以内数的顺序，能收拾自己的玩具和物品，能穿简便衣服和鞋。开始能约束自己
教养内容与要求	生活照料	培养婴幼儿吃各种食物的积极性，养成吃饭时干净、利索的习惯。培养婴幼儿与睡眠有关的独立生活能力
	动作技能	进一步通过游戏及体育活动，促进走跑、跳跃、攀登、走平衡木、钻、爬、投掷等基本动作的发展，并通过每日简单的节操等使动作日益协调、灵敏。利用玩、教具发展精细动作，如画画、折纸、捏纸
	语言发展	（1）教婴幼儿正确运用词类说出较复杂的句子，鼓励婴幼儿用语言表达自己的愿望，使语言成为成人及婴幼儿间交往的工具 （2）教婴幼儿说普通话 （3）进一步丰富婴幼儿词汇，扩大对副词、连词等虚词的理解，能用简单的句子表达自己的愿望和回答成人的问题 （4）培养婴幼儿注意力集中 10～20 分钟，当成人多次重复讲一个故事以后，婴幼儿在成人启发帮助下能复述故事的内容 （5）学会儿歌 4～5 首（每 6～8 句，每句 6～8 个字）。能说 10 个字组成的句子，掌握词汇 1150 个左右

续表

教养内容与要求	认知能力	（1）认识家庭成员，知道父母的名字 （2）认识成人的劳动，尊重成人 （3）认识各种交通工具，知道其名称和用途 （4）介绍节日如"六一"儿童节、"十一"国庆节、"三八"妇女节 （5）认识时间、空间，能分上、下、前、后、里、外等 （6）认识红、绿、黄、蓝、白、黑色及长方形 （7）认识数种动物并能说出其名称及简单的外形特征 （8）初步认识春、夏、秋、冬四季
	情绪、情感与社会性行为	随着思维的发展，逐渐掌握"我"这个代名词，是自我意识形成过程中的重要过程。此时孩子独立意识日益增加，常说"我自己做"，拒绝别人帮助。表现自尊心、同情心、怕羞，懂得讨妈妈喜欢，懂得爱护小妹妹，能互相帮助。此时能用语言表达自己的感受，自制能力也增强一些。能按身份正确地称呼"爷爷""妈妈""叔叔""阿姨""弟弟""妹妹"等。能独立上厕所，会穿衣、脱鞋，要让婴幼儿认识社会环境，知道我们的国家是中国，国旗是五星红旗。让婴幼儿主动帮助做家务活，如扫地、摘菜。自己动手扣纽扣。懂文明礼貌，待人接物时会用"您好""谢谢""再见"。小朋友跌倒后，帮助扶起来。有同情心，团结友爱
美育活动		1. 音乐启迪 （1）学听前奏。能完整地听一首歌，培养婴幼儿粗略理解歌曲内容和名称 （2）培养婴幼儿随音乐节奏做简单的模仿动作及一些舞蹈动作和跑踏步、翻腕等 （3）欣赏歌曲3首，学会歌曲4首、律动3个，音域5～6度 2. 美工活动 （1）在掌握画横、竖线和圆的基础上，模仿画"气球""下雨"等 （2）折简单的纸工，要求边角整齐，如正方形、长方形、扇形、风琴等 （3）用泥搓成圆形，搓成面条或压成圆饼 （4）初步会粘贴，即将由成人涂好浆糊的剪纸，贴在白纸上
认识周围的形体和数		（1）知道1个再添加1个是2个 （2）学会数1～5的个数，能手口一致对物数1～5个，并知道所数数的总和 （3）认识长方形，区别长短 （4）知道白天、晚上

附录十一　婴幼儿主被动操

一、婴儿被动操（1～6个月）

婴儿体操能加强血液循环及呼吸功能，促进新陈代谢；能使婴儿各部分的骨骼肌肉得到锻炼，促进动作发育。本操适合1～6个月的婴儿，每节体操4×4拍。

1. 上肢运动

预备姿势：婴儿仰卧，育婴员面对婴儿，双手将拇指放在婴儿掌心轻握婴儿双腕，婴儿两臂放于体侧。

第一拍：两臂左右分开平举，掌心向上。

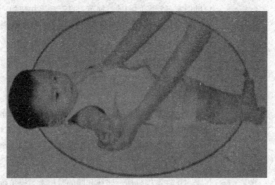

第二拍：两臂前伸，掌心相对。

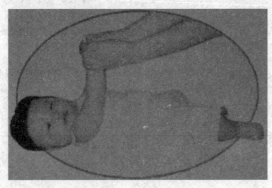

第三拍：两臂上举至头两侧，掌心向上。

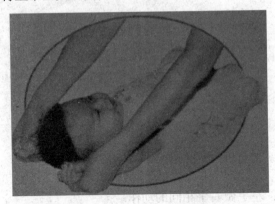

第四拍：还原至预备姿势。

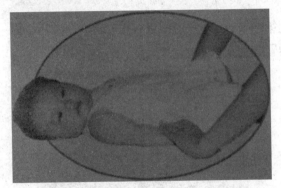

2. 肘部运动

预备姿势同第一节。

第一拍：弯曲婴儿右肘，右手触肩。

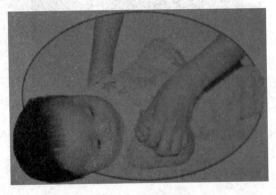

第二拍：还原。

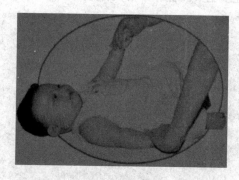

第三、四拍：左手做右手相同的动作。

3. 扩胸运动

预备姿势同第一节。
第一拍：两臂胸前交叉。

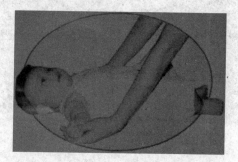

第二拍：两臂左右分开平举。

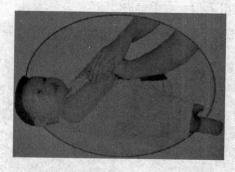

第三、四拍：重复一、二拍动作。

4. 上肢放松运动

预备姿势同第一节。

第一拍：左臂轻松上举与桌面成 45°。

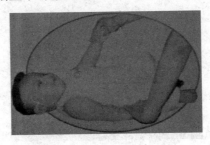

第二拍：还原。

第三、四拍：右臂做左臂相同的动作。

5. 下肢运动

预备姿势：婴儿仰卧位两腿伸直，育婴员两手轻握婴儿脚腕（踝部）。

第一拍：把婴儿两腿同时伸屈到腹部。

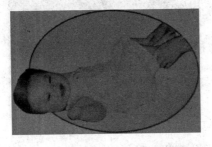

第二拍：还原。

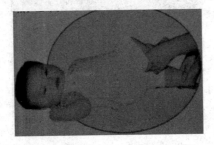

第三、四拍：重复一、二拍动作。

6. 两腿轮流屈伸

预备姿势同第五节。

第一拍：左腿屈至腹部。

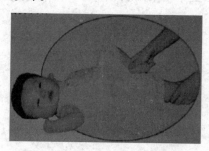

第二拍：还原。

第三、四拍：右腿做左腿相同的动作。

7. 两下肢伸直上举

预备姿势：婴儿仰卧两腿伸直，育婴员轻握婴儿双膝。

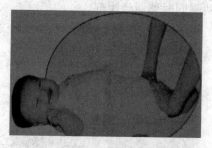

第一、二拍：把婴儿两腿上举与躯干成直角。

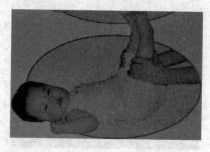

第三、四拍：还原。

8. 下肢放松运动

预备姿势同第五节。

第一拍：放松左腿与桌面成45°。

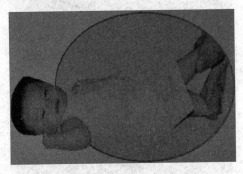

第二拍：还原。

第三、四拍：左右腿轮换做。

二、婴儿被动操（7个月至1岁）

本操适合7个月至1岁左右的婴儿，在育婴员的稍加帮助下，让婴儿自己努力完成。每节体操4×4拍。

1. 上肢绕肩运动

预备姿势：婴儿仰卧，育婴员面对婴儿，双手将拇指放在婴儿掌心轻握婴儿双腕，婴儿两臂放于体侧。

第一拍：把婴儿左臂拉向胸前。

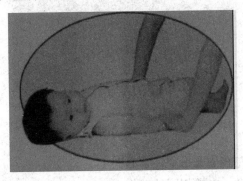

第二、三拍：再由胸前向外上方环绕后至胸前。

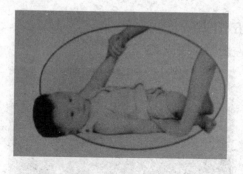

第四拍：还原。左右臂轮换做。

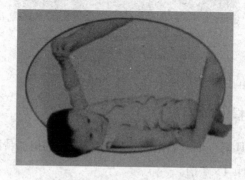

2. 扩胸运动

预备姿势同第一节。

第一拍：两臂胸前交叉。

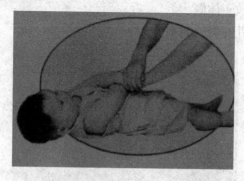

第二拍：两臂左右分开平举，掌心向上。

第三、四拍：做一二拍相同的动作。

3. 起坐运动

预备姿势同第一节。

第一、二拍：将婴儿两臂拉向胸前，并轻拉婴儿坐起。

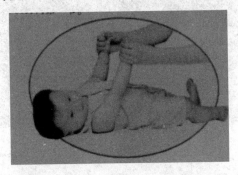

第三、四拍：轻放婴儿仰卧，两臂下放还原。

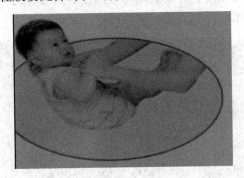

4. 桥形运动

预备姿势：婴儿仰卧，育婴员站在婴儿体侧，左手托住婴儿腰部。

第一、二拍：托起婴儿腰部头脚不离开桌面，使身体呈桥形。

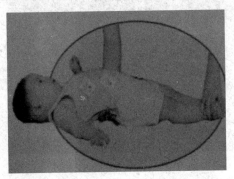

第三、四拍：还原。

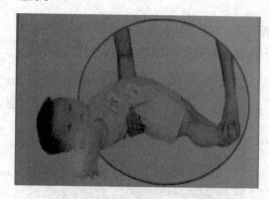

5. 体后屈运动

预备姿势：婴儿俯卧，育婴员用两手握住婴儿两脚腕。

第一、二拍：不断提起两腿使婴儿腹部离开桌面。

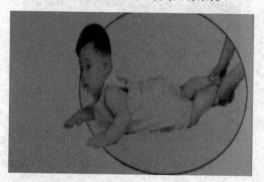

第三、四拍：还原。

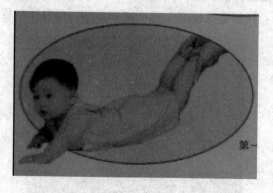

6. 体前屈运动

预备姿势：婴儿背向育婴员站立，育婴员右手扶住婴儿腹部，左手按住婴儿双膝，在婴儿前放一玩具。

第一、二拍：让婴儿弯腰拾桌上玩具。

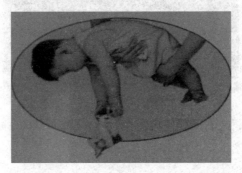

第三、四拍：起立还原。

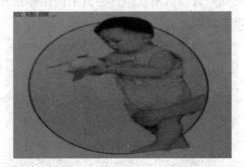

7. 下肢环绕运动

预备姿势：婴儿仰卧两腿伸直，育婴员两手轻握婴儿脚腕。

第一拍：先将婴儿左腿曲直至腹部。

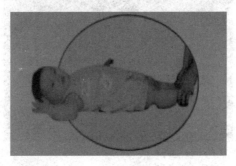

第二、三拍：以髋关节为轴心，向外侧环绕一周放下。

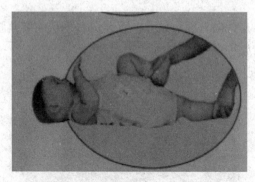

第四拍：还原，左右两腿轮流交换做。

8. 跳跃运动

预备姿势：婴儿面对育婴员站立，育婴员手扶住婴儿腋下。
第一、二拍：准备跳跃。

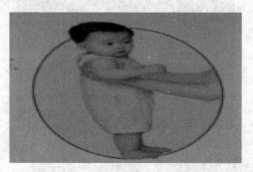

第三、四拍：让婴儿脚跟离开桌面轻轻跳跃，并轻轻放下。

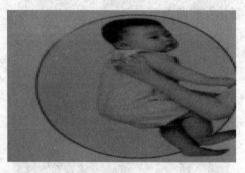

附录十二　小儿身高体重的测量法

项目	小儿身高体重的测量法	标准评分
目的（10%）	1. 了解小儿生长发育的情况；2. 提供临床给药的依据	10
操作前准备（10%）	用物准备：婴儿磅秤或成人磅秤，量板桌，身高计量器或软尺	10
操作步骤（60%）	一、测量身高步骤	
	1. 3 岁以下小儿脱帽、鞋、外衣，仰卧于量板中线上，头顶接触头板，测量者一手按住小儿膝部，使下肢伸直紧贴底板，一手移动足板使其紧贴小儿足底，并与底板相互平行，读刻数至 0.1cm	15
	2. 3 岁以上小儿脱鞋、帽，直立，两眼正视前方，足跟靠拢，足跟、臀部和双肩部都接触立柱或墙壁。测量者移动身高计头顶板与小儿头顶接触，板成水平位时读立柱上数字，记录至 0.1cm	15
	二、测量体重步骤	
	1. 3 岁以下小儿脱去外衣、鞋子，将小儿放在秤盘上。如由成人抱小儿一起测量者应减去成人体重	15
	2. 3 岁以上小儿脱去鞋子和外衣站在磅秤中间，站稳后看磅秤上的数字，记录	15
注意事项（0%）	1. 测量时位置、方法应正确，读数要准确（应扣除所穿衣物及尿布等重量）	3
	2. 住院期间小儿测量体重最好在晨起空腹排"二便"后测量	3
	3. 测量前校正磅秤，使用同一磅秤	4

附录十三　婴儿沐浴法

项　目	具 体 内 容	标准评分
目的（4%）	使新生儿清洁、舒适	2
	观察新生儿全身肢体活动及皮肤是否正常	2
操作前准备（10%）	1. 洗手	2
	2. 用物准备：①沐浴操作台，沐浴装置或沐浴盆、婴儿沐浴露、大毛巾、小毛巾、睡袋、婴儿衣服、尿布。②爽身粉、护臀霜、石蜡油、75%酒精、棉签	6
	3. 评估婴儿：一般情况	2
操作步骤（64%）	1. 准备工作：调节室温（26～28℃），调节水温（39～41℃左右），备齐用物，放置妥当	5
	2. 脱衣观察：①洗手，解开睡袋、衣服。②观察婴儿口腔、耳后、颈部皮肤是否有异常。③检查臀部皮肤、大小便。④将脱下的婴儿衣服包裹臀腹部	15
	3. 擦洗头面部：左前臂托住婴儿头背部，左手掌托住其头颈部，将婴儿下肢夹在左腋下，用小毛巾擦洗双眼（内眦向外眦擦拭），面部、耳后，洗头（洗头时用拇指、中指分别将两耳廓向内盖住耳孔，防止水流入耳道），擦干头发	13
	4. 擦洗全身：抱婴儿放在温水中，左手托住婴儿，右手拿小毛巾沾温水洗擦全身，挤沐浴露于手掌依次擦洗婴儿颈部、胸腹部、背部、四肢、臀部，再用小毛巾沾温水擦洗全身皮肤。特别注意擦洗皮肤皱褶处，观察肢体活动情况，注意全身皮肤有无异常情况	13
	5. 沐浴后处理：①抱婴儿至大毛巾上，吸干皮肤，皮肤皱褶处均匀抹上爽身粉。②脐部未干时用棉签沾75%酒精进行脐部消毒处理	7
	6. 整理沐浴用物	5
注意事项（12%）	1. 沐浴过程应轻快，注意保暖，注意全身皮肤，尤其注意腋下、腹股沟、颈下皱褶处皮肤情况，观察口腔是否正常	2
	2. 胎脂、结痂者不要强行洗去，可涂植物油后次日再洗	2
	3. 注意水温不可太烫，以免造成皮肤烫伤	2
	4. ①颈下扑爽身粉时要用手掌遮盖婴儿口鼻，防止粉末吸入呼吸道。②女婴腹股沟扑爽身粉时，用手掌遮盖外阴防止粉末进入阴道	6
效果评价（10%）	1. 操作程序规范、熟练，流程正确	4
	2. 动作轻柔，有爱心，注意保暖	3
	3. 安全防护到位，新生儿全身清洁无损伤，家属满意	3

参 考 文 献

人力资源和社会保障部，中国就业培训技术指导中心. 育婴员. 北京：海洋出版社，2009.

梁五今. 儿科护理学. 北京：人民卫生出版社，2009.

李小寒，尚少梅. 基础护理学. 北京：人民卫生出版社，2008.

刘湘云，陈荣华. 儿童保健学. 南京：江苏科学技术出版社，2006.

李雪明. 图解科学育儿. 天津：天津科学技术出版社，2010.

区慕洁. 天才宝宝胎教早教法. 北京：中国妇女出版社，2011.

贝因美。造就冠军宝贝。上海：上海百家出版社，2009.

朱凤莲，王红. 育婴员上岗手册. 北京：中国时代经济出版社，2011.

詹莉. 新生儿婴儿智能开发游泳法. 长沙：湖南科学技术出版社，2003.

刘湘云，林传家，薛沁冰等. 儿童保健学. 南京：江苏科学技术出版社，1999.

Butt NF. Energy requirements of infants and children. Neestle Nutr Workshop Ser Pedtr Program，
    2006，58:19-37.

董小燕，沃乐柳，张雷，等婴儿早期喂养方式及其营养素摄入. 上海医学，2008，31(1)：5-9.

苏祖斐. 实用儿童营养学基础. 北京：人民卫生出版社，2009.

中国营养学会. 婴幼儿及学龄前儿童膳食指南（2007）. 营养学报，2008，30(1)：9.

刘湘云. 儿童保健学. 第4版. 南京：江苏科学技术出版社，2011.

焦广宇. 临床营养学. 第3版. 北京：人民卫生出版社，2010.

上海市儿童医院. 托儿所所长教材. 天津：天津科学技术出版社，1984.

向伟. 儿童保健知识问答. 2008.

朱智贤. 儿童心理学. 北京：人民教育出版社，1982.

周逸之. 瞿志敏译. 0～3岁孩子心智开发小百科. 安徽：主妇之友社　安徽科学技术出版社，2006.

陈宝英. 左右脑 Baby 智力开发百科. 上海：上海科学技术文献出版社，2011

吴荷芬. 亲子游戏. 上海：上海科学技术出版社，2004.

孟昭兰. 婴儿心理学. 北京：北京大学出版社，2003.

后　记

2013 年，根据人力资源和社会保障部新颁布的《育婴员国家职业技能标准》，作者组织有关人员，对《国家职业资格培训辅导教程——育婴员》进行了修订。全套《教程》由王书荃、陈英担任总主编。

本册《教程》包括基础知识、初级、中级、高级、附录五个部分，由兰贯虹执笔主编，欧萍、徐玉英执笔副主编。其他参与执笔人员分工如下。

第一部分　第一章：兰贯虹

　　　　　第二章：兰贯虹、徐玉英、李国波、卢国斌、
　　　　　　　　　高　提

第二部分　第三章：杨闽燕、李燕芳、黄艳春、王　华、
　　　　　　　　　陈丽娟、谢燕钦

　　　　　第四章：张梅玉、黄艳春、徐玉英、卢国斌

　　　　　第五章：兰贯虹

第三部分　第六章：李国波、张梅玉、黄艳春

　　　　　第七章：徐玉英、李燕芳、卢国斌

　　　　　第八章：兰贯虹

第四部分　第九章：李国波、谢燕钦

　　　　　第十章：徐玉英、卢国斌

　　　　　第十一章：兰贯虹

　　　　　第十二章：兰贯虹

第五部分　附　录：徐玉英、张梅玉、李国波

在修订过程中得到中国就业培训技术指导中心宋建书记的指导，人力资源和社会保障部职业技能鉴定中心许远同志参与了修订工作，同时得到贝乐兔早教中心、福建医科大学教学医院—福建省妇幼保健院的大力支持，在此谨致谢忱。

由于编者水平所限，编写过程中难免有遗漏及不足，敬请谅解，并及时向我们反馈，以便改进。

作　者

2013 年 3 月 25 日

人力资源和社会保障部职业技能鉴定中心指导编写
由国内权威专家组成编写委员会 精心策划并执笔主编
《国家职业技能标准》配套教材

《育婴员实训教程》（与《育婴员》配合使用）

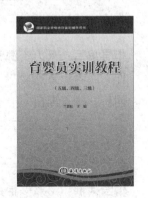

指导编写： 人力资源和社会保障部职业技能鉴定中心

作　　者： 兰贯虹

印　　刷： 黑白

书　　号： ISBN 978-7-5027-8939-8

正文页码： 222

定　　价： 38.00 元

编写依据：《育婴员国家职业技能标准》（2010 年修订）

内容简介： 全书按照育婴员、育婴师、高级育婴师分为 3 个部分，每个部分分为生活照料、保健护理和教育实施 3 个模块，各模块下设有多个实训项目，每个项目又由若干个实训案例组成。所有实训案例都是依据 0～3 岁婴幼儿的特点，并结合不同等级的考核要求而精心筛选与设计。在每一部分的最后，还提供了一份学习评价表，以帮助读者对自己的学习成果进行评估。

本书特色： 1. 严格按照最新修订的国家职业技能标准和实际考证要求编写。2. 全书按初级、中级、高级分为 3 个等级部分，递进合理，级差明显，结构清晰。3. 紧扣国家职业技能标准，重点加强实操能力培养。4. 结合大量演示图片，讲解生动细致，呈现最优化的教学效果。5. 考虑到实操考证中对沟通有具体要求，本教材特别编写了 3 个具有代表性的情景模拟训练，以帮助读者提高与服务对象的沟通能力。

适用范围： 与《育婴员》教材配合使用，适合作为育婴员、育婴师及高级育婴师职业资格培训的实训教材。本教材讲解通俗易懂，也可作为育婴护理从业人员、在校学生和家庭成员的自学用书。

后续拟出版下列国家职业资格培训鉴定辅导用书，敬请关注：

《中式烹调师》　　　　《中式面点师》　　　　《餐厅服务员》

《家政服务员》　　　　《公共营养师》　　　　《保健按摩师》

《保育员》

人力资源和社会保障部职业技能鉴定中心指导编写
由国内权威专家组成编写委员会 精心策划并执笔主编
《国家职业技能标准》配套教材

《养老护理员》

指导编写：人力资源和社会保障部职业技能鉴定中心

作　　者：袁慧玲

印　　刷：黑白

书　　号：ISBN 978-7-5027-8948-0

正文页码：358

定　　价：48.00 元

编写依据：《养老护理员国家职业技能标准》（2011 年修订）

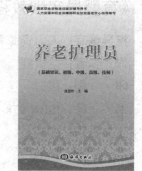

内容简介：全书分为 5 个部分共 18 章，除第一部分为各职业等级通用的养老护理员职业基础、护理知识基础外，其余 4 个部分对应初级、中级、高级及技师 4 个职业鉴定等级，每个等级根据鉴定标准要求详细介绍了老年人的生活照料、基础护理、康复护理、心理护理、养老护理员培训指导、护理管理等方面的知识点及职业技能。依据老年人的特点，并结合不同等级的考核要求，选取养老护理一线的真实实例，精心编排。

本书特色：1. 严格按照最新修订的国家职业技能标准和实际考证要求编写。2. 全书按初级、中级、高级、技师划分为 4 个等级模块，递进合理、级差明显、结构清晰。3. 紧扣国家职业技能标准，在理论知识够用为度的前提下，重点加强实操能力培养。4. 将职业素质融入实操教学中，并增加情景教学与体验环节。5. 结合大量演示图片，讲解生动细致，呈现最优化的教学效果。6. 书中数据均为官方最新颁布，权威、翔实、可靠。

适用范围：适合作为初级、中级、高级养老护员及养老护理技师的职业培训教材，也可作为养老护理从业人员、在校学生和家庭成员的自学用书。

后续拟出版下列国家职业资格培训鉴定辅导用书，敬请关注：

《中式烹调师》　　　　　　《中式面点师》　　　　　　《餐厅服务员》

《家政服务员》　　　　　　《公共营养师》　　　　　　《保健按摩师》

《保育员》